Servicio Andaluz
de Salud (SAS)

Temario Específico Volumen 1

Técnico/a Especialista en Radiodiagnóstico

Servicio Andaluz de Salud (SAS)

eRodio
ediciones

©Ediciones Rodio, S. Coop. And.
©Los autores
Segunda edición, abril 2016
Primera edición revisada, septiembre 2016 (328 páginas)
Diseño de portada: Ediciones Rodio, S. Coop. And.
Edita: Ediciones Rodio, S. Coop. And.
Alameda de Hércules, 32-33. 1.ª planta. 41002-Sevilla
Teléfono: 955 28 74 84. Fax: 955 09 38 48
www.edicionesrodio.com
email: info@edicionesrodio.com
ISBN: 978-84-16506-93-4
ISBN (Obra completa): 978-84-16506-96-5

Índice

Presentación

El equipo editorial de Ediciones Rodio, con más de 20 años de experiencia en el sector del libro para la preparación de oposiciones, pone a tu disposición este eficaz manual para la preparación de las pruebas de acceso a la categoría de Técnico/a Especialista en Radiodiagnóstico del Servicio Andaluz de Salud, según el último Programa Oficial.

Este primer volumen, del temario Específico para esta categoría, comprende veintiún temas (del 10 al 30) desarrollados de manera rigurosa.

Con el deseo de facilitar al opositor el estudio de este manual, ha sido elaborado de modo conciso, conteniendo los conceptos más importantes de la materia y añadiendo numerosos cuadros e imágenes explicativas.

Con estos recursos didácticos, pretendemos dotar al opositor de herramientas útiles para afrontar con garantías las pruebas selectivas.

Ediciones Rodio presenta el programa completo de Temas para Técnico/a Especialista en Radiodiagnóstico del SAS, dividido en cuatro volúmenes:

- *Temario Común y test.*
- *Temario Específico, Volumen 1.*
- *Temario Específico, Volumen 2.*
- *Test del Temario Específico.*

Las actualizaciones que se realicen desde este momento hasta la fecha de publicación de la Convocatoria en el Boletín Oficial de la Junta de Andalucía (BOJA) podrán consultarse en nuestra página web: http://www.temariosoposiciones.com/actualizaciones, junto a otros materiales complementarios.

Sólo nos queda desearte el mayor de los éxitos.

Tu triunfo es nuestro triunfo.

Tema 10

Organización sanitaria (III). Biobancos del Sistema Sanitario Público de Andalucía. Ordenación administrativa y funcional de los servicios de Salud Mental. Plan Andaluz de Emergencias Sanitarias. Agencias Públicas Empresariales adscritas a la Consejería competente en materia de Salud. Consorcios y conciertos. Actuaciones en materia de Salud Pública: su regulación en la Ley 16/2011, de 23 de diciembre, de Salud Pública de Andalucía

eRodio ediciones

Índice esquemático

1. BIOBANCO DEL SISTEMA PÚBLICO SANITARIO ANDALUZ

El Biobanco del Sistema Sanitario Público de Andalucía (SSPA) es una iniciativa de la Consejería de Igualdad, Salud y Políticas Sociales.

Mediante un funcionamiento en red y bajo un marco ético común, una estructura organizativa única y una actividad descentralizada, el Biobanco del SSPA integra a todos los bancos de sangre y tejidos con finalidad terapéutica, a los biobancos de investigación y a cualquier espacio sanitario público andaluz dedicado a la colección, tratamiento, conservación y cesión de muestras biológicas humanas a investigadores.

La misión del Biobanco es ofrecer al usuario las mayores y mejores opciones de productos sanguíneos o derivados, tejidos y sustancias o muestras biológicas de origen humano, tanto para uso asistencial como de investigación.

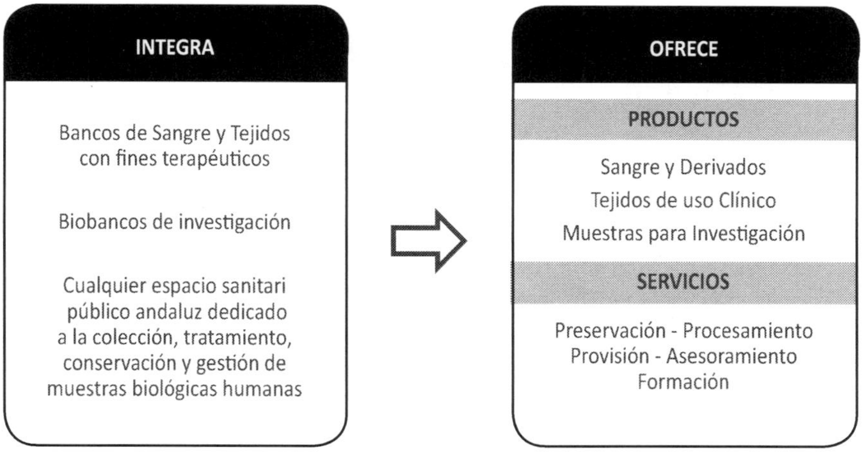

Los valores en los que se va a basar el Biobanco son:

- Mantener el espíritu de servicio público, accesible, abierto, cercano al usuario, orientado a sus necesidades, que genera confianza.
- Ser transparente en el funcionamiento.
- Ser innovador en el desarrollo del trabajo en red. Formar parte activa de las iniciativas de progreso en Biotecnología e Investigación en Salud.
- Buscar la Sostenibilidad.
- Promover el Talento profesional y desarrollar un equipo humano preparado y cohesionado, con un funcionamiento basado en el conocimiento.
- Compromiso con la sociedad en mantener el rigor científico-técnico y la mejora continua.
- Trabajar con los estándares de excelencia.

Los elementos diferenciadores del Biobanco son:

- La dimensión y las características de la red y por lo tanto la capacidad de respuesta en cuanto al número y diversidad de servicios que se ofrecen y en cuanto al margen de tiempo para responder.
- La capacidad de maximizar la eficiencia basando el trabajo en las sinergias y las economías de escala.
- La posibilidad de ofrecer una completa cartera de servicios al clínico, al investigador y en definitiva a la sociedad.
- La conexión directa con grandes hospitales y centros sanitarios y sus sistemas de información clínica y por lo tanto la calidad y fiabilidad de la información que acompaña a los biorrecursos que se distribuyen.
- El sistema de acceso único o ventanilla única. Se contacte con el nodo que se contacte, la sistemática de trabajo para gestionar y resolver la solicitud es la misma. Los sistemas de información y los procedimientos de trabajo, así como el sistema de control de calidad, trazabilidad y seguimiento son comunes.
- La seguridad de que la evaluación bioética de la conexión proyecto-biobanco va a ser común y uniforme dada la estructura establecida de adhesión, comunicación y funcionamiento conjunto con el Comité de Bioética Andaluz (CEIBA).
- El soporte y apoyo que recibe el proyecto por parte de la Administración Sanitaria Andaluza.
- La estructura de servicio público y por lo tanto con tarifas ajustadas únicamente a los costes de producción.
- La capacidad de coordinar y vertebrar todas las actividades orientándolas a las necesidades del usuario e incluso anticipándose a ellas con la finalidad de eliminar ineficiencias.

PLATAFORMA DE SOPORTE Y GESTIÓN DEL BIOBANCO EN RED DEL SSPA

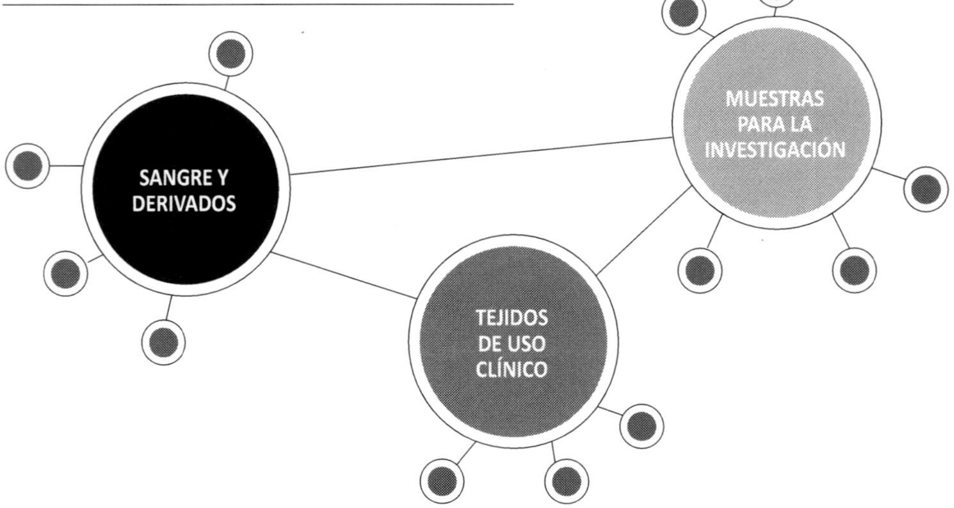

1.1. Estructura del Biobanco

El Biobanco del SSPA, en su área de tejidos, sustancias y muestras biológicas para investigación, está organizado como un biobanco en red formado por 26 nodos asociados en plataformas provinciales, vinculados a instituciones sanitarias, y con uno de ellos actuando como Nodo de Coordinación. Como Biobanco en red, constituye una plataforma de recursos que ofrece todo tipo de muestras biológicas y datos clínicos asociados, en el formato que el investigador especifique. Al mismo tiempo, transforma y procesa, custodia, conserva y gestiona las muestras biológicas proporcionadas por el investigador.

Se dispone de un Nodo de Coordinación, a modo de plataforma de soporte técnico y de gestión encargada de coordinar todas las unidades del Biobanco, para que éste funcione de manera descentralizada, pero con una ventanilla única de gestión de solicitudes de servicios y de distribución de muestras biológicas.

El resto de nodos son biobancos hospitalarios, bancos de tejidos y centros de transfusión sanguínea, que además de atender sus tareas asistenciales, proveen de muestras biológicas humanas para investigación.

Todos los Nodos están estructurados sobre dos ejes:

- Gestión de solicitudes y distribución de biorrecursos. Se refiere a todas las tareas relacionadas con la identificación, captación, registro, procesado, almacenado y cesión de muestras.
- Unidad de Calidad. La Unidad de Calidad es un garante para que el registro, el procesamiento y la distribución de biorrecursos sean los adecuados.

Nodos del área de tejidos, sustancias y muestras biológicas para investigación del Biobanco del SSPA:

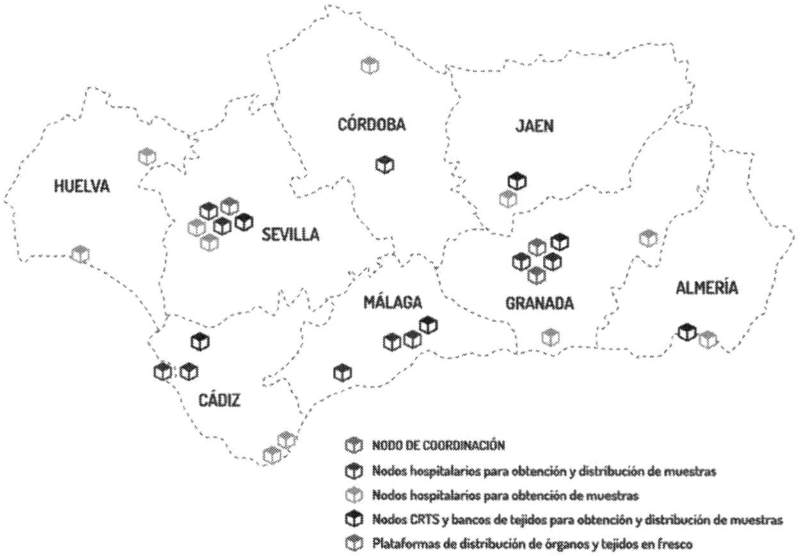

El Biobanco del SSPA forma parte de otras estructuras cooperativas como el Banco Nacional de Líneas Celulares, del que es Nodo Coordinador, o la Red Nacional de Biobancos. Así mismo, el Biobanco está presente en las sociedades y consorcios internacionales de referencia, como ESBB, BBMRI, ISBER, etc. Participar en estos espacios de cooperación es una decisión del Biobanco, como medio para la estandarización y normalización de procedimientos y para la asunción de retos que sólo mediante alianzas pueden asumirse.

1.2. Función del Biobanco

El Biobanco del SSPA presta un servicio público organizado para atender las necesidades de los investigadores. Ofrece muestras biológicas de todo tipo y la información clínica que llevan asociada, además de una amplia cartera de servicios de tratamiento de estas muestras (caracterización, procesamiento, cultivos y expansión, extracción de subproductos, inmortalización, conservación y custodia...), tareas de consultoría y docencia, así como cualquier demanda de procesamiento de muestras en el animal de experimentación. Así mismo, el Biobanco cubre cualquier fase del proceso o el proceso completo, desde la detección de la fuente y la obtención de las muestras, hasta su distribución final, sea cual sea el destino.

Los productos que se gestionan son tejidos, sangre y sus derivados, sangre de cordón umbilical, sustancias biológicas, muestras biológicas para investigación y líneas de células embrionarias, células reprogramadas y otras líneas celulares. El Biobanco del SSPA en red integra, por tanto, los bancos de sangre y de tejidos, el banco de cordón umbilical, el banco de células madre, la red de bancos de tumores, el banco de ADN humano de Andalucía, la red de biobancos hospitalarios y diferentes repositorios de muestras biológicas y biorrecursos, entendiendo como biorrecurso cualquier posibilidad de servicio que podemos ofrecer.

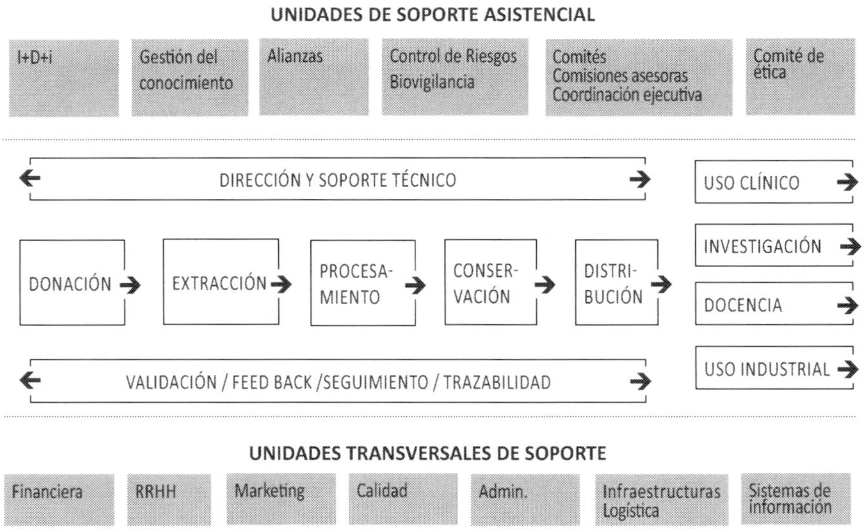

1.3. Marco normativo del Biobanco del SSPA

En la actividad de los biobancos es de aplicación prioritaria la siguiente normativa:

- Ley 14/2007 de Investi gación Biomédica.
- Real Decreto 1716/2011, de 18 de noviembre, por el que se establecen los requisitos básicos de autorización y funcionamiento de los biobancos con fines de investigación biomédica y del tratamiento de las muestras biológicas de origen humano, y se regula el funcionamiento y organización del Registro Nacional de Biobancos para investigación biomédica.
- Ley Orgánica 15/1999, de 13 del diciembre de Protección de datos de carácter personal.
- Real Decreto 1720/2007, de 21 de diciembre, por el que se aprueba el Reglamento de desarrollo de la Ley Orgánica 15/1999, de 13 del diciembre, del protección de datos de carácter personal.
- Ley 41/2002, de 14 noviembre, básica reguladora de la autonomía del paciente y de derechos y obligaciones en materia de información y documentación clínica.
- Decreto 1/2013 de 8 de enero, por el que se regula la autorización para la constitución y funcionamiento de Biobancos con fines de investigación en Andalucía y se crea el Biobanco del Sistema Sanitario Público de Andalucía.

1.4. Política de calidad del Biobanco del SSPA

La política de calidad del Biobanco del SSPA se fundamenta en:

- Ser coherente con la visión y misión del Biobanco.
- Cumplir los requisitos legales y reglamentarios, atendiendo principalmente a los derechos de los sujetos fuentes o donantes.
- Constituir un servicio público orientado a las necesidades del usuario: pacientes y profesionales.
- Garantizar un adecuado sistema de trazabilidad, seguimiento y biovigilancia.
- Garantizar la calidad en todos los procesos, asegurando así un mejor servicio y mejores prestaciones.
- Garantizar la mejora continua de los procesos con revisiones periódicas.
- Implicar a todo el personal en la consecución y análisis de los objetivos establecidos.
- Promover la mejora de la eficacia y eficiencia para encontrar respuestas a los problemas de salud y dar un mejor servicio a los equipos clínicos, a los equipos de investigación y por ende a los ciudadanos.
- Proporcionar las muestras en un plazo adecuado tras la recepción de las solicitudes.

- Estimular la formación tanto técnica como de calidad de los profesionales, así como el trabajo en equipo y la implicación corporativa.
- Ofrecer fiabilidad mediante un servicio de atención al cliente en el que se recogen tanto sus sugerencias como sus necesidades.
- Ofrecer una cartera de servicios validada.

1.5. Cartera de Servicios del Biobanco del SSPA

El Biobanco dispone de una cartera de servicios amplia y versátil, ajustable a las necesidades de cada proyecto de investigación. La cartera va más allá de la provisión de muestras en sentido estricto. Como Biobanco en red, se ha organizado entre todas las unidades una plataforma de recursos para poder ofrecer muestras y datos asociados en el formato que el investigador especifique, así como servicios de procesado y preservación de muestras proporcionadas por el investigador.

La cartera de servicios se fundamenta en cinco pilares: provisión, procesamiento, preservación y custodia de muestras, asesoramiento y formación.

- Preservación: El Biobanco dispone de instalaciones para la custodia de muestras biológicas con la infraestructura y los controles que garantizan su integridad, seguridad y trazabilidad. Se trabaja con planes de mantenimiento y seguridad específicos que rigen estos servicios. También se ofrece un servicio de custodia de réplicas de muestras pertenecientes a colecciones de biobancos o investigadores como mecanismo de seguridad.
  a) 190ºC: El Biobanco dispone de tanques de almacenaje de muestras biológicas en vapor de nitrógeno líquido, sin contacto directo con el mismo, eliminando totalmente la posibilidad de contaminación cruzada en las muestras. Con sistema de llenado automático de nitrógeno y gradiente mínimo de la temperatura interior. Los tanques están dotados con controles del nivel de nitrógeno y de la temperatura, y sistema de alarmas.
  b) -80ºC: Se dispone de ultra congeladores a -80ºC para preservar diferentes tipos de muestras a esta temperatura, dotados con sistema de seguridad de CO2, monitorización de la temperatura y sistema de alarmas.
  c) -20ºC: Se dispone de congeladores a -20ºC dotados de sistema de alarmas para aquellos usuarios que necesiten este tipo de requerimiento para las muestras que soliciten custodiar.
  d) 4ºC: Se dispone de frigoríficos a 4ºC dotados de sistema de alarmas para preservar diferentes tipos de muestras a esta temperatura.
  e) Temperatura ambiente: Se dispone de espacios para la preservación de muestras a temperatura ambiente, que consisten en armarios ignífugos de seguridad y/o archivadores especiales.
- Procesamiento: Gracias a la disponibilidad de laboratorios, gestionados por procesos en base a criterios de calidad, seguridad y trazabilidad, se pueden

procesar y caracterizar múltiples tipos de muestras biológicas de acuerdo a los procedimientos y requisitos técnicos comúnmente usados por los investigadores en sus proyectos de investigación Todos los procesos están sujetos a puntos de control previos a la finalización del servicio.

a) Transformación: Se transforman muestras sólidas y/o líquidas en múltiples subproductos, optimizando el uso de las mismas. Además, preparamos las muestras para su aplicación y/o caracterización posterior. Para garantizar la conformidad del producto ofrecido, se recomienda respetar los requisitos de entrada de las muestras indicados para cada servicio.

b) Caracterización: Se caracterizan las muestras con criterios histo-citológicos, moleculares, citogenéticos y/o génicos. Indíquenos el tipo de técnica de análisis en el desplegable que aparece más abajo y el biomarcador que desea analizar.

c) Control de calidad: Como parte de las exigencias que tiene como biobanco autorizado, se ha organizado un sistema de control de calidad de los requisitos de nuestras muestras. Se ofrece este servicio como un recurso para los investigadores que necesiten realizar, controles de calidad de ADN, de ARN, de líneas celulares y de controles de trazabilidad de muestras.

d) Experimentación: Dan soporte en sus experimentos con modelos celulares o ratones gracias a la disponibilidad de profesionales y de instalaciones con un alto grado de cualificación.

- Provisión: Se ofrecen todo tipo de muestras humanas y datos de enfermedad y de salud para investigación, seleccionables según los criterios clínicos y diagnósticos que el investigador especifique. Esto es posible gracias a la integración en red de bancos de sangre, bancos de tejidos y biobancos hospitalarios de múltiples centros del Sistema Sanitario Público de Andalucía (SSPA). En el caso de que las muestras o datos no estén almacenados o disponibles de forma inmediata en el Biobanco, es posible la activación de circuitos de recogida prospectiva según las necesidades de los investigadores.

Los datos clínicos y de salud asociados a las muestras son especialmente relevantes en determinados tipos de estudios. Se ofrecen los datos depositados en los sistemas de información del Biobanco y del SSPA y datos obtenidos ad hoc mediante encuesta específica.

El Biobanco del Sistema Sanitario Público de Andalucía, es también nodo coordinador del Banco Nacional de Líneas Celulares. Como tal dispone de líneas embrionarias, mesenquimales e iPS para su distribución. Además, el Biobanco dispone de líneas celulares primarias tumorales y normales.

Las muestras se distribuyen en el formato que el investigador requiera, gracias a su procesamiento previo en el Biobanco. En la solicitud se puede detallar la naturaleza de las muestras, el diagnóstico, el número, el formato de entrega, la cantidad de muestra,...que necesita. Para detallar los datos relativos al diagnóstico hay que usar la clasificación CIE de las enfermedades. Cuando se necesiten muestras sin patología, se debe seleccionar en el “Diagnóstico” la opción “Órganos y tejidos sanos”.

El uso de líneas celulares, muestras humanas, y datos en investigación biomédica en nuestro país está regulado por la ley 14/2007 de Investigación Biomédica.

a) Muestras: Se ofrecen muestras de sujetos clínicamente sanos y con diferentes patologías, identificadas según la Clasificación Internacional de Enfermedades (CIE-9). Se podrá requerir el órgano o tejido de origen de las muestras que necesite, así como el formato de entrega de las mismas.

b) Datos clínicos: Se pueden ceder datos clínicos y de salud ajustándonos a sus necesidades. Los datos son obtenidos de tres vías:

   ◦ Datos recogidos en el sistema de información del biobanco asociados a un acto médico-quirúrgico fácilmente accesibles como diagnóstico, edad, sexo...
   ◦ Datos recogidos "ad hoc" de la historia clínica de un donante, relacionados con una enfermedad concreta, tales como estadio, tratamiento, respuesta al tratamiento y seguimiento de la enfermedad.
   ◦ Datos epidemiológicos y de salud, relacionados con los hábitos de vida del donante, recogidos "ad hoc" mediante encuesta.

c) Líneas Celulares: El Biobanco dispone de un catálogo de líneas celulares de origen humano clasificadas según su naturaleza en las siguientes categorías:

   ◦ Líneas celulares no tumorales de fibroblastos y queratinocitos.
   ◦ Células madre embrionarias (hESC).
   ◦ Células madre mesenquimales (MSC) derivadas tanto de cordón umbilical como de grasa.
   ◦ Líneas celulares no tumorales de fibroblastos y queratinocitos.
   ◦ Células madre embrionarias (hESC).
   ◦ Células madre mesenquimales (MSC) derivadas tanto de cordón umbilical como de grasa.
   ◦ Líneas celulares tumorales mínimamente pasadas generadas a partir de tumores con distinto origen (colo-rectal, mama, pulmón, endometrio, ...).
   ◦ Linfocitos inmortalizados a partir de muestras de sangre periférica.
   ◦ Células modificadas genéticamente (Wiskott-Aldrich).
   ◦ Células madre pluripotentes inducidas.

- Servicios de asesoramiento: El Biobanco, ofrece servicios de asesoramiento sobre la organización de biobancos y el manejo de muestras biológicas humanas para investigación.

Desde hace ya unos años nuestra sociedad demanda transparencia y regulación en la gestión y uso de muestras biológicas humanas para investigación, al mismo tiempo que exige responsabilidad con los derechos y la protección de los donantes. Nuestro país es una referencia en Europa en esta materia y disponemos de una ley específica que reglamenta la investigación biomédica, la ley 14/2007. Cabe destacar las siguientes líneas tomadas de su preámbulo: "En pocos años ha cobrado enorme relevancia la obtención, utilización, almacenaje y cesión de las muestras biológicas con fines de diagnóstico y de investigación.

Son cada vez más frecuentes las investigaciones que implican procedimientos invasivos en seres humanos, y la investigación con gametos, embriones o células embrionarias se ha hecho imprescindible en el ámbito de la terapia celular y la medicina regenerativa. Sin embargo, estos avances científicos y los procedimientos y herramientas utilizados para alcanzarlos, generan importantes incertidumbres éticas y jurídicas que deben ser convenientemente reguladas, con el equilibrio y la prudencia que exige un tema tan complejo que afecta de manera tan directa a la identidad del ser humano".

El Biobanco del Sistema Sanitario Público de Andalucía está organizado bajo los requerimientos de la norma, y ha adquirido como compromiso favorecer la divulgación de dichos requisitos a la sociedad.

- ▹ Asesoramiento a biobancos: El Biobanco del SSPA, comparte el conocimiento en estrategias de captación de muestras (por ejemplo, cantidad y número de muestras, tipo de muestras, información asociada), procedimientos técnicos para el uso rentable y eficiente de las muestras biológicas en proyectos de investigación (por ejemplo, técnicas de procesado de mayor rendimiento), medios de preservación y almacenado de muestras, gestión de solicitudes, gestión de la información, etc.
- ▹ Asesoramiento a investigadores y usuarios: El Biobanco pone a disposición de los investigadores su experiencia en la obtención, manejo y preservación de muestras biológicas, para la ejecución de sus proyectos de investigación en el marco de las exigencias ético-legales y metodológicas actuales.

- Servicios de formación: Atendiendo al compromiso con la sociedad del Biobanco del SSPA, dispone de un programa de transferencia de conocimiento basado en talleres presenciales, estancia y en acciones formativas programadas. La formación abarca desde la gestión y organización de biobancos hasta las competencias metodológicas relacionadas con la cartera de servicios de nuestro laboratorio.

2. ORDENACIÓN ADMINISTRATIVA Y FUNCIONAL DE LOS SERVICIOS DE SALUD MENTAL

La ordenación administrativa y funcional de los Servicios de Salud Mental en Andalucía viene regulada por el Decreto 77/2008 de 4 de marzo, que la organiza, funcionalmente, en los niveles de atención primaria y atención especializada.

2.1. Objetivos generales de la atención a la salud mental en el ámbito del Servicio Andaluz de Salud

a) Promocionar la salud mental, la prevención de la enfermedad, la asistencia, los cuidados y la rehabilitación de las personas con problemas de salud mental, aplicando el modelo comunitario de atención a la salud mental conforme a lo previsto en el artículo 18.2 de la Ley 2/1998, de 15 de junio, y de acuerdo con los principios generales de equidad, eficiencia y calidad.

b) Desarrollar en todos los dispositivos asistenciales de atención a la salud mental programas y actividades de rehabilitación.
c) Garantizar la continuidad de la atención sanitaria, de cuidados y el apoyo a la integración social, mediante programas transversales de coordinación de los dispositivos de atención a la salud mental con otras instituciones y dispositivos no sanitarios implicados en la atención comunitaria a la salud mental.

2.2. Atención a la salud mental en los centros de atención primaria

- En los centros de atención primaria, la atención a la salud mental se desarrollará por los profesionales adscritos a los mismos.
- Las funciones de los centros de atención primaria, en relación con las personas con problemas de salud mental, son las siguientes:
- Establecer el primer contacto con las citadas personas.
- Realizar la valoración y definición de las estrategias de intervención, teniendo en cuenta el enfoque de género.
- Prestar atención sanitaria en los casos que no requieran atención especializada.
- Realizar la derivación de las citadas personas al nivel especializado de atención a la salud mental, en los casos que sea necesario.
- Identificar la necesidad de apoyo social, facilitando el acceso a los servicios comunitarios.
- Colaborar con los dispositivos de atención especializada a la salud mental en el seguimiento de personas con trastorno mental grave.

2.3. Estructura de la atención especializada a la salud mental

La atención especializada a las personas con problemas de salud mental se organiza, en el Servicio Andaluz de Salud, a través de los siguientes dispositivos asistenciales:

a) Unidad de salud mental comunitaria.
b) Unidad de hospitalización de salud mental.
c) Unidad de salud mental infanto-juvenil.
d) Unidad de rehabilitación de salud mental.
e) Hospital de día de salud mental.
f) Comunidad terapéutica de salud mental.

Los dispositivos asistenciales relacionados en el apartado anterior estarán integrados en las áreas hospitalarias o áreas de gestión sanitaria correspondientes.

a) Unidad de salud mental comunitaria: La unidad de salud mental comunitaria se establece como el dispositivo básico de atención especializada a la salud mental, constituyendo su primer nivel de atención especializada. Su ámbito poblacional estará determinado por la población que tenga asignada en el área hospitalaria o área de gestión sanitaria correspondiente en la que esté adscrita. Dicha unidad constituye el dispositivo con el que se coordinarán el resto de los dispositivos asistenciales de atención a la salud mental.

Las funciones de la unidad de salud mental comunitaria, en relación con las personas con problemas de salud mental, son las siguientes:

- Prestar atención integral a pacientes de su ámbito poblacional en régimen ambulatorio o domiciliario.
- Desarrollar programas de atención comunitaria que integren actividades de carácter preventivo y de promoción de la salud, asistenciales, de cuidados y de rehabilitación y de apoyo a la integración social, en coordinación con aquellos recursos que contribuyan a la mejor atención de estos pacientes.
- Garantizar la continuidad asistencial y de cuidados con otros dispositivos asistenciales.
- Apoyar y asesorar a los centros de atención primaria en la atención a los problemas de salud mental de la población asignada, mediante la realización de actividades de formación, interconsultas u otras.
- Coordinar la derivación de pacientes al resto de dispositivos de salud mental, cuando las necesidades de los mismos así lo requieran.
- Proponer la derivación de pacientes a otro centro o servicio vinculado con el Servicio Andaluz de Salud mediante convenio o concierto.

b) Unidad de hospitalización de salud mental: La unidad de hospitalización de salud mental es un dispositivo asistencial de salud mental destinado a atender las necesidades de hospitalización en salud mental de la población correspondiente a su área hospitalaria de referencia o área de gestión sanitaria.

Las funciones de la unidad de hospitalización de salud mental, en relación con las personas con problemas de salud mental, son las siguientes:

- Prestar la atención especializada y el apoyo asistencial necesario, en régimen de hospitalización completa y de corta estancia.
- Dar el alta al paciente en la unidad de hospitalización e informar de la misma a la correspondiente unidad de salud mental comunitaria, al objeto de garantizar la continuidad asistencial y de los cuidados de enfermería. Si se considera conveniente la derivación a otros dispositivos asistenciales de salud mental, se realizará en coordinación con la unidad de salud mental comunitaria.
- Atender a pacientes ingresados en otros servicios del hospital que lo precisen.
- Participar en el desarrollo de programas de atención a pacientes con alto riesgo de hospitalización, coordinándose con las unidades de salud mental comunitaria y otros dispositivos asistenciales de salud mental de su ámbito de influencia.

c) Unidad de salud mental infanto-juvenil: La unidad de salud mental infanto-juvenil es un dispositivo asistencial de salud mental destinado a desarrollar programas especializados para la atención a la salud mental de la población infantil y adolescente menor de edad del área hospitalaria de referencia o área de gestión sanitaria correspondiente.

   Las funciones de la unidad de salud mental infanto-juvenil, en relación con las personas menores de edad con problemas de salud mental, son las siguientes:

   - ▷ Prestar la atención especializada a la salud mental, en régimen ambulatorio y de hospitalización completa o parcial, a la población infantil y adolescente menor de edad con trastorno mental, derivada desde las unidades de salud mental comunitaria de su ámbito de influencia.
   - ▷ Prestar apoyo asistencial a requerimiento de otros dispositivos asistenciales de salud mental.
   - ▷ Desarrollar programas asistenciales específicos para la atención a las necesidades planteadas por las unidades de salud mental comunitaria, o la generada por las instituciones públicas competentes en materia de atención y protección de menores.
   - ▷ Asegurar la continuidad asistencial y de cuidados, tanto en el ámbito hospitalario como en el comunitario, con independencia de que el ingreso de la persona menor de edad se produzca en la propia unidad, o en otros servicios de hospitalización del área hospitalaria o del área de gestión sanitaria correspondiente.
   - ▷ Apoyar y asesorar al resto de los dispositivos asistenciales de salud mental en su ámbito de influencia, en el desarrollo de programas de atención a la salud mental de la población infantil y adolescente.

d) Unidad de rehabilitación de salud mental: La unidad de rehabilitación de salud mental es el dispositivo asistencial de salud mental que tiene por objeto la recuperación de habilidades sociales y la reinserción social y laboral, en régimen ambulatorio, de pacientes con trastorno mental grave del área hospitalaria de referencia o del área de gestión sanitaria correspondiente.

   Las funciones de la unidad de rehabilitación de salud mental son las siguientes:

   - ▷ Prestar atención especializada, mediante el desarrollo de programas específicos de rehabilitación, a pacientes derivados de las unidades de salud mental comunitaria de su ámbito de influencia.
   - ▷ Dar el alta al paciente de la unidad de rehabilitación de salud mental e informar de la misma a la unidad de salud mental comunitaria de referencia, al objeto de garantizar la continuidad asistencial y de cuidados.
   - ▷ Apoyar y asesorar al resto de los dispositivos asistenciales de salud mental en su ámbito de influencia, en el desarrollo de programas de rehabilitación para personas con trastornos mentales.
   - ▷ Colaborar, mediante una actuación coordinada, con los organismos e instituciones públicas con competencia en materia de servicios sociales, para la reinserción social de enfermos mentales.

e) Hospital de día de salud mental: El Hospital de día de salud mental es un dispositivo asistencial de salud mental, de hospitalización parcial y se configura como recurso intermedio entre la unidad de salud mental comunitaria y la unidad de hospitalización de salud mental.

Las funciones del hospital de día de salud mental, en relación con las personas con problemas de salud mental, son las siguientes:

- ▷ Prestar atención especializada, en régimen de hospitalización diurna, a pacientes derivados desde las unidades de salud mental comunitaria de su ámbito de influencia, mediante el desarrollo de programas individualizados de atención.
- ▷ Dar el alta al paciente del hospital de día de salud mental e informar de la misma a la unidad de salud mental comunitaria de referencia, al objeto de garantizar la continuidad asistencial y de cuidados. Si se considera conveniente la derivación a otros dispositivos asistenciales de salud mental, se realizará en coordinación con la unidad de salud mental comunitaria.
- ▷ Realizar las correspondientes interconsultas cuando el hospital de día de salud mental se encuentre ubicado en un centro hospitalario que carezca de unidad de hospitalización de salud mental.
- ▷ Participar en el desarrollo de programas comunitarios de atención a pacientes de alto riesgo o con trastorno mental grave, que se desarrollen por las unidades de salud mental comunitaria u otros dispositivos asistenciales de salud mental encargados de desarrollar los programas mencionados.

f) Comunidad terapéutica de salud mental: La comunidad terapéutica es un dispositivo asistencial de salud mental dirigido al tratamiento intensivo de pacientes que requieren una atención sanitaria especializada de salud mental, de forma permanente, completa y prolongada.

Las funciones de la comunidad terapéutica de salud mental, en relación con las personas con problemas de salud mental, son las siguientes:

- ▷ Prestar atención especializada a pacientes con trastorno mental grave derivados desde las unidades de salud mental comunitaria.
- ▷ Dar el alta al paciente de la comunidad terapéutica e informar de la misma a la unidad de salud mental comunitaria de referencia, al objeto de garantizar la continuidad asistencial y de cuidados. Si se considera conveniente la derivación a otro dispositivo específico de salud mental, se realizará en coordinación con la unidad de salud mental comunitaria.
- ▷ Participar en el desarrollo de programas comunitarios de atención a pacientes de alto riesgo o pacientes afectados por trastornos mentales graves, que se desarrollen por las unidades de salud mental comunitaria u otros dispositivos asistenciales de salud mental encargados de desarrollar los programas mencionados.
- ▷ Desarrollar programas de atención parcial en aquellos casos que sean precisos.

2.4. Profesionales que integran los dispositivos asistenciales de atención a la salud mental

Los dispositivos asistenciales de atención especializada a la salud mental tienen carácter multidisciplinar y podrán estar integrados por personas que desarrollen las siguientes profesiones:

- Psiquiatría.
- Psicología Clínica
- Enfermería.
- Terapia Ocupacional.
- Auxiliar de Enfermería.
- Trabajo Social.
- Monitor Ocupacional.
- Otro personal estatutario de gestión y servicios.

2.5. Unidad de gestión clínica de salud mental

La unidad de gestión clínica de salud mental es la estructura organizativa responsable de la atención especializada a la salud mental de la población e incorpora los dispositivos asistenciales de salud mental del área hospitalaria o área de gestión sanitaria correspondiente.

Los objetivos de la unidad de gestión clínica de salud mental son el desarrollo de la actividad asistencial, la promoción de la salud, la prevención de la enfermedad, los cuidados de enfermería, la rehabilitación y el apoyo a la integración social de las personas con problemas de salud mental, actuando con criterios de autonomía organizativa, de corresponsabilidad en la gestión de los recursos, de buena práctica clínica y de cooperación intersectorial.

Características y composición

La unidad de gestión clínica de salud mental desarrolla sus actividades de acuerdo con un modelo de práctica clínica integrado, orientado a la obtención de resultados para la mejora de la eficacia, la efectividad y la eficiencia de la atención a la salud mental, articulando la participación de los profesionales, a través de una mayor autonomía y responsabilidad en la gestión.

Asimismo, desarrolla sus actuaciones con criterios de gestión clínica, incorporando en la toma de decisiones clínicas el mejor conocimiento disponible, así como los criterios definidos en las guías de procesos asistenciales y guías de práctica clínica de demostrada calidad científica y los criterios de máxima eficiencia en la utilización de los recursos diagnósticos y terapéuticos.

La unidad de gestión clínica de salud mental estará integrada por profesionales de diversas categorías y áreas de conocimiento que trabajarán conjuntamente, con arreglo a los principios de autonomía, responsabilidad y participación en la toma de decisiones.

Funciones

Las funciones de la unidad de gestión clínica de salud mental son las siguientes:

- Prestar asistencia sanitaria individual y colectiva, en régimen ambulatorio, domiciliario, de urgencias y de hospitalización parcial o completa, a la población del área hospitalaria o área de gestión sanitaria a la que se encuentre adscrita la unidad de gestión clínica de salud mental, a través de la coordinación entre los dispositivos asistenciales de salud mental que la integran, con capacidad de organizarse de forma autónoma, descentralizada y expresamente recogida en el acuerdo de gestión clínica, de conformidad con lo establecido en el artículo 19.
- Desarrollar la atención especializada a la salud mental en su ámbito territorial, llevando a cabo la implantación de procesos asistenciales y programas de salud, y el desarrollo del plan integral de salud mental, en función de la planificación establecida por la Dirección Gerencia del hospital o Gerencia del área de gestión sanitaria a la que se encuentre adscrita la unidad de gestión clínica de salud mental.
- Establecer los mecanismos de coordinación con los demás centros y unidades del Sistema Sanitario Público de Andalucía con los que esté relacionada, a fin de lograr una atención sanitaria integrada, con criterios de continuidad en la asistencia y cohesión de las diferentes actividades.
- Desarrollar actuaciones de promoción de la salud, la educación para la salud, la prevención de la enfermedad, los cuidados y la participación en las tareas de rehabilitación y apoyo a la integración social y comunitaria de las personas con problemas de salud mental que reciben atención en alguno de los dispositivos asistenciales de la unidad.
- Desarrollar las actividades de coordinación con los servicios sociales comunitarios que sean necesarias para mejorar la atención a las personas con trastorno mental y favorecer su inserción social.
- Realizar las actividades necesarias para el desarrollo de planes y programas de promoción del uso racional del medicamento y gestión eficaz y eficiente de la prestación farmacéutica, en el ámbito de la atención a la salud mental.
- Evaluar las actuaciones realizadas y los resultados obtenidos, así como la participación en programas generales de evaluación y acreditación establecidos por la Dirección Gerencia del Servicio Andaluz de Salud, con criterios de orientación hacia los resultados en salud, la mejora continua y la gestión eficiente de los recursos.
- Realizar las actividades de formación continuada necesarias para adecuar los conocimientos, habilidades y actitudes del personal de la unidad a los mapas de competencias establecidos para cada categoría profesional, así como participar en aquellas otras actividades formativas adecuadas a los objetivos de la unidad de gestión clínica.
- Realizar las actividades de formación pregraduada y postgraduada correspondientes a las diferentes categorías profesionales y áreas de conocimiento, de acuerdo con los convenios vigentes en cada momento en estas materias.

- Participar en el desarrollo de proyectos de investigación y otros estudios científicos y académicos relacionados con los fines de la unidad, de acuerdo con los criterios generales y prioridades establecidas por la Dirección Gerencia del hospital o Gerencia del área de gestión sanitaria.
- Aquellas otras que estén fijadas en los acuerdos de gestión clínica u otras de análoga naturaleza que le puedan ser atribuidas por la Dirección Gerencia del hospital o Gerencia del área de gestión sanitaria.

Integrarán la unidad de gestión clínica de salud mental todos los profesionales que presten sus servicios en los dispositivos asistenciales de salud mental del área hospitalaria o del área de gestión sanitaria correspondiente.

Dichos profesionales dependerán jerárquica y funcionalmente de la dirección de la unidad de gestión clínica de salud mental.

Los citados profesionales participarán en el desarrollo de los objetivos de la unidad de gestión clínica de salud mental, según su ámbito de responsabilidad y competencia.

En cada unidad de gestión clínica de salud mental existirá el puesto de dirección de la unidad, cuyo titular estará en posesión de una titulación universitaria sanitaria, con rango de cargo intermedio y con dependencia jerárquica y funcional de la Dirección Gerencia del hospital o Gerencia del área de gestión sanitaria.

Además de las funciones asistenciales propias de su categoría profesional, la persona titular de la dirección de la unidad de gestión clínica de salud mental tendrá las siguientes funciones:

- Dirigir, gestionar y organizar las actividades, los recursos materiales y económicos asignados a la unidad, en el marco establecido en el acuerdo de gestión clínica, garantizando la adecuada atención sanitaria a la salud mental de la población del área hospitalaria o área de gestión sanitaria a la que se encuentre adscrita la unidad y la eficiente gestión de las prestaciones sanitarias.
- Participar en la toma de decisiones organizativas y de gestión del área hospitalaria o área de gestión sanitaria, a través de los mecanismos que se establezcan por la Dirección Gerencia del hospital o Gerencia del área de gestión sanitaria respectiva.
- Proponer y planificar la consecución de los objetivos asistenciales, docentes y de investigación contenidos en el acuerdo de gestión clínica, así como efectuar la evaluación de las actividades realizadas por todos los profesionales adscritos a la unidad, en aras a lograr los resultados anuales fijados en dicho acuerdo.
- Dirigir a los profesionales adscritos total o parcialmente a la unidad de gestión clínica, mediante la dirección participativa y por objetivos, atendiendo al desarrollo profesional y a la evaluación del desempeño. En este sentido compete a la dirección:
  - ▷ Establecer, de acuerdo con la Dirección Gerencia del hospital o Gerencia del área de gestión sanitaria, la organización funcional de la unidad de gestión clínica de salud mental, la organización y distribución de la jornada ordinaria y complementaria de los profesionales, para el cumplimiento de los objetivos previstos en el correspondiente acuerdo de gestión clínica, de acuerdo con la normativa vigente.

  - ▹ Proponer a la Dirección Gerencia del hospital o Gerencia del área de gestión sanitaria, en el marco de la normativa vigente y dentro de la asignación presupuestaria de la unidad de gestión clínica, el número y la duración de los nombramientos por sustituciones, ausencias, licencias y permisos reglamentarios, incluido el plan de vacaciones anuales.
  - ▹ Establecer un plan de formación personalizado que contemple las demandas y necesidades de los profesionales que integren la unidad, reforzando aquellas competencias que sean necesarias para el desarrollo de los procesos asistenciales de la unidad de gestión clínica de salud mental.
- Proponer a la Dirección Gerencia del hospital o Gerencia del área de gestión sanitaria la contratación de bienes y servicios para el ejercicio de las funciones de la unidad de gestión clínica, de acuerdo con la normativa de aplicación y con la disponibilidad presupuestaria, así como participar en la elaboración de los informes técnicos correspondientes.
- Gestionar los recursos económicos asignados a la unidad en el marco presupuestario establecido en el acuerdo de gestión clínica, con criterios de gestión eficiente de los recursos públicos.
- Evaluar la contribución de cada profesional que integre la unidad al desarrollo de los objetivos de la unidad de gestión clínica y decidir el reparto de los incentivos, de acuerdo con los criterios establecidos por los órganos de dirección del Servicio Andaluz de Salud.
- Suscribir, de acuerdo con la Dirección Gerencia del hospital o Gerencia del área de gestión sanitaria, acuerdos de colaboración con otros servicios o entidades que presten asistencia sanitaria, tanto de atención primaria como especializada, a las personas con enfermedad mental en el ámbito del Sistema Sanitario Público de Andalucía.
- Formalizar, de acuerdo con la Dirección Gerencia del hospital o Gerencia del área de gestión sanitaria, acuerdos de cooperación con los servicios sociales que contemplen la adecuada coordinación asistencial con la provisión de recursos residenciales y ocupacionales.
- Dirigir y gestionar el conjunto de procesos asistenciales de la unidad de gestión clínica de salud mental.
- Impulsar y coordinar las actuaciones que, en el ámbito de la investigación y la docencia, desarrolle la unidad de gestión clínica de salud mental.
- Ostentar la representación de la unidad de gestión clínica.
- Garantizar la efectividad de la participación ciudadana en el ámbito de la unidad de gestión clínica de salud mental, a través de los mecanismos establecidos por la Consejería competente en materia de salud.
- Atender las reclamaciones que realice la ciudadanía con relación a los dispositivos asistenciales adscritos a la unidad de gestión clínica de salud mental.
- Proponer a la Dirección Gerencia del hospital o Gerencia del área de gestión sanitaria cuantas medidas pudieran contribuir al mejor funcionamiento de la unidad de gestión clínica de salud mental.

- Cualquier otra que le sea atribuida por la Dirección Gerencia del hospital o Gerencia del área de gestión sanitaria correspondiente.

Coordinación de los dispositivos asistenciales que integran la unidad de salud mental

En cada dispositivo asistencial de salud mental que forme parte de la unidad de gestión clínica existirá el puesto de coordinación del dispositivo asistencial de salud mental con rango de cargo intermedio, que dependerá jerárquica y funcionalmente de la dirección de la unidad de gestión clínica de salud mental.

Además de las funciones asistenciales propias de su categoría profesional, las personas responsables de la coordinación de los dispositivos asistenciales de salud mental, tendrán las siguientes funciones:

a) Coordinar al conjunto de profesionales que integran el correspondiente dispositivo asistencial de salud mental, al objeto de llevar a cabo el cumplimiento de los objetivos y el desarrollo de los programas establecidos en la unidad de gestión clínica de salud mental.
b) Proponer a la dirección de la unidad de gestión clínica de salud mental, la distribución de actividades y horarios del correspondiente dispositivo asistencial de salud mental, así como responsabilizarse de su cumplimiento.
c) Todas aquellas que le sean delegadas por la dirección de la unidad de gestión clínica de salud mental.

Coordinación de cuidados de enfermería

En cada unidad de gestión clínica de salud mental existirá el puesto de coordinación de cuidados de enfermería que tendrá rango de cargo intermedio.

Además de las funciones asistenciales propias de su categoría profesional, la persona titular de la coordinación de cuidados de enfermería tendrá las siguientes funciones:

a) Impulsar la gestión de los cuidados de enfermería, especialmente de los domiciliarios, favoreciendo la personalización de la atención sanitaria en todos los procesos asistenciales, incorporando las actividades de promoción de la salud, de educación para la salud y de prevención de la enfermedad.
b) Desarrollar y coordinar la atención a los pacientes en situación de especial vulnerabilidad, con problemas de accesibilidad, que deban ser atendidos en el domicilio o en los dispositivos asistenciales de salud mental de la correspondiente unidad.
c) Promover y establecer mecanismos para la atención de cuidados a la persona con problemas de salud mental mediante la coordinación entre el personal de enfermería de atención primaria y el personal de enfermería de atención especializada, así como con otro personal de enfermería que realice atención en cuidados enfermeros, de acuerdo con los criterios establecidos por la Dirección Gerencia del hospital o Gerencia del área de gestión sanitaria y la dirección de la unidad de gestión clínica, en el marco de las estrategias del Servicio

Andaluz de Salud, para conseguir una continuidad de cuidados eficaz en todos los procesos asistenciales.

d) Evaluar la efectividad, la calidad y la eficiencia de los cuidados de enfermería que se prestan en los distintos dispositivos asistenciales de salud mental adscritos a la unidad de gestión clínica de salud mental.

e) Colaborar en las actuaciones que en materia de docencia e investigación desarrolle la unidad de gestión clínica de salud mental, con especial énfasis en la valoración de necesidades de cuidados de enfermería y efectividad de la práctica cuidadora.

f) Gestionar, de forma eficaz y eficiente, el material clínico de la unidad de gestión clínica y su mantenimiento, así como los productos sanitarios necesarios para la provisión de los cuidados mas adecuados a la población.

g) Proponer a la dirección de la unidad de gestión clínica de salud mental cuantas medidas, iniciativas e innovaciones pudieran contribuir al mejor funcionamiento en el desarrollo de los cuidados de enfermería.

h) Otras funciones que en materia de cuidados de enfermería le sean atribuidas por la dirección de la unidad de gestión clínica de salud mental.

Acuerdo de gestión clínica

El acuerdo de gestión clínica es el documento en el que se fija el marco de gestión de la unidad de gestión clínica, así como los métodos y recursos para conseguir los objetivos definidos en el mismo.

Este documento será autorizado por la Dirección General competente en materia de asistencia sanitaria del Servicio Andaluz de Salud.

La Dirección Gerencia del hospital o Gerencia del área de gestión sanitaria suscribirá acuerdos de gestión clínica con cada una de las direcciones de las unidades de gestión clínica de salud mental del área correspondiente.

El acuerdo de gestión clínica estará orientado a asegurar a la población del área hospitalaria o área de gestión sanitaria a la que se encuentre adscrita la unidad de gestión clínica de salud mental, una atención en materia de salud mental, eficaz, efectiva, orientada a atender las necesidades específicas de la población, asegurando la adecuada accesibilidad a los servicios que presta la unidad en un marco de gestión eficiente de los recursos públicos.

El acuerdo de gestión clínica recogerá los objetivos asistenciales, docentes e investigadores de la unidad, así como los correspondientes en materia de promoción de salud, prevención de la enfermedad, protección y educación para la salud. Igualmente, establecerá los recursos humanos, materiales, tecnológicos y económicos, asignados para el periodo de vigencia del mismo.

En el acuerdo de gestión clínica se especificará la metodología de asignación de los incentivos de la unidad de gestión clínica y de los profesionales a ella adscritos, en función del grado de cumplimiento de los objetivos.

El acuerdo de gestión clínica tendrá un período de vigencia de cuatro años, si bien podrá ser renovado sucesivamente por iguales períodos.

El acuerdo de gestión clínica será objeto de seguimiento anual por la Dirección General competente en materia de asistencia sanitaria del Servicio Andaluz de Salud, para evaluar su evolución y corregir, en su caso, los elementos necesarios para garantizar su cumplimiento.

Participación profesional

Los profesionales que desarrollen su actividad en un dispositivo asistencial de salud mental en la estructura organizativa de la unidad de gestión clínica de salud mental, participarán en su organización y funcionamiento, en los términos que se establezcan por la Consejería competente en materia de salud.

La Dirección Gerencia del hospital o Gerencia del área de gestión sanitaria establecerá los mecanismos más adecuados para garantizar la participación de las personas que desempeñen las direcciones de las unidades de gestión clínica y sus correspondientes coordinaciones de cuidados de enfermería en la organización de la actividad asistencial, formación continuada, investigación y gestión de recursos; asegurando la participación de los profesionales en el seno de la unidad de gestión clínica, especialmente en la elaboración de la propuesta de objetivos anuales y consecución de los mismos, además de la transparencia en la evaluación de los resultados.

3. ACTUACIONES EN MATERIA DE SALUD PÚBLICA: SU REGULACIÓN EN LA LEY 16/2011, DE 23 DE DICIEMBRE, DE SALUD PÚBLICA DE ANDALUCÍA

3.1. Marco Conceptual de la Ley

El artículo **43** de la **Constitución Española** reconoce en su apartado 1 el derecho a la protección de la salud y en su apartado 2 establece que compete a **los poderes públicos organizar y tutelar la Salud Pública** a través de medidas preventivas y de las prestaciones y servicios necesarios.

El artículo **149.1.16.ª** de la **Constitución Española** atribuye al **Estado la competencia exclusiva** en materia de bases y coordinación general de la sanidad.

Por su parte, el artículo **55.1** del **Estatuto de Autonomía para Andalucía asigna a la Comunidad Autónoma competencia exclusiva** sobre organización, funcionamiento interno, evaluación, inspección y control de centros, servicios y establecimientos sanitarios. Asimismo, en su artículo **55.2** establece que corresponde a la Comunidad Autónoma de Andalucía la **competencia compartida en materia de sanidad interior y**, en particular, sobre la ordenación y ejecución de las medidas destinadas a **preservar, proteger y promover la Salud Pública en todos los ámbitos.**

Además de estos aspectos competenciales, el Estatuto de Autonomía para Andalucía reconoce en el artículo 10.3.14.º que la Comunidad Autónoma, en defensa del interés general, ejercerá sus poderes con el objetivo básico, entre otros, de la cohesión social, mediante un eficaz sistema de bienestar público, con especial atención a los colectivos y zonas más desfavorecidos social y económicamente, para facilitar su integración plena en la sociedad andaluza, propiciando así la superación de la exclusión social.

La Ley 2/1998, de 15 de junio, de Salud de Andalucía ya ordenó los servicios y actuaciones de asistencia sanitaria pública y privada en Andalucía y **creó el Sistema Sanitario Público de Andalucía** (SSPA), definido en su **artículo 43** como el conjunto de recursos, medios organizativos y actuaciones de las Administraciones sanitarias públicas de la Comunidad Autónoma o vinculados a las mismas, **orientados a satisfacer el derecho a la protección de la salud a través de la promoción de la salud, prevención de las enfermedades y la atención sanitaria.** Esta misma ley, en su **Título IV**, aborda las actuaciones en materia de salud, incluidas las de **Salud Pública en su Capítulo I** y las **intervenciones públicas en materia de salud en su Capítulo IV**. Estos elementos han permitido desarrollar las funciones de Salud Pública en el ámbito de la Comunidad Autónoma de Andalucía y sirven de marco general para incorporar los necesarios elementos de modernización e innovación que se requieren en el momento actual y para profundizar en los distintos componentes que integran la función de Salud Pública en la Comunidad Autónoma.

La **Ley de Salud Pública de Andalucía** (LSPA) (16/2011 de 23 de Diciembre) desarrolla los aspectos de Salud Pública contenidos en la Ley 2/1998, de 15 de junio, de Salud de Andalucía, sin modificar sus contenidos, pero profundizando en los mismos, ***avanzando en los aspectos competenciales, modernizando su cartera de servicios y dotando a la función de Salud Pública*** en Andalucía de una ***adecuada arquitectura organizativa***, sobre la base de la Ley 9/2007, de 22 de octubre, de Administración de la Junta de Andalucía, y de la Ley 5/2010, de 11 de junio, de Autonomía Local de Andalucía, que recoge en su artículo 9.13 las competencias de los municipios en relación con la promoción, defensa y protección de la Salud Pública.

Hoy, la sociedad andaluza se enfrenta a nuevos retos, como pueden ser la degradación ambiental, el incremento de las desigualdades, las enfermedades emergentes, el envejecimiento de la población, las amenazas del cambio climático sobre la salud y la sostenibilidad; y por otro lado, se encuentra inmersa en un cambio social, económico y político de gran envergadura. La convivencia de diversas culturas y formas de vida, hecho provocado por las migraciones; la convivencia del laicismo y de diversas religiones; la aparición de nuevas formas de familia; las diferentes orientaciones sexuales de las personas; la nueva conceptualización de la identidad de género, así como las nuevas formas de convivencia entre personas con diferentes grados de autonomía y capacitación física o mental, son fenómenos que modifican la vida de las personas. Nada, en la esfera política o social, en las prácticas privadas o públicas, ha quedado indemne a su influencia. Todo ello desencadena nuevas situaciones y también conflictos, obligando a los poderes del Estado a adecuarse a una nueva norma que refleje las prácticas y usos que la sociedad civil vive, desarrollándola mediante leyes que reconozcan la igualdad de derechos y la discriminación positiva.

En la emergencia de este nuevo marco de referencia globalizado e interconectado, intercultural y con orientación de género, **la salud se comprende como bienestar colectivo y plenitud personal**. En este sentido, las personas demandan mantenerse en buena salud durante una vida lo más larga posible, la realización de sus potencialidades individuales y un bienestar personal y social permanente.

De este modo, surge la acepción de «la nueva Salud Pública», que define la salud como un factor de inversión en la vida comunitaria óptima. Bajo esta nueva visión, **el cometido de la Salud Pública será la mejora de la salud y de la calidad de vida de la población;** es decir, contribuir a generar en la sociedad las condiciones de vida más favorecedoras para la salud de la población, **promover conductas y estilos de vida más saludables, proteger la salud ante las amenazas y los riesgos,** y no solo luchar contra las enfermedades y minimizar la pérdida de la salud.

Esta nueva visión transforma la actividad económica vinculada a la salud desde un posicionamiento reactivo, de respuesta al accidente patológico, hacia un **posicionamiento proactivo, de anticipación, promoción y mejora del bienestar de las personas.** En la actualidad la salud debe comprender el esfuerzo sistemático para identificar las necesidades de salud de la comunidad global y la organización de las respuestas de sus miembros para enfrentar dichas necesidades, incluyendo la formulación de políticas, la ordenación de los recursos y la implantación de estrategias innovadoras que afronten los nuevos retos de Salud Pública, ahora de orden global.

La intención de esta Ley es dotar a la sociedad andaluza de una ley avanzada que asuma las posiciones más progresistas y que se extienda con una perspectiva de posibilitar la construcción de la Salud Pública del futuro.

Esta Ley incide sobre la ciudadanía y la sociedad poniendo la salud al servicio de la ciudadanía, situando a **la ciudadanía en el eje central de las actuaciones de Salud Pública** y reconociendo su protagonismo en esta materia.

Esta visión se completa con la generación de un entorno favorable a través de **la regulación de tres elementos esenciales**: la organización y la gestión innovadora, los profesionales y los recursos, con un enfoque sistémico basado en la calidad, la excelencia y la obtención de resultados.

La equidad junto con la reducción de desigualdades en salud es uno de los ejes que recorre transversalmente todos los títulos de la ley. La ley propone garantizar la equidad en salud, entendida como el derecho de las personas a disfrutar, en igualdad de oportunidades, de una vida saludable.

El **empoderamiento de la ciudadanía**, entendido como el **traslado de poder en la toma de decisiones sobre su salud individual y colectiva** a la ciudadanía, es otro de sus elementos vertebradores. Para ello, la ley garantiza, de un lado, el compromiso de las Administraciones públicas para educar en salud y capacitar a las personas que viven en Andalucía desde las edades más tempranas de la vida. Y, de otro, contempla la participación de la ciudadanía en los planes y políticas que pretendan desarrollar la salud en el territorio andaluz.

La ley plantea un nuevo paradigma en el ámbito de protección de la salud, caracterizado, en primer lugar, por una apuesta clara por **la utilización del análisis de riesgos como herramienta de gestión**, por considerar la responsabilidad y el autocontrol como bases sobre las que sustentar el papel de la empresa, y por ampliar los tradicionales ámbitos de trabajo –salud ambiental y seguridad alimentaria– con otros con un claro impacto sobre los determinantes de salud y sobre los que existe un cierto vacío competencial. Un claro ejemplo de esto último sería **la preservación de un entorno físico** para el desarrollo de una vida saludable que afecte a los espacios públicos donde se desenvuelve la vida humana, o **contemplar la protección ante otros riesgos y fuentes de peligro derivados del efecto de la globalización** o del nuevo contexto social donde se mueven las regiones desarrolladas. Igualmente toma como referencia un nuevo paradigma de lo que es la promoción de la salud, situando a la ciudadanía informada y responsable en el centro de las decisiones sobre su salud y su forma de vivir, y otorga el protagonismo a las personas, superando la visión de la ciudadanía como sujetos pasivos receptores de mensajes sobre cómo vivir una vida más saludable.

La ley está estructurada en **siete títulos** y **dos disposiciones adicionales**, **dos disposiciones transitorias**, **una disposición derogatoria** y **nueve disposiciones finales.**

3.2. Ley 16/2011, de 23 de diciembre, de Salud Pública de Andalucía

- Título preliminar.
- Disposiciones generales.
- Título I. La ciudadanía y la Salud Pública.
  - ▹ Capítulo I. Equidad y Salud Pública.
  - ▹ Capítulo II. El fomento del interés por la salud.
  - ▹ Capítulo III. Derechos y obligaciones en relación con la Salud Pública.
    - ○ Sección 1.ª Derechos.
    - ○ Sección 2.ª Obligaciones.
  - ▹ Capítulo IV. Garantías respecto a la Salud Pública.
  - ▹ Capítulo V. Responsabilidad y capacitación respecto a la Salud Pública.
  - ▹ Capítulo VI. La colaboración social en torno a la Salud Pública.
- Título II. La gobernanza en Salud Pública.
  - ▹ Capítulo I. Salud Pública en una sociedad global.
  - ▹ Capítulo II. La Salud Pública en el ámbito local.
  - ▹ Capítulo III. La organización de la Salud Pública en la Junta de Andalucía.
  - ▹ Capítulo IV. Salud en todas las políticas.
  - ▹ Capítulo V. La evaluación del impacto en la salud.

- Título III. Las acciones en Salud Pública.
  - ▷ Capítulo I. Las prestaciones de Salud Pública.
  - ▷ Capítulo II. El Sistema de Vigilancia e Información.
  - ▷ Capítulo III. La promoción de la salud.
  - ▷ Capítulo IV. La prevención de las enfermedades y problemas de salud.
  - ▷ Capítulo V. La protección de la salud.
- Título IV. Las intervenciones en materia de Salud Pública que garantizan los derechos de la ciudadanía.
  - ▷ Capítulo I. Ejes básicos de actuación.
  - ▷ Capítulo II. De las intervenciones públicas.
- Título V. Los recursos para la Salud Pública.
  - ▷ Capítulo I. Los recursos materiales.
  - ▷ Capítulo II. Profesionales de la Salud Pública.
- Título VI. Calidad, tecnologías e I+D+i en Salud Pública.
  - ▷ Capítulo I. Investigación, desarrollo tecnológico y la innovación en Salud Pública.
  - ▷ Capítulo II. La calidad en las actuaciones de Salud Pública.
- Título VII. Régimen sancionador.
  - ▷ Capítulo I. De las Infracciones.
  - ▷ Capítulo II. De las sanciones.
- ***Disposición adicional primera***. Adaptación de ordenanzas municipales.
- ***Disposición adicional segunda***. Excepciones de actividades al proceso de evaluación de impacto en salud.
- ***Disposición transitoria primera***. Expedientes sancionadores en tramitación.
- ***Disposición transitoria segunda***. Aplicación de las normas reglamentarias.
- ***Disposición derogatoria única***. Derogación normativa.
- ***Disposición final primera***. Modificación de la Ley 7/2007, de 9 de julio, de Gestión Integrada de la Calidad Ambiental.
- ***Disposición final segunda***. Adaptación organizativa.
- ***Disposición final tercera***. La cartera de servicios de Salud Pública.
- ***Disposición final cuarta***. Creación del Registro de Acuerdos.
- ***Disposición final quinta***. Constitución del Observatorio de Salud Pública de Andalucía y del Centro de Investigación de Salud Pública de Andalucía.
- ***Disposición final sexta***. Evaluación del impacto en salud.
- ***Disposición final séptima***. Desarrollo de la ley y habilitación.
- ***Disposición final octava.*** Plazo para el desarrollo reglamentario de determinados preceptos.
- ***Disposición final novena***. Entrada en vigor.

Título preliminar. Objeto y ámbito de aplicación

En el art. 1 de la presente Ley encontramos:

1. La presente ley tiene por **objeto**:

a) Establecer los **derechos, obligaciones y responsabilidades** de la población en Andalucía **respecto a la Salud Pública**, las garantías para su cumplimiento y los fines y principios que deben regir la nueva organización de la Salud Pública.

b) Establecer las **funciones y competencias** en materia de Salud Pública, sus prestaciones y servicios y las líneas para organizar su gobernanza, asegurando **el carácter transversal, participativo e intersectorial de las actuaciones** de la Administración pública y la organización de sus recursos multidisciplinares para obtener eficacia.

c) Situar a **todas las personas en Andalucía y a los andaluces** en el mundo como **eje central de las actuaciones de Salud Pública**, así como articular los objetivos, garantías y procedimientos para alcanzar la equidad en salud de todas las personas y poblaciones de Andalucía.

2. La presente ley será de **aplicación** a toda la **población en Andalucía** y asimismo, con el alcance establecido en la Ley 8/2006, de 24 de octubre, del Estatuto de los Andaluces en el Mundo, será de aplicación a **los andaluces en el exterior.**

Definiciones

En el artículo 2 de la Ley se recopila un listado amplio de definiciones:

Acción intersectorial para la salud: Relación reconocida que se establece entre distintos sectores de la sociedad para emprender acciones en un tema con el fin de lograr resultados de salud, o resultados intermedios de salud, de manera más eficaz, eficiente o sostenible que la que el sector sanitario pueda lograr actuando en solitario.

Alerta sanitaria: Todo fenómeno de potencial riesgo para la salud de la población y/o de trascendencia social frente al que sea necesario desarrollar actuaciones urgentes y eficaces de Salud Pública.

Atención integral: Aquella que incorpora en la respuesta a un problema de salud el nivel asistencial, la prevención de la enfermedad, la promoción de la salud y la rehabilitación integral, referida a la recuperación del proyecto vital.

Ayuda mutua: Comprende todas aquellas medidas llevadas a cabo de forma natural u organizada por las personas que comparten una misma situación o problema de salud con el fin de mejorar la calidad de la respuesta al problema desde sus iguales.

Cartera de servicios: Conjunto de técnicas, tecnologías o procedimientos, entendiendo por tales cada uno de los métodos, actividades y recursos basados en el conocimiento y experimentación científica, mediante los que se hacen efectivas las prestaciones sanitarias, según se recoge en el artículo 20.1 de la Ley 16/2003, de 28 de mayo, de cohesión y calidad del Sistema Nacional de Salud.

Condiciones de vida: Entorno cotidiano de las personas, donde estas viven, actúan y trabajan. Estas condiciones de vida son producto de las circunstancias sociales y económicas y del entorno físico, todo lo cual puede ejercer impacto en la salud, estando en gran medida fuera del control inmediato del individuo.

Desigualdades en salud: Aquellas diferencias que perjudican, de manera sistemática e injusta, a una persona o grupo en términos de oportunidades y que originan una merma en su situación de salud.

Determinantes de la salud: Conjunto de factores personales, sociales, económicos y ambientales que determinan el estado de salud individual y colectiva.

Educación para la salud: Comprende las actuaciones encaminadas al conocimiento, aprendizaje y desarrollo de habilidades personales que conduzcan a la salud individual y de la comunidad.

Empoderamiento para la salud: Proceso mediante el cual las personas y los grupos sociales adquieren un mayor control sobre las decisiones y acciones que afectan a su salud.

Epidemiología: Estudio de la distribución y de los determinantes de los estados o acontecimientos relacionados con la salud de determinadas poblaciones y la aplicación de este estudio al control de los problemas de salud.

Evaluación del impacto en la salud: Combinación de métodos, procedimientos y herramientas con los que puede ser evaluada una política, un programa, proyecto o actividad, en relación a sus potenciales efectos en la salud de la población y acerca de la distribución de esos efectos dentro de la población. La evaluación de impacto en salud integra la valoración y el informe de evaluación de impacto en la salud.

Factor de riesgo: Condición, situación, conducta o elemento que aumenta la probabilidad de aparición de una enfermedad o lesión, o que se relaciona con una salud deficiente.

Gobernanza: Manera de gobernar, bajo los principios de transparencia y participación, que se propone como objetivo el logro de un desarrollo económico, social e institucional duradero que genere salud.

Informe de evaluación de impacto en la salud: Informe emitido por la Consejería competente en materia de salud, sobre la valoración del impacto en la salud realizada a un plan, programa, instrumento de planeamiento urbanístico, obra o actividad.

Política en salud: Declaración o directriz oficial, dentro de las instituciones públicas, que define las prioridades y los parámetros de actuación como respuesta a las necesidades de salud, a los recursos disponibles y a otras presiones políticas.

Prevención de la enfermedad: Abarca las medidas destinadas no solamente a prevenir la aparición de la enfermedad, tales como la reducción de los factores de riesgo, sino también, una vez establecida, a detener su avance y atenuar sus consecuencias.

Promoción de la salud: Proceso que permite a las personas incrementar el control sobre su salud para mejorarla.

Protección de la salud: Componente de la política de salud en el que se encuadran las actividades orientadas al análisis de riesgos asociados a los alimentos y de riesgos ambientales, a la preservación del entorno saludable que afecte a los espacios públicos donde se desenvuelve la vida humana, a los medios de transporte y a la habitabilidad de las viviendas, así como a la protección frente a aquellos otros riesgos y fuentes de peligro para la salud física y mental que surjan en el contexto social.

Responsabilidad social para la salud: Se refleja en las acciones de los responsables de la toma de decisiones, tanto del sector público como privado, para establecer políticas y prácticas que promuevan y protejan la salud.

Redes ciudadanas de salud: Organizaciones sociales y ciudadanas, grupos de ayuda mutua, movimientos asociativos en salud o comunidades virtuales, que trabajan sobre temas de salud de la población y de calidad de vida y del entorno o de ayuda a grupos en desventaja personal o social y que tratan de influir en sus determinantes, dando a conocer situaciones problemáticas, solicitando apoyo para su solución, pidiendo a las autoridades sanitarias la rendición de cuentas de los logros y avances conseguidos y/o fomentando la cooperación y la participación activa de la ciudadanía en aspectos de la salud y sus determinantes.

Salud ambiental: Aquellos aspectos de la salud y la enfermedad humanas que son determinados por factores medioambientales. Este término también hace referencia a la teoría y práctica relativas a los factores de evaluación y control del medio ambiente que pueden afectar potencialmente a la salud. Incluye tanto los efectos patológicos directos de los agentes químicos y biológicos y de la radiación como los efectos indirectos sobre la salud y el bienestar del entorno físico, social y estético considerado en su sentido más amplio.

Salud Pública: El esfuerzo organizado por la sociedad para proteger y promover la salud de las personas y para prevenir la enfermedad mediante acciones colectivas.

Seguridad alimentaria: Conjunto de actuaciones basadas en el análisis de riesgos y encaminadas a asegurar que las etapas de la producción, transformación y distribución de alimentos se desarrollen utilizando procedimientos que garanticen, a la luz de los conocimientos científicos disponibles, un nivel elevado de protección de la salud de la población consumidora.

Sistema de análisis de peligros y puntos de control crítico: Sistema que, en las empresas, industrias, instalaciones y servicios, permite identificar, evaluar y controlar peligros significativos en el ámbito de la protección de la salud.

Valoración del impacto en la salud: Documento que debe presentar el órgano que formula un plan, programa o instrumento de planeamiento urbanístico, o el titular o promotor de una obra o actividad, sometidos a evaluación del impacto en la salud. En él deberán identificarse, describirse y valorarse los efectos previsibles, positivos y negativos, que el plan, programa, instrumento de planeamiento urbanístico, obra o actividad pueda producir sobre la salud de las personas.

Vigilancia en salud: Compilación, comparación y análisis de datos de forma sistemática y continua para fines relacionados con la Salud Pública, y la difusión oportuna para su evaluación y para dar la respuesta de Salud Pública que sea procedente.

Zona de seguridad para la protección de la salud: Espacio definido por la distancia a una actividad de las establecidas en los párrafos c) y d) del artículo 56.1, en el que, en base a los riesgos previstos en la evaluación de impacto en la salud, se establezca la necesidad de una limitación del uso residencial o de otros usos que específicamente se determinen.

Fines de la Ley

En el art. 3 quedan reflejados los fines de la Ley.

1. Son fines esenciales de la presente ley los siguientes:

a) **Promover la salud y el bienestar personal** de la población para contribuir al pleno ejercicio de sus capacidades.

b) **Fomentar entornos y modos de vida saludables** para prolongar y mejorar la calidad de la vida humana.

c) **Promover la sensibilización y educación de la ciudadanía en la protección de la salud, así como en la preservación y mejora de la calidad de vida.**

d) **Reducir las desigualdades en salud** y procurar que las personas compartan con equidad los progresos en salud y el bienestar personal y social.

e) Establecer y desarrollar **actuaciones para mejorar la salud colectiva**, garantizando el **acceso de la ciudadanía a la información** y a **la participación en la toma de decisiones** que afecten a la Salud Pública.

f) Alcanzar un elevado **nivel de protección de la salud** mediante la utilización de los instrumentos necesarios de vigilancia y control de las enfermedades y de los factores ambientales y alimentarios que inciden negativamente en la salud, así como proteger a la ciudadanía contra las amenazas y los riesgos emergentes para la salud.

g) **Prevenir las enfermedades, accidentes y lesiones**.

h) La extensión de **actitudes solidarias, participativas y responsables** de la población en la preservación, conservación, mejora y restauración de la salud, y el fomento del principio de corresponsabilidad ciudadana en salud.

i) Aproximar los objetivos de salud al entorno más cercano de la ciudadanía.

j) Promover una convivencia ciudadana sana y saludable y la cohesión social.

k) Aplicar la gobernanza y potenciar el protagonismo de la sociedad en la definición y desarrollo de las políticas de Salud Pública.

l) Articular una respuesta integral a los problemas de salud desde una perspectiva individual y poblacional, incorporando los aspectos de prevención, promoción de la salud, rehabilitación y recuperación de la trayectoria vital.

m) Promover la calidad integral en la prestación de los servicios de Salud Pública.

2. Los fines descritos en el apartado anterior van dirigidos a promover un desarrollo equilibrado de la salud colectiva y a generar en Andalucía las condiciones sociales que aseguren una salud óptima en términos de equidad para toda la población.

Principios rectores y marco de la actuación de la Salud Pública

Las Administraciones públicas de Andalucía, en el establecimiento de las políticas y el desarrollo de las actuaciones para mejorar la salud de la ciudadanía, y en los términos previstos en la ley, se regirán por los siguientes principios:

a) **La protección de la salud de la ciudadanía.**
Las Administraciones públicas de Andalucía garantizarán la protección de la salud de la población y promoverán su mejora mediante el ejercicio efectivo de la rectoría y el liderazgo institucional, con enfoque de promoción en la salud y participación social, bajo los principios de transparencia, equidad, solidaridad y universalidad.

b) **Principio de solidaridad.**
Se reconoce el principio de solidaridad en Salud Pública en Andalucía, según el cual los poderes públicos asumen la responsabilidad de dirigir sus políticas a la reducción de las desigualdades en salud de la ciudadanía, removiendo los obstáculos educativos, culturales, geográficos y económicos que puedan impedir la libre promoción de la salud y el bienestar personal de la ciudadanía y el ejercicio pleno de sus capacidades.

c) **Principios de coordinación y cooperación.**
Las actuaciones, las prestaciones y los servicios en materia de Salud Pública son un derecho individual y social que los poderes públicos han de garantizar y mantener, de acuerdo con la coordinación y cooperación interdepartamental con las Administraciones públicas competentes, y de acuerdo con la cooperación y la coordinación intersectorial, como elemento de cohesión de las políticas de todos los sectores con responsabilidad en la Salud Pública, con la finalidad de conseguir resultados de salud más eficaces, eficientes o sostenibles.

d) **El valor público de la salud en Andalucía.**
El desarrollo de la Salud Pública y del bienestar en su ámbito territorial persigue promover una Andalucía saludable en la que la ciudadanía pueda vivir una vida autónoma desarrollando su personalidad y sus plenas capacidades. A tal efecto:
   1.º Las Administraciones públicas de Andalucía promoverán que la salud de la ciudadanía sea un valor de referencia en todas sus actuaciones.
   2.º La Administración de la Junta de Andalucía incentivará el reconocimiento de Andalucía como territorio saludable, promoviendo programas y acciones dirigidos a dar a conocer las ventajas socioeconómicas, de infraestructuras, ocio y cultura, posición geoestratégica, innovación y alta calidad de vida que ofrece la Comunidad Autónoma, con el fin de posicionar a Andalucía como un entorno saludable excelente para la convivencia humana.

e) **Principio de salud en todas las políticas.**
Las actuaciones en Salud Pública se regirán por el principio de salud en todas las políticas, como estrategia de cooperación horizontal cuya finalidad es contribuir a la mejora de la salud de la población mediante la actuación en los determinantes de la salud a través de las políticas y acciones de todos los sectores de gobierno, con especial atención a los sectores distintos del de salud con capacidad de afectar a las condiciones sociales y económicas que se encuentran en la base del estado de salud de la población.

f) **Principio de transparencia.**

La acción en salud, en el marco del Sistema Sanitario Público de Andalucía, se ejercerá guiada por un principio de transparencia, de tal modo que promueva y permita el conocimiento de los procedimientos, actuaciones y decisiones, con criterios de objetividad, veracidad, claridad y accesibilidad. Las personas responsables, así como todos los profesionales de Salud Pública, están comprometidos a cumplir el principio de transparencia en el desempeño de las funciones que desarrollan.

g) **Principio de equidad.**

Las Administraciones públicas de Andalucía ejercerán la tutela de la Salud Pública y su uso efectivo en condiciones de equidad y justicia redistributiva.

Se reconoce el principio de equidad generacional, por el cual la presente generación deberá asegurar que la salud colectiva y el entorno que la posibilita se mantengan y mejoren en beneficio de las futuras generaciones.

h) **Principio de participación.**

Las Administraciones públicas de Andalucía actuarán siempre bajo el principio de la efectiva participación de la ciudadanía en la toma de decisiones y en el desarrollo de las políticas relacionadas con la Salud Pública, con especial atención a la población menor de edad y a las personas que por cuestiones sociales o de otro tipo tengan especiales dificultades para hacer valer su acción u opinión.

i) **Principio de pertinencia.**

Las actuaciones de Salud Pública atenderán a la magnitud de los problemas de salud que pretenden corregir, justificando su necesidad de acuerdo con los criterios de proporcionalidad, eficacia y sostenibilidad.

j) **Principio de integralidad.**

Las actuaciones de Salud Pública deberán organizarse y desarrollarse dentro de la concepción integral de la salud y sus determinantes.

Título I.
La ciudadanía y la Salud Pública

Derechos en materia de la Salud Pública

Los derechos en materia de Salud Pública están recogidos en esta ley en el Capítulo III, del art. 9 al 17.

Derecho a la información (Art. 9)

Este derecho comprende recibir información sobre:

a) **Los derechos** que les otorga esta ley, así como sobre las vías para ejercitar tales derechos.

b) **Las actuaciones y prestaciones** de Salud Pública, su contenido y la forma de acceder a las mismas.

c) **Los condicionantes de salud** como factores que influyen en el nivel de salud de la población y, en particular, sobre **los riesgos biológicos, químicos, físicos, medioambientales, climáticos,** o de otro carácter, relevantes para la salud de la población, y sobre su impacto. Si el riesgo es inmediato, la información se proporcionará con carácter urgente.

d) **Programas y calendario vacunal.**

e) **Supuestos de epidemias y pandemias.**

El derecho a disfrutar de un adecuado nivel de Salud Pública (Art. 10).

La población en Andalucía tiene derecho a que las Administraciones públicas de Andalucía **desarrollen políticas** con objeto de conseguir un adecuado nivel de Salud Pública, de forma **que se incluyan la promoción de estilos de vida saludables, la prevención de las enfermedades, la actuación sobre los principales factores determinantes de la salud,** el acceso a un entorno saludable y a condiciones sanitarias y de vida adecuadas, así como el acceso a la educación e información sobre cuestiones relacionadas con la salud, incluida la salud sexual y reproductiva, en el marco de actuación de la presente ley.

El derecho a la promoción de la salud (Art. 12)

En el ámbito de la promoción de la salud, se reconocen a la población en Andalucía los siguientes derechos:

a) A conocer los riesgos, enfermedades y secuelas asociados a las diferentes etapas de la vida de las personas.

b) A que las Administraciones públicas competentes desarrollen estrategias educativas sobre la alimentación, la nutrición y hábitos saludables, en particular para los niños y niñas.

c) A que la publicidad de los alimentos en los aspectos relativos a la salud sea veraz.

d) A que la oferta alimentaria de los centros escolares, sanitarios y asistenciales sea equilibrada nutricionalmente, y de que existan menús saludables en los establecimientos privados que sirvan comidas.

e) A la información sobre salud, orientación sexual y reproductiva e identidad de género, y al acceso a los medios disponibles para garantizarla.

f) A la información adecuada sobre los factores determinantes de la salud mental y sobre cómo pueden afrontarse.

g) A la información clara, adecuada y precisa de todos aquellos aspectos relativos a la salud, dirigida a la población con discapacidad intelectual y a sus familias, incidiendo sobre las discapacidades y factores de riesgo.

h) A que las Administraciones públicas desarrollen estrategias que promocionen estilos de vida sanos que coadyuven a la reducción del riesgo de drogadicción y de los daños asociados al uso de las drogas, y a que presten apoyo sanitario para abandonar estas dependencias.

i) A la información adecuada sobre la importancia de la actividad física y cómo llevarla a cabo sin riesgos.

j) A espacios públicos que permitan realizar actividades físicas, deportivas o lúdicas, en condiciones de seguridad y accesibilidad en las ciudades y pueblos de Andalucía.
k) A la promoción de un entorno saludable.
l) A que se establezcan estrategias de movilidad sostenible que aborden preferentemente el transporte público.
m) A la promoción de la salud en el lugar de trabajo.
n) A la información veraz, objetiva, completa y suficiente sobre la incidencia de los hábitos de consumo en la salud.

El derecho a las acciones preventivas de Salud Pública (Art. 13)

En el ámbito de las acciones preventivas de Salud Pública, se reconocen los siguientes derechos a la población en Andalucía:

a) A la prevención y atención de problemas de Salud Pública, comprendiendo las enfermedades epidémicas, endémicas, profesionales y de otra índole, y la lucha contra ellas.
b) A conocer los planes, las acciones y las prestaciones en materia de prevención, promoción y protección de la salud, así como aquellos instrumentos para hacerlos efectivos.
c) A ser inmunizadas contra las enfermedades infectocontagiosas de acuerdo con los criterios establecidos por la autoridad sanitaria competente.
d) A recibir las prestaciones preventivas, no incluidas en los párrafos a), b) y c), dentro de la cartera de servicios del Sistema Sanitario Público de Andalucía.
e) A rechazar las acciones preventivas que se propongan, siempre que no comporten riesgos a terceros, sin perjuicio de lo que establezca la normativa de intervención pública en materia de salud colectiva.

Derecho de las personas en situación de especial vulnerabilidad en Andalucía (Art. 14)

- **Menores**.
- **Mayores**.
- Personas en situación de **dependencia**.
- Personas con **discapacidad física, intelectual o sensorial**.
- Personas en situación o **riesgo de exclusión social**.
- Personas con **enfermedad mental**.
- Personas en **situación terminal**.
- Personas con **enfermedades crónicas** y discapacitantes.
- Personas diagnosticadas de **enfermedades raras** o de baja incidencia en la población.
- Personas con **prácticas de riesgo**.
- Las mujeres y menores **víctimas de violencia** tendrán derecho a programas de Salud Pública específicos o adaptados a sus necesidades especiales.

Derecho a la participación en asuntos de la Salud Pública (Art. 15)

La población en Andalucía tendrá derecho a la participación efectiva en la formulación, desarrollo, gestión y evaluación de las políticas en materia de Salud Pública de manera individual o colectiva.

Derechos en relación con las actuaciones sanitarias (Art. 16)

a) A conocer y tener **acceso a los informes**, estudios oficiales y resultados de investigación, llevados a cabo por la autoridad sanitaria en materia de Salud Pública.
b) A **conocer la cartera de servicios** en Salud Pública.
c) A que las **prestaciones** que se incorporen en la cartera de servicios de Salud Pública sean aquellas **que hayan demostrado sus beneficios**, sean fiables, seguras y hayan sido constatadas.
d) A **no sufrir discriminación** en el reconocimiento y en el acceso a los servicios de Salud Pública.
e) A la utilización de las **tecnologías de la información y la comunicación** para potenciar la interacción electrónica en los asuntos de Salud Pública.
f) A conocer y tener **acceso a los informes** y estudios oficiales sobre desigualdades en salud y su repercusión social y territorial.
g) A que las Administraciones competentes desarrollen una adecuada **evaluación** y, en su caso, **auditoría** de las actuaciones en Salud Pública.
h) A ser informados de las **medidas preventivas** que deben realizarse a fin de evitar riesgos para terceras personas.

Derecho a la intimidad, confidencialidad y respeto a la dignidad (Art. 17)

La población en Andalucía tendrá derecho al respeto de su dignidad e intimidad personal y familiar en relación con su participación en actuaciones de Salud Pública.

Obligaciones de la ciudadanía en materia de la Salud Pública

En el art. 18 se recogen las Obligaciones de la ciudadanía en materia de Salud Pública.

La población en Andalucía, en materia de Salud Pública, deberá:

a) Utilizar adecuadamente la información recibida de las autoridades competentes relativa a la Salud Pública, respondiendo, en su caso, por los daños y perjuicios que se ocasionen por su indebida utilización.
b) Respetar y cumplir las medidas establecidas por la autoridad sanitaria para la prevención de riesgos, la protección de la salud o la lucha contra las amenazas a la Salud Pública.
c) No causar, voluntariamente o por negligencia grave, un peligro para la salud de otras personas.
d) Hacer un uso responsable de las prestaciones y servicios públicos.
e) Poner en conocimiento de las autoridades sanitarias cualquier evento o situación que pueda constituir una emergencia de Salud Pública.

f) Cooperar con las autoridades sanitarias en la protección de la salud, la prevención de las enfermedades y las estrategias de promoción de la salud y la calidad de vida.

Título II. La gobernanza en Salud Pública

Organización básica de Salud Pública

En el **Capítulo III del Título II de la gobernanza en Salud Pública** se recoge que **La Consejería** competente en materia de salud (Sin perjuicio de las atribuciones del Consejo de Gobierno y de lo dispuesto en el artículo 62 de la Ley 2/1998, de 15 de junio, de Salud de Andalucía), en el ámbito de sus competencias **asume** la superior **dirección y coordinación de las políticas de Salud Pública** y, en concreto, le corresponden las siguientes competencias:

a) El **establecimiento de las bases y estructuras** fundamentales de Salud Pública en el contexto del Sistema Sanitario Público de Andalucía.

b) La **planificación y coordinación del marco de políticas y líneas estratégicas de Salud Pública** de la Administración de la Junta de Andalucía.

c) La cooperación intersectorial y multidisciplinaria en el ámbito de la Administración de la Junta de Andalucía y **la cooperación con las otras Administraciones públicas en el ámbito de la Salud Pública.**

d) La **coordinación con las políticas estatales y europeas** en materia de Salud Pública.

e) El **fomento de la participación ciudadana** en Salud Pública.

f) La **fijación de objetivos** de mejora de la salud y de garantía de derechos de Salud Pública bajo el principio de sostenibilidad financiera del sistema.

g) **Proponer**, cuando proceda, la **ampliación del catálogo** de prestaciones básicas sobre Salud Pública ofrecidas por el Sistema Nacional de Salud.

h) **La evaluación del impacto en salud**.

El Consejo de Gobierno establecerá un servicio administrativo que aglutinará aquellos órganos o unidades responsables de la gestión y provisión de servicios de Salud Pública, en aras de ofrecer una respuesta coordinada y eficaz a las necesidades de la población en dicho ámbito.

El **Servicio Andaluz de Salud y demás entidades públicas adscritas a la Administración sanitaria de la Junta de Andalucía que presten actividades de Salud Pública coordinarán y armonizarán sus acciones con la Consejería con competencias en materia de salud.**

Se crea el **Centro de Investigación de Salud Pública de Andalucía**, como organización donde se integran personas al servicio de la investigación y grupos de investigación, y que tiene como objeto primordial la investigación, el desarrollo y la innovación en materia de Salud Pública, bajo el principio del fomento de la calidad y la excelencia científica de los proyectos y actuaciones.

La Escuela Andaluza de Salud Pública contribuirá a los fines de esta ley, de acuerdo con los principios establecidos en el artículo 4, mediante el desempeño de actividades de formación, consultoría, investigación y cooperación internacional en estas materias.

La Escuela Andaluza de Salud Pública desarrollará los proyectos y actividades de asesoramiento científico, asistencia técnica, evaluación, análisis y prospectiva, planificación, coordinación, difusión u otros que le sean encomendados a tal fin, coordinando sus actuaciones con el conjunto de centros y unidades del Sistema Sanitario Público de Andalucía e impulsando la colaboración con otras instituciones académicas, científicas o de otra naturaleza, en el ámbito autonómico, nacional, internacional y multilateral.

En el seno de la Escuela de Salud Pública, se constituirá **el Observatorio de Salud Pública de Andalucía, como unidad de carácter técnico y científico para el asesoramiento a la Consejería competente en materia de salud**.

En el Capítulo IV (art. 54) se establece que **la planificación de la Salud Pública en Andalucía se concretará en el marco del Plan Andaluz de Salud**.

Título III. Las acciones en Salud Pública

Capítulo I. Las prestaciones de Salud Pública

Las prestaciones de Salud Pública se recogen en el art. 60 del Capítulo I del Título III las acciones en Salud Pública

La prestación de Salud Pública es el conjunto de iniciativas organizadas por las administraciones públicas andaluzas para preservar, proteger y promover la salud de la población. Es una combinación de ciencias, habilidades y actitudes dirigidas al mantenimiento y mejora de la salud de todas las personas a través de acciones colectivas o sociales.

Las prestaciones en este ámbito comprenderán, además de las contenidas en el artículo 11.2 de la Ley 16/2003, de 28 de mayo, de cohesión y calidad del Sistema Nacional de Salud, las siguientes:

a) **La vigilancia de las desigualdades en salud** y en **el acceso a los servicios** de salud que puedan tener su origen en diferencias socioeconómicas, de género, lugar de residencia, cultura o discapacidad.

b) **La evaluación del impacto de las intervenciones** para mejorar la salud de la ciudadanía.

c) **La promoción y protección de la calidad acústica del entorno**.

d) **La promoción, la protección de la salud y la prevención de los factores de riesgo para la salud en los establecimientos públicos**, lugares y sitios de convivencia humana.

e) **La promoción, la protección de la salud y la prevención de los factores de riesgo para la salud derivados del ejercicio de prácticas y actividades** realizadas sobre el cuerpo humano en establecimientos de atención personal de carácter no terapéutico que puedan tener consecuencias negativas para la salud.

f) **La promoción, la protección de la salud y la prevención de los factores de riesgo para la salud en relación con el ejercicio de terapias naturales** realizadas sobre el cuerpo humano en centros y establecimientos no sanitarios, incluidas las acciones de intervención administrativa y control sanitario.

g) **La farmacovigilancia y el control sanitario de otros productos** de utilización diagnóstica, terapéutica o auxiliar que puedan suponer un riesgo para la salud de las personas.

h) **La prevención y protección de la salud ante cualquier factor de riesgo**, en especial la prevención de las discapacidades y dependencias.

i) **La prestación de los servicios de análisis de laboratorio en materia de Salud** Pública en el marco de actuación de la Consejería competente en materia de salud.

j) **La policía sanitaria mortuoria.**

k) **La vigilancia e intervención frente a la zoonosis.**

l) **El control sanitario de la publicidad** en el marco de la normativa vigente.

m) **La promoción y la protección de la salud en la ordenación del territorio y el urbanismo.**

n) **La prevención y protección de la salud en las viviendas** y en los entornos residenciales.

o) **La promoción y protección de la salud asociadas a los medios de transporte**.

p) **La prevención, detección precoz y protección de la salud en casos de maltrato y abuso sexual infantil** y en aquellas situaciones de riesgo que perjudiquen la salud de las personas menores.

q) **La atención temprana dirigida a la población infantil de 0 a 6 años afectada por trastornos en el desarrollo o con riesgo de padecerlos.**

El Consejo de Gobierno de la Junta de Andalucía **actualizará las prestaciones de Salud Pública**, incorporando aquellas que generen los progresos científicos en Salud Pública **que sean fiables, seguras y fundamentadas en la evidencia científica disponible**, siempre que sean esenciales para alcanzar el más alto grado de salud.

Las actuaciones de Salud Pública de las Administraciones públicas de Andalucía **deberán dirigirse prioritariamente a las personas más vulnerables y a procurar la equidad social, étnica, cultural, económica, territorial y de género**. También se desarrollarán actuaciones específicamente dirigidas a las personas con discapacidad o dependencia y a quienes las cuidan.

La cartera de servicios de Salud Pública

Art.61. En el marco de lo dispuesto en el artículo 20.2 de la Ley 16/2003, de 28 de mayo, de cohesión y calidad del Sistema Nacional de Salud, la cartera de servicios del Sistema Sanitario Público de Andalucía será aprobada por el Consejo de Gobierno de la Junta de Andalucía a propuesta de la Consejería competente en materia de salud, tras el estudio de las necesidades de salud de la población y los criterios científicos relevantes de aplicación.

La **cartera de servicios** de Salud Pública comprenderá **el conjunto de técnicas, tecnologías o procedimientos que permitan hacer efectivas todas las prestaciones**

de Salud Pública definidas en el artículo 60, e integrará **también las actuaciones de Salud Pública incluidas en otras carteras de servicios del Sistema Nacional de Salud**, especialmente la cartera de servicios de atención primaria, y será actualizada periódicamente para atender los nuevos problemas y necesidades de salud.

Capítulo II.
El Sistema de Vigilancia e Información

En el art. 62 del Capítulo II del Título III LAS ACCIONES EN Salud Pública se contempla que:

1. La Consejería competente en materia de salud **dispondrá de un Sistema de Vigilancia en Salud** basado en la detección y seguimiento de los problemas y determinantes relevantes de la salud de la población, mediante la recogida.

La vigilancia de la salud deberá realizarse de forma que se pueda:

a) **Conocer la epidemiología** de los principales problemas de salud y sus determinantes, a partir de las características de las personas afectadas, su distribución etaria, geográfica y la tendencia temporal.
b) **Identificar desigualdades en salud** de origen geográfico, de género, por la accesibilidad o utilización de servicios de salud, derivadas del hecho migratorio o por exposición a riesgos para la salud.
c) **Analizar los efectos de los riesgos ambientales** sobre la salud de la población.
d) **Detectar** precozmente **situaciones epidémicas** o de riesgo para la salud colectiva.
e) Contribuir a la **planificación** de los servicios de salud.
f) Facilitar la **evaluación de la efectividad** de las intervenciones en Salud Pública.

La Consejería competente en materia de salud **elaborará programas de vigilancia** en el ámbito de las **enfermedades transmisibles** a personas y de las **no transmisibles**. En su elaboración deben priorizarse problemas de especial relevancia para la Salud Pública que causen brotes epidémicos o que sean prevenibles, y aquellos que se aborden en los planes de la Consejería. También se tendrá en cuenta la diversidad de lenguas extranjeras existentes en Andalucía por el fenómeno migratorio.

El Sistema de Vigilancia dispondrá de un Sistema de Información de Vigilancia en Salud, entendido como sistema organizado de información de utilidad para la vigilancia y acción en Salud Pública. Los centros, servicios y establecimientos sanitarios tanto del sector público como privado, así como los profesionales sanitarios en ejercicio, están obligados a facilitar la información solicitada por el Sistema de Vigilancia en Salud.

La salud laboral

En el art. 67 se recoge que:

La Administración sanitaria pública de Andalucía, en el ámbito de la salud laboral, además de las previstas en el artículo 17 de la Ley 2/1998, de 15 de junio, de Salud de

Andalucía, desarrollará las siguientes actuaciones en colaboración con la Consejería competente en materia de prevención de riesgos laborales:

a) La vigilancia y estudio de los problemas de salud laboral, en base a los datos de lesiones por accidentes de trabajo, enfermedades profesionales, enfermedades relacionadas con el trabajo, incapacidad temporal y permanente y mortalidad por patologías profesionales y otra información que sea de interés.
b) El establecimiento y revisión de los protocolos para la vigilancia de la salud individual de las personas trabajadoras expuestas a riesgos laborales, con especial atención al ámbito de la actividad laboral temporera.
c) El desarrollo de los programas de vigilancia de la salud posocupacional, de acuerdo con la legislación específica de prevención de riesgos laborales, especialmente con las personas trabajadoras expuestas al amianto y otros agentes cancerígenos.

Capítulo III. La promoción de la salud

En el art. 68 se desarrolla la promoción de la Salud.

Promover las acciones destinadas a fomentar el desarrollo físico, mental y social de las personas y a crear las condiciones que faciliten a estas y a la sociedad las opciones más saludables. También propiciarán en las personas las actitudes, los valores y las conductas necesarios para motivar su participación en beneficio de la salud individual y colectiva. Con este propósito se crearán, en coordinación con las instituciones competentes, mecanismos que permitan el desarrollo de programas locales y regionales de salud que tengan como base la relación intersectorial y la participación ciudadana en la formulación y ejecución de políticas públicas saludables.

Las actuaciones de promoción de salud se dirigirán a todas las etapas de la vida de las personas –infancia, adolescencia, juventud, edad adulta y vejez– e irán destinadas a promover la salud física y mental, mejorando la competencia de las personas y acondicionando sus entornos, de forma que:

a) El embarazo, el parto y el nacimiento puedan ser saludables y gratificantes, respetando las preferencias de la madre cuando el nivel de riesgo lo permita.
b) El desarrollo infantil pueda ser seguro, saludable y con especial atención al desarrollo de las competencias personales en las primeras etapas de la vida.
c) La alimentación pueda ser equilibrada y se fomente la lactancia materna.
d) La actividad física pueda ser saludable, factible y atractiva.
e) La sexualidad de las personas, de cualquier orientación, pueda ser una vivencia saludable, respetuosa y satisfactoria.
f) El cuidado y la higiene personal, incluida la bucodental, puedan ser hábitos adquiridos desde la infancia y mantenidos a lo largo de la vida.
g) El consumo de tabaco y otras sustancias adictivas se evite, se retrase o se abandone.
h) El consumo de alcohol, así como otras conductas con riesgo de crear adicción, se haga de forma que se minimice dicho riesgo y se promueva la reducción de daños.

i) Las relaciones personales, parentales y de convivencia se basen en valores democráticos, igualitarios, solidarios y de respeto a las diferencias.
j) Los lugares de trabajo y los espacios de ocio y convivencia puedan ser saludables.
k) El envejecimiento sea activo y se fomente la autonomía de las personas.
l) Los estilos de vida de las personas con enfermedad crónica contribuyan a prolongar la duración de una vida libre de discapacidad y de dependencia.
m) Ni los roles de género ni las diferencias de nivel cultural, de capacidad funcional, de etnia o de situación socioeconómica constituyan una fuente de desventaja o discriminación para poder elegir los estilos de vida más saludables.
n) Se fomente la recuperación de la trayectoria vital de las personas, de la propia estima y del valor social de la persona, en relación con las personas que vean truncado su proyecto de vida por sufrir un problema de salud mental o física.

Las acciones de promoción de salud tendrán como escenario los diferentes ámbitos en los que se desenvuelve la vida en las diferentes edades: la familia, el ámbito educativo, el lugar de trabajo, los espacios de ocio, el sistema sanitario y la sociedad en su conjunto.

La Administración sanitaria pública de Andalucía, en el ámbito de la promoción de la salud, **desarrollará las siguientes acciones**:

a) **Informativas**, dirigidas a la población general o a grupos específicos de personas, sobre los estilos de vida y los entornos más saludables.
b) **De sensibilización y motivación individual y colectiva**, orientadas a favorecer actitudes saludables y solidarias, así como a difundir el valor de la salud como un activo individual y social.
c) **Educativas**, para personas de distintos tipos y edades, y con diversas estrategias pedagógicas, con el fin de mejorar las competencias de las personas en la toma de decisiones respecto de los aspectos de su vida relacionados con la salud y el desarrollo personal.
d) **Formativas,** destinadas a mejorar las competencias de quienes participen en actividades de promoción de la salud.
e) **Normativas**, destinadas a propiciar entornos en los que se facilite la elección de conductas saludables.
f) **De control del cumplimiento** de las normas vigentes, encaminadas a proteger el derecho a elegir las conductas más saludables y a vivir en entornos saludables y seguros.
g) **Investigadoras**, con el fin de mejorar los conocimientos científicos sobre los estilos de vida de la población andaluza y los efectos de estos y de los diferentes entornos sobre la salud.
h) **De influencias**, destinadas a conseguir compromisos políticos y sociales contra la estigmatización, la imagen social negativa o la discriminación que puedan sufrir las personas por determinadas circunstancias o problemas de salud.
i) Cualquier otra destinada a fomentar la posibilidad de las personas de elegir las opciones más saludables.

La Consejería con competencias en materia de salud, con la colaboración institucional pública y privada, **potenciará la identificación y el aprovechamiento de los recursos o activos con los que cuentan las personas y los colectivos como factores protectores** para mejorar su nivel de salud y bienestar, con especial atención a la promoción del deporte, el baile, el estímulo de los estilos de convivencia y comunicación propios de Andalucía, la dieta mediterránea, el intercambio generacional y otros activos de los que se tenga constancia de su carácter saludable.

La Consejería con competencias en materia de salud elaborará y desarrollará, directamente o con las corporaciones locales, y en colaboración con las sociedades científicas, agentes sociales y organizaciones no gubernamentales, las acciones y programas de promoción de la salud, procurando optimizar los recursos y alcanzar una cobertura total de la población.

Capítulo IV. La prevención de las enfermedades y problemas de salud

En el Art.69 se contempla que La prevención y el control de las enfermedades epidémicas constituyen una responsabilidad conjunta de todas las personas en Andalucía y de las autoridades sanitarias, debiendo realizarse las intervenciones necesarias sujetas al cumplimiento de los principios y normas previstas en la presente ley.

La Consejería competente en materia de salud **coordinará el desarrollo de las acciones y programas para el control de los problemas y riesgos que constituyan una amenaza para la salud de la población y adoptará los programas de erradicación de enfermedades que establezcan los organismos internacionales competentes.**

La Consejería con competencias en materia de salud **adaptará la lista de enfermedades de declaración obligatoria (EDO)**, previstas en la Red Nacional de Vigilancia Epidemiológica y en la Red de Vigilancia Epidemiológica de ámbito europeo, a las necesidades de la situación epidemiológica y a las prioridades de Andalucía.

Las medidas que se requieran para la prevención y control de las enfermedades que amenacen la Salud Pública deberán ser atendidas por la ciudadanía y la sociedad en su conjunto, conforme a los principios y normas establecidos en la presente ley.

Por otro lado en el Art.70 se recoge La prevención de los problemas de salud y serán **las Administraciones públicas de Andalucía las que tengan la responsabilidad de diseñar y desarrollar las actuaciones de prevención de los problemas de salud.**

Las **actuaciones de prevención de problemas de salud se dirigirán a todas las etapas de la vida de las personas** –infancia, adolescencia, juventud, edad adulta y vejez– y a prevenir la aparición de problemas de salud física y mental mediante:

a) El fomento entre las mujeres en Andalucía de una **planificación de su anticoncepción,** facilitándoles los servicios para ello, así como la garantía de **acceso a la anticoncepción de urgencia**.
b) La **identificación** y control **preconcepcional del riesgo de enfermedades congénitas.**

c) El **seguimiento del embarazo** para el diagnóstico precoz del riesgo obstétrico, **la vacunación de las mujeres embarazadas** y **el control** de diversos factores **de riesgo para el desarrollo fetal**.

d) **El diagnóstico precoz de enfermedades congénitas** y de problemas del desarrollo infantil, así como la atención temprana de esos problemas.

e) **La prevención de los problemas de salud bucodental** en personas especialmente vulnerables, como niños, mujeres embarazadas, personas con trastorno mental grave, personas con gran discapacidad u otras que se determine.

f) **La vacunación sistemática en las cohortes que se establezcan**, así como la que se determine para personas en situaciones de especial riesgo.

g) **El control de factores de riesgo y el diagnóstico precoz de enfermedades de alta incidencia o prevalencia como la hipertensión arterial, la diabetes, los trastornos mentales crónicos, las demencias más prevalentes, los cánceres más prevalentes, o cualquier otra enfermedad** que suponga un problema de Salud Pública en la que los factores de riesgo sean conocidos y controlables y el diagnóstico precoz, posible.

h) **La facilitación del acceso a medidas preventivas, al diagnóstico precoz y al seguimiento del contagio de enfermedades transmisibles.**

i) **La información, sensibilización y motivación de las personas mayores** y de quienes conviven con ellas sobre **el riesgo de accidentes domésticos y viales y sobre el control de los factores de riesgo de caídas.**

j) **El diagnóstico precoz** y **la intervención intersectorial** en casos de **violencia de género, a personas mayores o con discapacidad, o maltrato infantil.**

k) **La prevención de riesgos laborales.**

l) Las acciones informativas, educativas, sensibilizadoras y normativas para la **prevención de los accidentes viales.**

m) **La prevención de la obesidad infantil y otros trastornos de la conducta alimentaria.**

n) La identificación precoz de las circunstancias o problemas de salud que hagan evolucionar la enfermedad a discapacidad o ésta a dependencia.

o) La identificación, el control de los factores de riesgo y el diagnóstico precoz de cualquier problema de salud para el que sea posible una estrategia preventiva.

p) Cualquier otra que sirva para prevenir eficientemente problemas de salud.

Las actuaciones preventivas se llevarán a cabo en los diferentes ámbitos en los que se desenvuelve la vida a las diferentes edades: la familia, el ámbito educativo, el lugar de trabajo, los espacios de ocio, el sistema sanitario y la comunidad.

Las actuaciones preventivas deberán basarse en el conocimiento científico existente y nunca podrán tener un carácter coercitivo, salvo aquellas que tengan como finalidad la prevención o el control de un problema que pueda suponer razonablemente la existencia de un riesgo inminente y extraordinario para la salud.

CAPÍTULO V.
La protección de la salud

En el art. 71 se desarrollan las actuaciones en materia de protección de la salud.

La protección de la salud se desarrollará a través de un conjunto de acciones dirigidas a **proteger la salud ambiental, la seguridad alimentaria y la preservación de un entorno de vida saludable que afecte a los espacios públicos donde se desenvuelve la vida humana,** comprendiendo la ordenación del territorio y del urbanismo, los medios de transporte y la habitabilidad de las viviendas, así como la protección frente a otros riesgos y fuentes de peligro para la salud física y mental que de forma evolutiva surjan en el contexto social.

La Administración de la Junta de Andalucía promoverá un alto nivel de protección de la salud de la población y, con esta finalidad, desarrollará las siguientes actuaciones:

a) **Evaluará, gestionará y comunicará los riesgos de salud** asociados a los ámbitos descritos en el apartado anterior mediante la identificación y caracterización de los posibles peligros.

b) **Instará a implantar**, en las empresas e industrias, instalaciones y servicios, **sistemas de autocontrol basados en el método de análisis de peligros y puntos de control crítico**, y llevará a cabo su supervisión mediante auditorías. Asimismo, se fomentará la implantación de sistemas de autocontrol en el sector primario.

c) Establecerá las medidas cautelares necesarias cuando se observen incumplimientos de la legislación sanitaria vigente o la detección de cualquier riesgo para la salud colectiva.

d) Velará por que los controles oficiales se realicen con eficacia, incluyendo los planes de emergencia, y por qué el personal encargado de tales controles cuente con la cualificación y experiencia necesaria, para lo cual recibirá la formación adecuada.

e) Impulsará la participación interinstitucional para el abordaje de la seguridad sanitaria, propiciando la colaboración y coordinación de las Administraciones públicas competentes

f) Evaluará los riesgos para la salud previstos en los instrumentos de prevención y control ambiental.

g) **Velará por la inocuidad en todos los eslabones de la cadena alimentaria**, con especial incidencia de aquellos alimentos de origen vegetal o animal que hayan sufrido modificación genética.

h) Planificará actuaciones periódicas de control e inspección para comprobar la adecuación de empresas, instalaciones y servicios a las condiciones y requisitos sanitarios establecidos por sus correspondientes normas de aplicación. A tal efecto, por la Consejería competente en materia de salud, se **elaborará anualmente un Plan de Inspección de Salud Pública**.

i) Planificará, coordinará y desarrollará estrategias y actuaciones que fomenten la información, la educación y la promoción de la seguridad sanitaria.

Con el objeto de promover un alto nivel de seguridad alimentaria de la población andaluza, además de las actuaciones señaladas en el apartado anterior, se desarrollarán las siguientes actuaciones:

a) La promoción de la inocuidad para las personas de los alimentos en relación con los riesgos físicos, químicos o biológicos que pudieran contener, contemplando los riesgos asociados a los materiales en contacto con los alimentos y los riesgos nutricionales.
b) El establecimiento de los dispositivos de control necesarios, de forma habitual, periódica, y programada, en todos los eslabones de la cadena alimentaria.
c) La evaluación, la gestión y la comunicación de los riesgos para la salud de la población asociados a:
   1.º Contaminación química y/o biológica de alimentos y bebidas.
   2.º Presencia de residuos en alimentos procedentes de tratamientos preventivos o curativos en animales y plantas.
   3.º Antibiorresistencias.
   4.º Presencia de alérgenos en alimentos.
   5.º Comercialización y uso de aditivos y/o coadyuvantes tecnológicos.
   6.º Zoonosis de origen alimentario.
   7.º Brotes de enfermedades de origen alimentario.
   8.º Pérdida de las condiciones sanitarias de empresas y operadores alimentarios.
   9.º Sustancias que provocan intolerancias alimentarias.
   10.º Comercialización y uso de suplementos alimenticios.
   11.º Alimentos con modificaciones genéticas en su origen.

En relación con la protección de la salud de la población ante los riesgos ambientales, el Sistema Sanitario Público de Andalucía desarrollará las siguientes actuaciones en materia de salud ambiental:

a) La vigilancia de los factores ambientales de carácter físico, químico o biológico y de las situaciones ambientales que afecten o puedan afectar a la salud.
b) La evaluación, la gestión y la comunicación de los riesgos para la salud de la población asociados a:
   1.º La contaminación de las aguas de consumo humano y la gestión de los sistemas de abastecimiento.
   2.º La contaminación de las aguas de baño marítimas y continentales.
   3.º La reutilización de las aguas residuales.
   4.º La contaminación del aire ambiente, incluyendo el ruido.
   5.º La contaminación del aire interior de los edificios.
   6.º Las condiciones higiénico-sanitarias de los locales, instalaciones y lugares públicos de uso colectivo.
   7.º Las instalaciones de riesgo en la transmisión de la legionelosis.
   8.º La comercialización y uso de los productos químicos.

9.º Los campos electromagnéticos.

10.º Las zoonosis de los animales domésticos, peridomésticos, periurbanos y las plagas urbanas.

11.º Las actividades de empresas, instalaciones y servicios biocidas.

Las Administraciones públicas de Andalucía **velarán** para que las personas físicas o jurídicas promotoras de viviendas, edificios e instalaciones de uso humano **no utilicen en su construcción materiales que supongan un riesgo para la salud a la luz de los conocimientos científicos disponibles en cada momento.**

En el art. 72. **La Consejería** con competencias en materia de salud se ***encargará de la implantación, el seguimiento, la evaluación y, en su caso, la ejecución de las actuaciones y programas de salud relacionados con la protección de la salud en los ámbitos que puedan poner en riesgo a la población.*** Además, recogerá sistemáticamente la información necesaria para fundamentar las políticas de salud en los diversos campos.

Tema 11

Calidad en el Sistema Sanitario: el modelo andaluz de acreditación y calidad. La Agencia de la Calidad Sanitaria de Andalucía. La acreditación en el Plan de Calidad del Sistema Sanitario Público de Andalucía

eRodio ediciones

Índice esquemático

1. EL MODELO ANDALUZ DE ACREDITACIÓN Y CALIDAD

1.1. Antecedentes

Podríamos remontarnos muy atrás para trazar la evolución histórica de la calidad. Como saben, el intento de mejorar la atención de los pacientes ha sido, desde mediados del siglo XIX, una preocupación creciente de enfermeras, como deja constancia en 1860 Florence Nigthingale en su obra "Notas sobre enfermería", de profesores de medicina, o cirujanos, como Ernest Codman. Hacia 1910, Codman propuso a la comunidad profesional el primer estándar de calidad: "deben existir historias clínicas".

1. Los trabajos de este Ernest Codman sirvieron para elaborar en 1917 lo que puede considerarse el primer manual de acreditación hospitalaria de la historia, el *Minimun Standard for Hospital*, que cabía en una sola hoja.
2. La iniciativa del Colegio de Cirujanos fue bien acogida, y ante el intenso incremento de actividad para evaluar centros, dio origen en 1951 a la JCAHO, fruto del acuerdo entre 5 asociaciones profesionales relevantes: 4 norteamericanas y una canadiense.
3. En 1958 la asociación médica canadiense se escinde de la *Joint* para formar su propio organismo acreditador la CCHSA (el Consejo canadiense para la acreditación de organizaciones sanitarias). Con una experiencia que ronda los 50 años, se trata pues de dos organizaciones muy veteranas en cuanto a acreditación sanitaria.
4. En esta última década, a partir de 1990 aproximadamente, se ha producido una destacable irrupción de sistemas de evaluación externa de las instituciones sanitarias en países donde apenas existían experiencias de este tipo (Francia, Irlanda, Argentina, etc.).
5. En 1996 14 importantes empresas europeas (Bosch, BT, Bull, Ciba-Geigy, Dassault, Electrolux, Fiat, KLM, Nestlé, Olivetti, Philips, Renault, Sulzer y Volkswagen) constituyen La Fundación Europea para la Gestión de la Calidad y elaboran el Modelo EFQM de excelencia.
6. Podríamos seguir identificando otros hitos, pero quizá las referencias más interesantes y que merece la pena comentar están en nuestro pasado más inmediato. Y es que en los últimos años la mejora de la calidad ha pasado a constituirse en un derecho más que garantizar ante los ciudadanos.

La Ley 41/2002 reguladora de la autonomía del paciente establece en su artículo 12 que los pacientes y usuarios del Sistema Nacional de Salud tendrán derecho a recibir información sobre los servicios y unidades asistenciales disponibles, sobre su calidad y los requisitos de acceso a ellos...

Más recientemente, en mayo de 2003, la Ley de Cohesión y Calidad del Sistema Nacional de Salud abunda en este tema, y expone en su artículo 62 que los órganos competentes de las Comunidades Autónomas fomentarán la evaluación externa y periódica de la calidad y seguridad de los servicios sanitarios.

En este sentido, destaca en Andalucía la resolución de 24 de julio de 2003 publicada en Boja (n.º 153) en la que se definen concretamente los estándares y características del Programa de Acreditación de Centros y Unidades Clínicas, que trataremos en la segunda parte.

Si vemos los diferentes sistemas de evaluación externa, es fácil observar que el panorama internacional está cuajado de modelos de calidad y acreditación sanitaria. La JCAHO en Norteamérica, el modelo canadiense, la Agencia francesa, el modelo australiano, el neozelandés, el sudafricano, las normas ISO, el modelo europeo, etc., y al conocerlos con cierto detalle se aprecia también que todos ellos están convergiendo, se miran unos a otros y comparten cada vez más cosas:

- Áreas clave de gestión de la calidad.
- Metodología.
- Autoevaluación.
- Evaluación externa.

1.2. El origen de la Agencia de Calidad Sanitaria de Andalucía

La creación de la Agencia de Calidad Sanitaria de Andalucía hace tres años fue como consecuencia de la política y estrategias de calidad impulsadas por la Consejería de Salud en los últimos años. El Primer Plan de Calidad constaba de 7 líneas estratégicas. En él se hacía referencia a la futura Agencia de Calidad como la encargada de colaborar con la Consejería de Salud en la definición, implantación y desarrollo del Modelo de Acreditación de Andalucía.

Recientemente la Consejería de Salud ha establecido un segundo Plan de Calidad que representa la continuidad y la profundización en las líneas estratégicas iniciadas con el primero.

En ambos, la acreditación y la mejora continua están presentes: la mejora continua como un objetivo permanente y la acreditación como un instrumento para la garantía de la calidad.

Por tanto, entendemos la acreditación como "el proceso mediante el cual se observa y reconoce, en qué forma la atención que prestamos a los ciudadanos en materia de salud, responde a nuestro modelo de calidad, siempre con la finalidad de favorecer e impulsar la mejora continua de nuestros centros, unidades, profesionales, etc."

1.3. Modelo de acreditación de Andalucía

En este tiempo hemos elaborado un modelo de acreditación propio y singular, hemos definido y comenzado a aplicar un conjunto de Programas de Acreditación, hemos elaborado una metodología y una serie de herramientas informáticas facilitadoras de los procesos de acreditación, hemos realizado ya un buen número de procesos de acreditación, etc.

¿Por qué un modelo de acreditación singular? Se podía haber decidido escoger alguno de los modelos de acreditación existentes, pero se decidió desarrollar una visión propia de la acreditación, crear un modelo de acreditación propio y singular, con una serie de características propias:

a) En primer lugar su coherencia. Es un modelo que nace de la confluencia de iniciativas y elementos de calidad propios y característicos de nuestro Sistema Sanitario Público de Andalucía (SSPA) y que hemos tomado como fuente para la definición; del propio modelo, de los diferentes programas de acreditación y de sus correspondientes estándares de calidad, constituyendo este hecho una de sus características más representativas, la coherencia con nuestro propio Sistema de Salud Andaluz (SSA).
b) La segunda característica, es el enfoque integral de nuestro modelo. Integral en cuanto a su ámbito de actuación, que mediante los diferentes programas pretende la garantía de la calidad de los diferentes elementos presentes en el SSA y que intervienen en mayor o menor medida, pero de forma importante, en la calidad del resultado del servicio sanitario que ofrecemos a los ciudadanos. Por tanto son objeto de acreditación:
   - Centros asistenciales.
   - Unidades de gestión clínica (UGC).
   - Áreas sanitarias.
   - Unidades de Investigación.
   - Competencias profesionales.
   - Formación continuada.
   - Páginas web sanitarias, etc.
c) Otra característica es el carácter progresivo de nuestro modelo de acreditación, de forma que cada nivel constituye un mayor nivel de exigencia, orientado hacia la excelencia y la mejora continua.

En cuanto a la metodología, nuestro Modelo de Acreditación también constituye un modelo singular. Esta afirmación responde a tres aspectos importantes:

Los diferentes programas de acreditación comparten la misma estructura, y contemplan, desde cada una de sus perspectivas, las mismas áreas clave para la gestión de la calidad; 5 bloques con 5 grandes dimensiones en torno a las que se agrupan los distintos contenidos de los programas: los ciudadanos, la atención sanitaria/los procesos, los profesionales, las áreas de soporte y los resultados/la eficiencia.

Este planteamiento no solo está presente en los programas de acreditación de centros y unidades, sino también en los Programas de Acreditación de formación continuada (FC) y de competencias profesionales.

Otra característica común a todos los programas consiste en que, en todos ellos tiene un papel relevante la autoevaluación, como fase clave del proceso de acreditación, que impulsa la organización hacia la mejora continua.

La mejora continua se basa en el inmenso potencial que poseen las personas y las organizaciones. En la fase de autoevaluación son los diferentes grupos o profesionales quienes identifican su posición actual, determinan a dónde quieren llegar y planifican actuaciones para conseguirlo.

En los procesos de acreditación de centros y unidades, los profesionales se enfrentan a los estándares y su propósito y reflexionan sobre:

a) ¿Qué es lo que hacemos? (Evidencias positivas.)
b) ¿Cómo lo podemos demostrar?
c) ¿Qué resultados obtenemos?
d) ¿Cómo los podemos mejorar? (Áreas de mejora.)

Esta importancia estratégica que damos a la autoevaluación también está presente en los programas de acreditación de profesionales. Durante la autoevaluación el profesional analiza la presencia de buenas prácticas en su trabajo habitual, y aporta evidencias y pruebas sobre la presencia de esas buenas prácticas: competencias, buenas prácticas, evidencias y pruebas.

Todos nuestros programas de acreditación otorgan la misma importancia a la evaluación externa, realizada por los equipos de evaluadores internos y externos de la Agencia. No es una fase de evaluación propiamente dicha, sino que en ésta se observa y reconoce las evidencias de observación, documentales e incluso de entrevista, que nos van a garantizar que están presentes los distintos elementos de calidad.

El resultado es un informe de situación en el que consta el grado de acreditación obtenido y se identifican los puntos fuertes, las potencialidades y las áreas de mejora del centro o unidad.

Otra característica de la metodología que hemos desarrollado es su impulso de la mejora compartida y el aprendizaje organizativo. Mediante los procesos de acreditación pretendemos colaborar en la gestión del conocimiento y difundir las mejores prácticas, ejemplos y referencias.

En la Agencia de Calidad hemos desarrollado aplicaciones informáticas propias para facilitar y sustentar los diferentes programas de acreditación, de forma que los procesos de acreditación, fundamentalmente la autoevaluación, se puedan realizar de forma segura, con asesoría continua por parte de la Agencia, y con la comodidad que representa poder realizar el trabajo y seguimiento de todo el proceso de acreditación a través de internet.

1.4. Participación de los profesionales

Para que los procesos de acreditación en el área de salud andaluza, puedan llegar a buen puerto es necesaria, evidentemente la participación activa de los profesionales sanitarios y no sanitarios:

1. Comités técnicos asesores, con los que hemos definido y continuamos definiendo los diferentes programas de acreditación.
2. Evaluadores externos que nos aportan su conocimiento experto en áreas concretas de la atención sanitaria a la hora de las evaluaciones externas.
3. Más de 40 Sociedades Científicas, sobre todo en la elaboración de los programas de acreditación de competencias profesionales.

2. LA AGENCIA DE LA CALIDAD SANITARIA DE ANDALUCÍA

La Agencia de Calidad Sanitaria de Andalucía es una organización de la Consejería de Igualdad, Salud y Políticas Sociales de la Junta de Andalucía, a la que presta soporte de gestión la Fundación Pública Andaluza Progreso y Salud, y cuya finalidad es el impulso y la promoción del Modelo Andaluz de Calidad.

Según se define en el II Plan de Calidad del Sistema Sanitario Público de Andalucía, es un "elemento nuclear que facilitará las estrategias de mejora de los centros y situará al Sistema Sanitario Público Andaluz como un sistema que busca la excelencia en la prestación de los servicios".

Para conseguir esta finalidad, la Agencia de Calidad Sanitaria de Andalucía se erige como la entidad certificadora de centros y unidades sanitarias, de competencias profesionales, de formación continuada y de páginas web, según el Modelo de acreditación del Sistema Sanitario Público Andaluz, buscando siempre la excelencia en la atención sanitaria y favoreciendo una cultura de la mejora continua.

Pero la Agencia de Calidad Sanitaria de Andalucía no es sólo una entidad certificadora. Es también una organización generadora de conocimiento sobre calidad; conocimiento que parte del trabajo de investigación de los profesionales de la Agencia y también de los propios procesos de evaluación, que se convierten en una valiosa fuente de información para recopilar buenas prácticas y espacios de mejora comunes.

Asimismo, la Agencia de Calidad Sanitaria ha impulsado la creación del Observatorio de Seguridad del Paciente, una iniciativa novedosa en Andalucía que constituye un instrumento de primer orden para el desarrollo de la cultura de la seguridad de los pacientes dentro del Sistema y que pone a disposición de profesionales y ciudadanos información sobre experiencias locales, nacionales e internacionales en el ámbito de la seguridad. A él se une, desde finales de 2009, el Observatorio para la Calidad de la Formación en Salud, una apuesta para crear un espacio de aprendizaje que favorezca la generación, el intercambio y la difusión de las mejores prácticas en el ámbito de la formación de grado y posgrado y en la formación continuada.

3. LA ACREDITACIÓN EN EL PLAN DE CALIDAD DEL SISTEMA SANITARIO PÚBLICO DE ANDALUCÍA

La Agencia de Calidad Sanitaria de Andalucía ha desarrollado un Modelo de Certificación con la finalidad de fomentar la cultura de calidad y seguridad en el ámbito de la salud y el bienestar social, impulsar la mejora continua y promover actuaciones que permitan la generación de conocimiento sobre calidad.

La Agencia de Calidad Sanitaria de Andalucía es la entidad certificadora de la calidad de los servicios sanitarios y sociales de la Consejería de Igualdad, Salud y Políticas Sociales de la Junta de Andalucía.

Para la Agencia la certificación es el proceso mediante el cual se observa y reconoce en qué forma la atención que prestamos a las personas responde a su modelo de calidad, siempre con la finalidad de favorecer e impulsar la mejora continua. Se trata de un reconocimiento expreso y público al cumplimiento de los requisitos necesarios para desarrollar una atención de calidad. Al ser una herramienta y no un fin es sí misma, la certificación favorece e impulsa procesos de mejora y evaluación dentro de las organizaciones.

Las reglas para la concesión, mantenimiento y renovación de la Certificación de Servicios conforme a dicho modelo, se encuentran desarrolladas en el Documento General de Certificación de Servicios que la Agencia mantiene actualizado.

Las fases del proceso de certificación de servicios sanitarios y sociales se muestran en la siguiente figura:

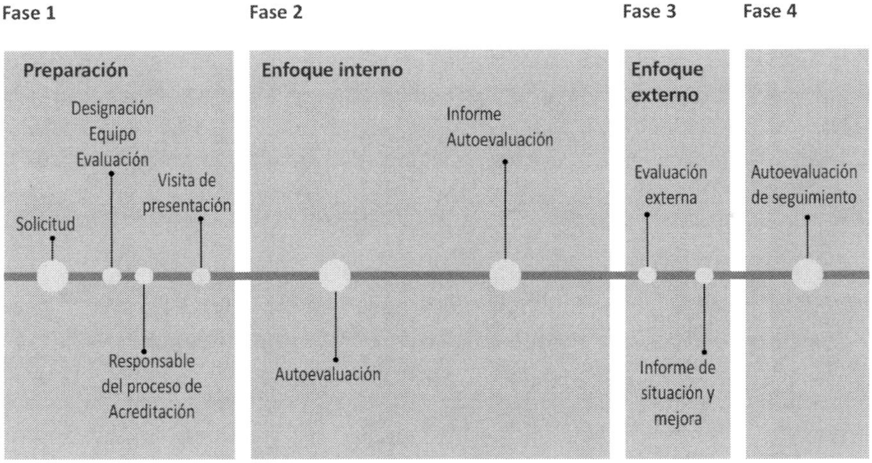

Fase 1. Preparación: Solicitud de Certificación. Una vez que el servicio realizada una solicitud vía web, tiene lugar la planificación conjunta de todo el proceso de certificación, designándose un responsable del proyecto en la Agencia y un responsable interno del proceso de certificación en el servicio, para facilitar el desarrollo del mismo y una comunicación fluida.

Fase 2. Enfoque interno: Autoevaluación. La autoevaluación permitirá a cada servicio valorar las actividades que desarrolla, detectando de forma periódica las áreas que son susceptibles de cambio o mejora y fomentando el aprendizaje organizacional, la creación y gestión del conocimiento. En esta fase, los profesionales autoevaluadores reflexionan sobre el cumplimento de los estándares mediante la identificación y registro de evidencias positivas (¿qué es lo que se hace? y ¿cómo puede demostrarse?) y/o áreas de mejora.

Fase 3. Enfoque externo: Visita de evaluación. La visita de evaluación externa se planifica de forma consensuada. El equipo evaluador de la Agencia será el encargado de estudiar la autoevaluación realizada por el servicio y de realizar la visita de evaluación, verificando el cumplimiento de los estándares a partir de las evidencias positivas y mejoras aportadas, así como otras evidencias recogidas durante la visita (documentales, de entrevistas y de observación directa). En el plazo definido en el Documento General de Certificación de Servicios, el equipo evaluador emite un informe de evaluación en el que se indica el grado de cumplimiento de los estándares, las fortalezas y áreas de mejora identificadas, lo que permitirá enfocar esfuerzos y recursos en determinados aspectos impulsando la mejora de la calidad del servicio.

Fase 4 seguimiento. Esta fase está destinada a asegurar la estabilidad del cumplimiento de los estándares en el tiempo y a promover la mejora continua. Para ello, se realizará una visita de seguimiento al servicio durante la validez de su certificado (5 años) o alguna más si existieran circunstancias que lo justificasen.

Tema 12

Riesgos derivados del manejo de sustancias y aparataje en el Servicio de Radiodiagnóstico. Enfermedades profesionales

eRodio ediciones

Índice esquemático

1. INTRODUCCIÓN

Siguiendo el guion del enunciado del tema iremos desde lo más concreto a lo general y comenzaremos en primer lugar a los riesgos derivados del manejo de sustancias del técnico de Radiodiagnóstico. Todo el mundo se preguntara que sustancias son estas y hoy en día el riesgo de manejo se sustancias en el servicio de radiodiagnóstico se reducirá al manejo de productos de procesado automático de radiografías, en los servicios que todavía usen radiografías analógicas y todavía tengan cuartos oscuros, revelador y fijador para el revelado de las placas. No sabemos hoy en día que porcentaje de centros de salud habrá con este tipo de instalaciones.

A continuación analizaremos el segundo punto que se refiere al manejo del aparataje del servicio de radiodiagnóstico, sin duda habrá que hacer mención al manejo de tubos de rayos x, mesas de exploración, resonancia, tac, ecografías, y básicamente entraremos en el peligro derivados de los mismos en el aspecto de las radiaciones ionizantes y en la higiene postular que deberemos mantener en el uso de los mismos.

Por último, abordaremos de manera general las enfermedades profesionales en el ámbito hospitalario, el concepto de salud laboral, el medio ambiente laboral, el riesgo profesional y la ergonómica y la higiene postural para combatirlas.

2. RIESGOS DERIVADOS DE LA UTILIZACIÓN DE LOS PRODUCTOS DE PROCESADO AUTOMÁTICO DE RADIOGRAFÍAS

Se entiende por procesado automático el proceso mediante el cual el revelado, el fijado, y el secado de las radiografías se realiza automáticamente mediante unos aparatos denominados procesadoras o reveladoras automáticas de radiografías, la utilización de dichas procesadoras puede implicar una serie de riesgos que veremos de manera resumida en este apartado.

El desconocimiento de los riesgos derivados de los componentes químicos de los productos utilizados para el procesado automático, la incorrecta manipulación de los mismos y la deficiente colocación y/o ventilación de las procesadoras pueden dar lugar a problemas para la salud de los trabajadores.

Se analizan dichos riesgos y los problemas que de ellos se derivan, además de dar unas pautas para evitarlos y unos sencillos consejos para solucionar dichos problemas en la medida de lo posible cuando estos se presenten.

2.1. Efectos para la salud de los productos del procesado automático

Pueden desarrollarse una gran diversidad de trastornos respiratorios al ser inhalados, puede producirse también una gran inflamación en ojos, nariz, faringe, laringe y tráquea.

Por lo general los trastornos más grandes se producen al trabajar durante mucho tiempo con una procesadora en un cuarto oscuro con deficiente ventilación.

El estudio más detallado en este campo ha sido el realizado por la Sociedad de Radiógrafos del Reino Unido (Cuadro 1). Se comprobó que la frecuencia de la sintomatología correlaciona con la mayor exposición.

CUADRO 1.
Síntomas recogidos en un estudio de la Sociedad de Radiógrafos del Reino Unido

Síntomas continuados o recurrentes más frecuentes	% De la muestra que lo sufre
Dolores de cabeza	39,4
Carraspera/ronquera	32,8
Fatiga inmotivada	25,8
Escozor de ojos	23,4
Mal sabor de boca	22,6
Problemas de senos/flujo nasal	19,6
Síntomas persistentes de resfriado	17,6
Catarro	16,9
Dolores articulares	12,6
Llagas en la boca	11,6
Erupciones cutáneas	10
Dolor de pecho/dificultades respiratorias	7,1

En cuanto a los productos más utilizados y que provocan efectos para la salud, podríamos mencionar a:

- Hidroquinona que es nociva por inhalación y por ingestión.
- Dióxido de azufre que es toxico por inhalación.
- Formaldehido que es toxico por inhalación por ingestión y en contacto con la piel. Provoca quemaduras, y sensibilidad en contacto con la piel, así como efectos irreversibles para la salud.
- Ácido acético que es inflamable y provoca quemaduras.
- Amoniaco que es inflamable, toxico por inhalación y provoca quemaduras.
- Fenidona que es nocivo por ingestión.
- Glutaraldehido que es toxico por inhalación e ingestión, provoca quemaduras y posibilidad de sensibilidad por inhalación.
- Hidróxido Potásico que provoca quemaduras graves.

Los síntomas más importantes en la llamada enfermedad del "cuarto oscuro" son: irritación de los ojos, de los labios, descarga nasal repetida, catarro, sinusitis, laringitis, traqueítis y bronquitis.

Estos síntomas son usuales en cualquier exposición a productos químicos tóxicos. Menos claros son los síntomas sistémicos que abarcarían la descamación de la piel, úlceras en la boca, zumbidos en los oídos, dolores de cabeza, ronquera, nauseas, dolor de pecho, cansancio excesivo, arritmia cardíaca, prostatitis, dolores articulares, entumecimiento y parálisis de las cuerdas vocales. Los síntomas cambian según la sensibilidad individual.

2.2. Recomendaciones

2.2.1. Generales

En general, para el manejo de las soluciones concentradas contenidas en las botellas del revelador y del fijador pueden producir irritación en la piel y quemaduras en los ojos. Debe evitarse el contacto de estos productos con la piel o los ojos, tomando las debidas precauciones.

En el caso del revelador al contener fenol puede producir irritaciones cutáneas a personas sensibles a este. Por tanto es recomendable utilizar guantes de caucho o lavarse bien las manos después de su manipulación.

En el caso del fijador, este también puede provocar irritaciones cutáneas, por tanto se recomienda igualmente la utilización de guantes o el lavado cuidadoso después de su uso. Asimismo, al contener ácido acético (25%, es irritante para los ojos y la piel).

Para la utilización más segura de la procesadora veremos una serie de puntos concretos:

Manejo de la procesadora:

- Mezcla de los productos químicos.
- Limpieza de la procesadora.
- Eliminación del fijador utilizado y del revelador gastado.

Acciones:

- Leer las instrucciones del fabricante.
- Evitar la inhalación de vapores.
- Utilizar mascarilla cuando se mezclen los líquidos, cuando se limpie la procesadora y siempre que se requiera abrirla.
- Evitar el contacto cutáneo.
- Utilizar guantes de goma.

Ventilación:

- Utilizar el sistema de ventilación proporcionado por el fabricante.
- La ventilación debe operar día y noche, para evitar la acumulación.
- Asegurar una entrada de aire fresco en la zona de trabajo.
- Los vapores procedentes de la procesadora deben conducirse fuera del edificio.

Higiene en el cuarto oscuro:

- Las sustancias químicas ya utilizadas no deben reciclarse ni almacenarse en el área de trabajo. Deben situarse directamente en contenedores situados en una zona especial de almacenamiento de la que puedan retirarse fácilmente de acuerdo con las leyes y regulaciones ambientales locales.
- Debe observarse una estricta higiene.
- Mesas de trabajo y suelos deben limpiarse inmediatamente después de algún vertido.
- El fijador usado no debe dejarse destapado o en el área de procesado.
- Existirá un desagüe en el suelo que permita evacuar cualquier vertido químico. Toda la superficie alrededor del mismo deberá sellarse para asegurar que el vertido no empape el suelo.

Lo que debe y no debe hacerse:

- Manténgase apartado de la zona de procesado a menos que esté trabajando allí en ese momento.
- Las sustancias químicas deben almacenarse correctamente siguiendo las instrucciones del fabricante y la legislación específica vigente.
- No guardar objetos personales como batas, ropa, bolsos, etc. en la cámara oscura.
- No fumar en el área de procesado.
- No comer ni beber en zonas de procesado.
- Los efectos y síntomas indicados anteriormente se puede prevenir siguiendo las recomendaciones del fabricante y de la legislación específica para los productos utilizados.
- Ante cualquier duda consultar con el supervisor o responsable de la Unidad de Radiodiagnóstico.

Señales de alerta:

- Fuerte olor a sustancias químicas en el lugar de trabajo:
- Ante esto comprobar la procesadora por si aparecen conducciones en mal estado, o el desagüe está roto.

Procedimientos de emergencia:

- Las salpicaduras deben limpiarse inmediatamente utilizando agua para diluir las sustancias químicas.
- Un vertido grande debe absorberse con arena seca o serrín cuando no exista desagüe.
- Deben usarse guantes de goma.

Primeros auxilios:

- Contaminación cutánea: Lavar inmediatamente con agua abundante y jabón neutro.
- Inhalación de vapores: La víctima deberá ser trasladada a zona de aire fresco inmediatamente. Respiración artificial si la respiración ha cesado.
- Salpicadura ocular: Lavar los ojos con abundante agua durante 15 minutos, si persiste la irritación o el grado de contacto ha sido severo, buscar ayuda médica.

2.2.2. Para la manipulación de los productos de procesado automático

Los productos de revelado y fijado concentrados contenidos en las botellas pueden producir irritación en la piel y quemaduras en los ojos.

Debe evitarse el contacto de estos productos con piel y ojos.

En el caso del revelador al contener fenol puede producir irritaciones cutáneas a personas sensibles a éste. Por tanto es recomendable utilizar guantes de caucho o lavarse bien las manos después de su manipulación.

En el caso del fijador también puede provocar irritaciones cutáneas, por tanto, se recomienda la utilización de guantes o el lavado después de su uso. Asimismo, al contener ácido acético < 25 %, es irritante para ojos y piel.

También se observa que las temperaturas de los productos de procesado a 30° o superiores y la agitación en las procesadoras de los mismos, pueden generar aerosoles que escapen de las máquinas. También el aire caliente utilizado para secar las películas puede difundir vapores y aerosoles a la sala. Además también se produciría una exposición pequeña a aerosoles, aproximadamente una vez a la semana, cuando se preparan productos químicos en la mezcladora. También pueden producirse aerosoles cuando la procesadora descarga las soluciones gastadas en los desagües.

Para paliar los problemas derivados de vapores y aerosoles la solución es una adecuada ventilación.

El derramamiento de líquidos procedentes de la procesadora también puede dar lugar a riesgos para la salud por lo que deben controlarse eficazmente.

2.2.3. Para el control de escape de productos procedentes de la procesadora

Según el mencionado estudio de la Sociedad de Radiógrafos del Reino Unido, hay tres signos de que hay escape en una procesadora:

- Olor recurrente en la zona.
- Derramamiento de productos químicos de los depósitos o tuberías.
- Depósito de cristales en la procesadora o zona de procesado.

El control de estas fugas tanto de las procesadoras como de los depósitos de productos químicos deben inspeccionarse una vez por semana por si existe alguno de los signos mencionados de fuga química. Dichas fugas serán reparadas antes de las 24 horas de su descubrimiento. El líquido derramado se limpiará inmediatamente.

2.2.4. Para el sistema de ventilación del cuarto oscuro

En los cuartos oscuros se requieren unos métodos de ventilación adecuados ya que una mala ventilación tiene efectos perjudiciales en la salud de los trabajadores. El aire debe ser filtrado para eliminar las partículas de polvo y la circulación de aire debe ser suficiente como para cambiar el aire del cuarto oscuro unas doce veces a la hora, evitando la acumulación de vapores emanados de los líquidos de procesado. Para conseguir estos objetivos pueden utilizarse varios sistemas:

- Escape directo: los vapores tendrían una salida directa desde la procesadora, que estaría conectada a algún sistema de escape del edificio.
- Ventilación general con campana: otra posibilidad sería la instalación de una gran campana sobre la procesadora y su conexión a un ventilador.

  También es recomendable que las tasas de renovación de aire en los cuartos oscuros sean elevadas.
- Mascarilla: los aerosoles, gases y muchos vapores pueden filtrarse eficazmente aislándolos del aire que respiramos. Debería considerarse la utilización de mascarillas como complemento a la ventilación y llevarlas siempre que se prepare revelador o fijador. Además son de gran utilidad cuando se abre la procesadora.

3. RIESGOS DERIVADOS DEL MANEJO DEL APARATAJE EN EL SERVICIO DE RADIODIAGNÓSTICO

Se puede hablar de tres riesgos potenciales del manejo de los aparatos empleados en el desarrollo de nuestra profesión: los riesgos producidos por estos aparatos por las radiaciones que producen , los riesgos eléctricos de estos aparatos , y por último los riesgos de posturas viciosas en el manejo incesante de estos aparatos.

3.1. Los riesgos de las radiaciones

Es conocida la capacidad de ionización de determinadas radiaciones electromagnéticas, como son los tubos de radiología convencional, de los aparatos de flouroscopia en hemodinámica y de las exploraciones de la tomografía axial computerizada.

En radiodiagnóstico de las radiaciones ionizantes es por irradiación externa de estos aparatos, ya que no hay sustancias radiactivas que se manejen como ocurre en el caso de los Técnicos especialistas en Medicina Nuclear.

A continuación enumeraremos de menos a más los síndromes de radiación y sus efectos sobre el cuerpo humano según la dosis recibida medida en REM, ya que las medidas de prevención radiológicas vienen recogidas en los temas 15, 16, 17, 18 de este temario:

- Dosis de hasta 50 REM: ligeros cambios pasajeros en los componentes sanguíneos, sin signos clínicos detectables.
- Dosis de hasta 100 REM: Alteraciones digestivas y sanguíneas marcadas, que requieren largo tiempo para su establecimiento.
- Dosis de hasta 200 REM: Se producen síntomas de enfermedad de radiación, pero tiene baja mortalidad si no aparecen complicaciones.
- Dosis de hasta 500 REM: Es posible que mueran hasta el 50% de los irradiados.

- Dosis de hasta 1000 REM: Se produce el fallecimiento del 80% de los afectados en menos de 30 días.
- Más de 1000 REM: Colapso circulatorio en el 100% de los afectados en menos de dos semanas.

Es importante señalar que las radiaciones también son responsables de los llamados efectos estocásticos, en los que la gravedad, no depende de la dosis de la radiación. Tal es el caso de las alteraciones en el material genético y los procesos de carcinogénesis.

3.2. Los riesgos eléctricos

El riesgo de electrocución se produce cuando una corriente eléctrica circula a través del cuerpo. La tensión usada en los hospitales y en los centros de salud con servicio de radiodiagnóstico es de 380 voltios, para lograr un correcto funcionamiento del aparataje de uso industrial.

Causas que predisponen a los accidentes eléctricos:

a) Contacto eléctrico directo con cables, enchufes, etc.
b) Contacto indirecto con materiales que en un determinado momento pueden tener electricidad, pero que habitualmente no la tienen, por ejemplo la carcasa de una maquina como podía ser el tubo de RX de una sala de radiografía convencional.
c) Como consecuencia de una tensión de defecto, que se manifiesta por una falta de aislamiento entre dos masas, entre una masa y la tierra, o entre un elemento conductor y una masa.

Los efectos de la corriente eléctrica se dividen en tres:

a) Zona I: corresponde a la zona de seguridad. La corriente se empieza a percibir aunque no hay repercusiones en el ritmo cardíaco ni con el sistema nervioso central.
b) Zona II: efecto soportable con tetania muscular, aumento de la presión sanguínea y parada cardíaca reversible.
c) Zona III: fibrilación ventricular, importante arritmia cardíaca y estado de coma subsiguiente.

Los efectos de la corriente eléctrica de baja frecuencia son más graves que los de alta frecuencia, ya que en esta ultima la corriente circula por la piel pero no penetra, dando lugar a quemaduras cutáneas.

Los efectos de la corriente continua se manifiestan por calentamiento, pudiendo producir embolias vasculares a distintos órganos.

3.3. Riesgos de posturas viciosas por el uso de los aparatos de los servicios de radiodiagnóstico

Aunque afortunadamente hoy en día cada vez los servicios de radiodiagnóstico son más cómodos, amistosos y ergonómicos para el técnico de rayos. Los técnicos deben de emplear siempre correctamente los mismos y no forzar posturas en su utilización, ya que aunque la mayoría de movimientos de los **tubos de rayos convencionales** están automatizados y mecanizados, todavía hay que mover con fuerza bruta los mismos, en el uso diario e incesante del desplazamiento de los mismos, para obtener proyecciones radiológicas de calidad, sobre todo en pacientes politraumatizados que traen total o parcialmente reducida su capacidad de movimientos y por tanto de colaboración.

En cuanto al uso de aparatos como eco, tac y resonancia magnética, etc., es conveniente prestar atención sobre todo en la entrada y salida de los pacientes en la camilla de exploración y el correcto posicionamiento de los mismos, ya que muchas veces mirando evitar el menor impacto posible al paciente, adoptamos infinidad de posturas viciosas que terminan minando gravemente la salud del técnico de rayos.

4. ENFERMEDADES PROFESIONALES

Debido a como viene planteado el temario especifico de radiodiagnóstico, ya hemos comentado las enfermedades particulares de los Técnicos Especialistas en Radiodiagnóstico a continuación haremos referencias generales a estas enfermedades profesionales de cualquier empleado que trabaje o en un medio hospitalario o en un centro de salud.

Según la Ley General de la Seguridad Social, la enfermedad profesional es la contraída por el trabajador a consecuencia del trabajo que realiza por cuenta ajena, en actividades enunciadas por la misma Ley.

Las enfermedades profesionales se catalogan por un Real Decreto del año 1978 que se ha ido actualizado hasta nuestros días y que podemos resumir del siguiente modo:

a) **Enfermedades producidas por agentes químicos:** está formado por enfermedades causadas por medio centenar de productos químicos tales como mercurio, plomo, benceno, halógenos, cloro, etc. Este capítulo se renueva continuamente debido a la introducción en la industria de nuevos compuestos.

b) **Enfermedades de la piel causadas por agentes no comprendidos en alguno de los demás apartados:** aproximadamente el 70% son dermatosis que aparecen o se agravan en el trabajo. El resto está compuesto por canceres cutáneos y lesiones pre-cancerosas debidas a productos como el hollín, alquitrán, antraceno, parafina, etc.

c) **Enfermedades causadas por inhalación de sustancias y agentes no comprendidos en otros apartados:**
   - ▷ Neumoconiosis.
   - ▷ Afecciones broncopulmonares producidas por el aluminio y sus compuestos.
   - ▷ Afecciones broncopulmonares producidas por metales duros, talcos, escorias, etc.
   - ▷ Asma provocada por sustancias no incluidas en otros apartados.
   - ▷ Enfermedades causadas por inhalaciones de vapores y/o gases.

d) **Enfermedades profesionales infecciosas y parasitarias:**
   - Enfermedades transmitidas desde animales al hombre: paludismo, helmintiasis, equinococosis, etc.
   - Infecciones producidas por bacterias, virus y parásitos originales del personal que se dedica a la prevención y asistencia a los enfermos y personal de investigación.

e) **Enfermedades producidas por agentes físicos:**
   - Ruido: hipoacusia.
   - Radiaciones: catarata.
   - Vibraciones: lesiones microinformáticas.

f) **Enfermedades sistémicas o generales:** todos aquellos canceres y enfermedades degenerativas específicos como:
   - El carcinoma bronquial y mesotelioma producidos por asbesto o sus derivados.
   - Angiosarcoma hepático producido por el cloruro de vinilo.
   - Diversos canceres provocados por benceno o sus derivados.

Por ultimo no podíamos terminar el tema sin hablar de la **ergonomía** que es la ciencia que estudia las relaciones entre el usuario, la posición que se adopta en el puesto de trabajo y las medidas existentes entre los distintos componentes que conforman dicho puesto. Su objetivo es optimizar dichas relaciones con el fin de mejorar el grado de satisfacción del trabajador, así como hacer el trabajo más humano en función de las posibilidades fisiológicas y psicológicas del individuo.

Tan importante como encontrar a la persona adecuada para ocupar un determinado puesto de trabajo es que éstos y sus máquinas no sobrepasen los límites de seguridad, percepción y, en general, de acomodamiento humano.

La **ergonomía** posibilita, pues, actuar en el diseño de los espacios, máquinas y herramientas que configuran el entorno del usuario, con el fin de aumentar el confort y la comodidad en el trabajo, contribuyendo a mejorar la seguridad en dicho ambiente y a potenciar así la salud laboral de los trabajadores.

La **ergonomía** dedica sus esfuerzos a tres parcelas diferenciadas que son:

a) **La ergonomía geométrica:** Estudia el diseño de las herramientas de trabajo y la posición del trabajador en el puesto de trabajo.

b) **La ergonomía ambiental**: Se ocupa de analizar el medio ambiente para hacerlo más confortable y seguro.

c) **La ergonomía temporal:** Estudia la adaptación del hombre en cuanto a los tiempos de trabajo: horarios, distribución de la jornada, descansos, vacaciones, etc.

Tema 13

Responsabilidad civil del personal sanitario. Aspectos éticos del trabajo del Técnico Especialista en Radiodiagnóstico. Confidencialidad de la información

Rodio ediciones

Índice esquemático

1. **Responsabilidad profesional**
2. **Aspectos éticos del trabajo del Técnico Especialista en Radiodiagnóstico**
3. **Código de ética profesional**
4. **Confidencialidad de la información**

1. RESPONSABILIDAD PROFESIONAL

El Técnico Especialista en Radiodiagnóstico es responsable de las acciones u omisiones, que se deriven de la práctica de su profesión, ante su propia conciencia, ante la sociedad, ante la Ley y también ante el colectivo profesional.

El Estatuto de Personal Sanitario no facultativo recoge en sus artículos 53 a 55 los deberes y obligaciones generales de este personal. En el artículo 73 bis se incluyen por orden de 11 de diciembre de 1984 del Ministerio de Sanidad y Consumo, las funciones especificas del Técnico Especialista recogidas en la O.M. de 14 de junio de 1984. El Técnico Especialista en Radiodiagnóstico es responsable del cumplimiento de estos deberes generales y la realización de sus funciones específicas.

Además debe cumplir la normativa existente sobre radioprotección, ya que es responsable de la protección radiológica del paciente, de sí mismo, del personal profesionalmente expuesto y del público en general, debiendo evitar la exposición innecesaria a las radiaciones ionizantes. Para lo que debe utilizar los equipos y accesorios necesarios con objeto de conseguir que la radiación se limite al área afectada del paciente. Debiendo también emplear las técnicas y procedimientos adecuados para reducir al máximo la exposición radiológica hacia sí mismo y los demás miembros del equipo.

El artículo 343 del nuevo Código Penal sanciona el manejo de aparatos de RX u otras fuentes emisoras de radiaciones ionizantes cuando deliberadamente supone la irradiación innecesaria de una persona. Dice textualmente: "El que exponga a una o varias personas a radiaciones ionizantes que pongan en peligro su vida, integridad, salud o bienes será sancionado con la pena de prisión de seis a doce años, e inhabilitación especial para empleo o cargo público, profesión y oficio por tiempo de seis a diez años".

En el artículo 344 del Código Penal se sanciona la irradiación peligrosa y el riesgo de contaminación radiactiva cuando se producen como consecuencia de una imprudencia grave. Por tanto este artículo sanciona el manejo incontrolado de isótopos radiactivos y de aparatos productores de radiaciones ionizantes, sin seguir las normas de utilización, conservación y control de los mismos.

2. ASPECTOS ÉTICOS DEL TRABAJO DEL TÉCNICO ESPECIALISTA EN RADIODIAGNÓSTICO

En el ejercicio de cualquier actividad profesional ha existido siempre una cierta preocupación por los aspectos éticos y morales. La regulación de tales aspectos viene dada, en general, en diversas profesiones por unas normas deontológicas. En el caso del Técnico Especialista en Radiodiagnóstico, se establece un código de ética profesional que exponemos a continuación.

3. CÓDIGO DE ÉTICA PROFESIONAL

Principio 1º.- el Técnico Especialista en Radiodiagnóstico actúa con eficiencia y efectividad, demostrando una conducta y actitudes que reflejan su profesionalidad.

a) Responde a las necesidades del paciente.
b) Realiza su trabajo de forma competente.
c) Coopera con los diferentes profesionales, en aras de una mejor asistencia al paciente.

Principio 2º.- El Técnico actúa para cumplir el objetivo profesional de: Ofrecer servicios a la Humanidad con total respeto a la dignidad del ser humano.

a) Participa y apoya activamente las organizaciones científico-profesionales para el desarrollo de la tecnología radiológica.
b) Actúa como representante de la profesión y los principios para lo que fue creada.
c) Trabaja como defensor de los principios y procedimientos profesionales, tanto propios como de sus colegas y compañeros, dentro del sistema sanitario y cuidados para la salud.

Principio 3º.- el Técnico presta servicio a los pacientes sin discriminación alguna.

a) No muestra prejuicio alguno por razón de sexo, raza, credo, religión.
b) Presta sus servicios sin atender a la situación social o económica de los pacientes.
c) Presta sus cuidados sin tener en cuenta las circunstancias personales o la naturaleza de la enfermedad de los pacientes.

Principio 4º.- El Técnico practica la tecnología fundada en bases científicas.

a) Aplica los conocimientos y conceptos teóricos en el desarrollo de las tareas apropiadas a la práctica.
b) Utiliza los equipos y accesorios consecuentemente con el propósito para el cual han sido designados.
c) Emplea procedimientos y técnicas de forma apropiada, eficiente y efectiva.

Principio 5º.- El Técnico actúa con discreción, diligencia y buen juicio en la práctica de la profesión.

a) Asume la responsabilidad de sus decisiones profesionales.
b) Valora las situaciones y actúa para conseguir la mejor atención al paciente.

Principio 6º.- El Técnico facilita al médico la información pertinente relacionada con el diagnóstico y tratamiento del paciente.

a) Se ajusta al hecho de que el diagnóstico y la interpretación están fuera del ejercicio de su profesión.
b) Actúa como colaborador para obtener información médica a través de la observación y comunicación, para ayudar al médico en el diagnóstico y tratamiento del paciente.

Principio 7º.- El Técnico es responsable de la protección del paciente, de si mismo, de los demás profesionales y del público en general, frente a la exposición innecesaria a las radiaciones ionizantes.

a) Realiza su trabajo con competencia y habilidad.
b) Utiliza los equipos y accesorios necesarios para limitar la radiación al área afectada del paciente.
c) Emplea técnicas y procedimientos para minimizar la exposición radiológica hacia sí mismo y los demás miembros del equipo sanitario.

Principio 8º.- El Técnico practica una conducta ética de acuerdo con su profesión.

a) Protege el derecho del paciente a una atención radiológica de calidad.
b) Ofrece al público información relacionada con la profesión y sus funciones.
c) Apoya la profesión manteniendo y potenciando el nivel profesional.

Principio 9.- El Técnico respeta las confidencias que se le hacen en el curso de la práctica profesional.

a) Protege el derecho del paciente a la intimidad.
b) Mantiene como confidencial la información relacionada con los pacientes, colegas y compañeros.
c) Revela la información confidencial solo si es requerido por la Ley o para proteger el bienestar del individuo o la sociedad.

Principio 10º.- El Técnico reconoce que la formación continuada es fundamental para el mantenimiento y el avance científico de la profesión.

a) Participa como alumno en actividades docentes referentes a las áreas específicas de responsabilidad y a la mejora de su actividad profesional.
b) Comparte sus conocimientos con otros profesionales.
c) Investiga aspectos nuevos de la práctica profesional.

4. CONFIDENCIALIDAD DE LA INFORMACIÓN

El derecho del paciente a la confidencialidad de la información viene reflejado en el artículo 10 de la Ley General de Sanidad. Este derecho no se viola en la comunicación entre profesionales de la asistencia sanitaria, siempre y cuando dicha información sea de utilidad y en beneficio de la atención sanitaria del paciente. Nunca se debe comentar ni hablar sobre un paciente en zonas del centro sanitario de libre acceso al público, como pueden ser las salas de espera, los ascensores, los pasillos o las cafeterías.

La confidencialidad de la información es un deber profesional según establece el artículo 55.1 del Estatuto del Personal Sanitario no facultativo de las instituciones sanitarias de la seguridad social, donde dice textualmente: Todo el personal obligado inexcusablemente a guardar el secreto profesional de modo absoluto y a todos los niveles.

En el artículo 199 del nuevo Código Penal establece en el punto 1 que:" El que revelare secretos ajenos, de los que tenga conocimientos por razón de su oficio o labores, será castigado con la pena de prisión de uno a tres años y medio y multa de seis a doce meses". Y en el punto 2 dice: "El profesional que, con incumplimiento de su obligación de sigilo o reserva, divulgue los secretos de otra persona será castigado con la pena de prisión de uno a cuatro años, multa de doce a veinticuatro meses e inhabilitación especial para dicha profesión por tiempo de dos a seis años. Esta figura penal, aunque general, es aplicable al personal sanitario. Para que este delito se produzca es necesario que se divulgue información de los datos clínicos o extraclínicos del paciente, que se ha obtenido en virtud de la relación profesional con el mismo y que este no haya consentido en dicha divulgación y además presente una denuncia. La información que queda protegida por este artículo es la que se recopila durante el acto de la prestación sanitaria y que el paciente nos comunica expresamente o que nosotros conocemos por otros medios. Una orden judicial es una razón legal (no ética) para vulnerar la confidencialidad de la información, en este caso se deben revelar solo los datos imprescindibles.

Tema 14

Sistemas de control de calidad de las instalaciones radiológicas: factores de calidad del proceso. Instrumentos para el control de calidad. Garantía de calidad y mantenimiento de la misma

Rodio ediciones

Índice esquemático

1. SISTEMAS DE CONTROL DE CALIDAD DE LAS INSTALACIONES RADIOLÓGICAS

1.1. Introducción

Los servicios de Apoyo al diagnóstico y Tratamiento son una pieza clave dentro del proceso asistencial, tanto en el ámbito hospitalario como ambulatorio. En realidad, son pocos los pacientes que no han utilizado alguno de estos servicios.

En el contexto sanitario se debe considerar como proveedores de servicios que tienen clientes internos (los servicios clínicos del centro sanitario) y clientes externos (cuando nos encontramos con pruebas concertadas). De todas formas, los pacientes son los clientes indiscutibles de todos estos servicios, independientemente de que haya o no, un contacto directo con el paciente. Como ejemplo diremos que no haya contacto directo en Anatomía Patológica pero sí lo encontramos en Radiodiagnóstico, Medicina Nuclear o Radioterapia.

Dentro de la calidad del proceso, el Servicio de Diagnóstico por la Imagen es un eslabón de la cadena asistencial, pero además, es parte fundamental de los circuitos de la organización. De forma que de su agilidad, tiempos de respuesta, capacidad diagnóstica, etc, va a depender en gran medida el resultado final del proceso.

En definitiva, por su situación estratégica en el proceso es conveniente prestarles especial atención con objeto de incidir positivamente en la mejora de la calidad asistencial de los centros sanitarios.

1.2. Concepto de calidad en el Servicio de Diagnóstico por la Imagen

Con frecuencia, cuando se habla de calidad en un servicio de radiología, suele interpretarse como que lo único que vamos a medir es la calidad que nos dan las imágenes radiológicas en cuanto a calidad fotográfica y calidad diagnóstica. En realidad es algo más complejo, y abarcaría desde el momento en que se diseña el servicio y se compra el equipo de rayos X, hasta que sale de dicho servicio el primer estudio informado realizado por ese aparato.

Como objetivos del sistema de calidad tendremos: aumentar la calidad profesional y técnica del personal, obtener imágenes de calidad diagnóstica y reducir costes, todo ello con un mínimo de dosis para el paciente y el personal profesionalmente expuesto a las radiaciones ionizantes.

El control de calidad sería la suma de métodos y procedimientos usados en la comprobación y mantenimiento de las partes de un sistema de rayos X, entendiendo éste como el conjunto de componentes para la producción, registro y visualización de imágenes radiográficas. Se ocuparía del estado del aparato de rayos X, de la inspección de las dependencias, de la inspección de los equipos de revelado, etc.

1.3. Real decreto 2071/95 de 33 de diciembre por el que se establecen los criterios de calidad en radiodiagnóstico

El Real Decreto 1132/90 de 14 de septiembre por el que se establecen medidas fundamentales de protección radiológica de las personas sometidas a exámenes y tratamientos médicos, y el R. D. 1891/91 de 30 de diciembre sobre instalaciones y utilización de aparatos de rayos X con fines de diagnóstico médico, incorporan al ordenamiento jurídico español tanto la directiva del consejo 84/466/EURATOM, sobre protección radiológica del paciente, como algunos aspectos de las directivas 80/836/ EURATOM y 84/467/EURATOM, sobre protección radiológica de la población y de los trabajadores.

En estos Reales Decretos se establece la vigilancia de las instalaciones de radiodiagnóstico, para garantizar la protección radiológica del paciente, en un caso, y para que no se produzcan exposiciones innecesarias para los trabajadores y el público, en el otro. Por ello se desarrollan de forma conjunta unos criterios mínimos para realizar el control de calidad de las instalaciones citadas, que permita mejorar la calidad y eficacia del acto radiológico médico y evitar exposiciones inadecuadas o excesivas.

Además, la Ley 14/86 de 25 de abril, General de Sanidad, en su artículo 40.7 y en la disposición final cuarta, obliga a establecer los requisitos mínimos para la aprobación y homologación de las instalaciones de centros y servicios. Y en su artículo 110, obliga a valorar por parte de la Administración Sanitaria la seguridad, eficacia y eficiencia de las tecnologías relevantes para la salud y la asistencia sanitaria.

El Real Decreto 2071/95 se dicta de acuerdo con lo expuesto anteriormente y con objeto de establecer los criterios de calidad en radiodiagnóstico fijados en el artículo 4 del R. D. 1132/90 y en la especificación técnica 4ª del anexo 1 del R. D. 1891/91. Tiene carácter de norma básica sanitaria, a los efectos previstos en el art. 149.1.16ª de la Constitución y de acuerdo con lo establecido en el art. 40.7 de la Ley 14/86 de 25 de abril, General de Sanidad y viene a establecer los procedimientos necesarios para que se dé cumplimiento a lo previsto en ambos Reales Decretos sobre protección radiológica de todas las personas implicadas en el uso de las instalaciones de radiodiagnóstico.

En su artículo 1 explicita que "las instalaciones de radiodiagnóstico serán sometidas a un control de calidad y a una verificación de los niveles de radiación anuales para comprobar que las dosis de radiación impartidas a los pacientes, así como las recibidas por los trabajadores expuestos y el público en general, tienden a valores tan bajos como pueda razonablemente conseguirse, además de producir imágenes de calidad suficiente para el diagnóstico".

El artículo 2 obliga a los titulares de la instalación de radiodiagnóstico a realizar el control previsto en el artículo anterior, según lo dispuesto en los RR DD 1132/90 y 1891/ 91. Además de indicar que la verificación de dosis impartidas a pacientes tiene que realizarse según las indicaciones y métodos que describiremos en el anexo I, y la verificación de los niveles de radiación en los puestos de trabajo y lugares accesibles al público, según lo dispuesto en el anexo III.

El responsable de la evaluación de la calidad de las imágenes que haya realizado directamente es el especialista médico, el odontólogo y el podólogo (art. 3). Cuando en la evaluación se utilicen maniquíes u objetos de prueba, ésta la realizaran expertos en Radiofísica. En cualquier caso, la aceptación final de la calidad de la imagen será competencia del médico, odontólogo o podólogo y se documentará mediante un informe escrito.

Si al realizar un control se detectan anomalías importantes se llevarán a cabo los ensayos necesarios para averiguar sus causas (art. 4.), que serán como mínimo los controles del anexo III relacionados con la avería. En este caso se deben realizar controles posteriores para verificar la eficacia de las acciones correctoras. El titular de la instalación debe tomar las medidas oportunas para corregir los motivos que originan las anomalías a la mayor brevedad posible y siempre en un plazo inferior a 60 días, contados a partir de la notificación mediante informe escrito realizado por la unidad técnica de protección radiológica.

Si en dicho plazo no se subsanan las anomalías, la instalación suspenderá provisionalmente su funcionamiento hasta su reparación.

Hay que realizar una verificación después de cualquier reparación o intervención sobre un equipo de rayos X o de su sistema de imagen que pueda repercutir en las dosis o en la calidad de imagen (art. 5) documentándose en un informe.

El titular de la instalación debe mantener un archivo (art. 6) con todos los informes citados a disposición de la autoridad sanitaria competente de la Comunidad Autónoma y del Consejo de Seguridad Nuclear (CSN).

El titular de la instalación de radiodiagnóstico deberá implantar de forma progresiva un programa de garantía de calidad (art. 7).

Los equipos de mamografía que se utilicen en programas para la detección precoz del cáncer de mama, deberán tener implantados desde su puesta en marcha, programas de garantía de calidad (art. 8).

En su disposición adicional única se establece que las nuevas instalaciones deben someterse a una prueba previa a su uso clínico, para determinar su aceptación. De dicha prueba se realizará un informe detallado que servirá de referencia para los siguientes controles.

A) Anexo I: Verificación de dosis impartidas a pacientes

Para detectar anomalías en el funcionamiento o la utilización de los equipos de radiodiagnóstico y plantear su corrección, será preceptivo: la medida de magnitudes relacionadas con la dosis que reciben los pacientes, basada en exploraciones radiológicas realizadas en el equipo objeto de control y la evaluación de parámetros que permitan objetivar la calidad de la imagen.

Las proyecciones estándar para el control de las dosis y la calidad de imagen son: Cráneo, tórax, columna lumbar, pelvis, abdomen y mama.

En ningún caso se irradiará a pacientes por motivos exclusivos de control de calidad de los equipos.

Tipo de exploración	Dosis a la entrada de referencia (en grafia) mGy
Abdomen AP	10.0
C. Lumbar AP/PA	10.0
C. Lumbar lateral	30.0
C. Lumbosacra lateral	40.0
Cráneo AP/PA	5.0
Cráneo lateral	3.0
Mamografía	7.0
Pelvis AP	10.0
Tórax Lateral	1.5
Tórax PA	0.3

Las directrices a seguir en los procedimientos operativos serán las siguientes:

Las magnitudes relacionadas con las dosis que reciben los pacientes se determinarán de acuerdo con alguna de las siguientes opciones:

- **Salas dedicadas a exploraciones simples** (sin escopia y con un nº reducido de proyecciones por pacientes).
  - ▷ Determinar el % de placas desechadas.
  - ▷ Determinar la dosis de entrada del paciente en una de las proyecciones estándar.
  - ▷ Se elegirá la que se realice con mayor frecuencia en la sala.
  - ▷ Muestra mínima de 10 estimaciones.
  - ▷ En todos los casos se detallarán las condiciones técnicas de la exposición, en cada proyección controlada:
  - ▷ Valores seleccionados de: Tensión, intensidad, tiempo.
  - ▷ Distancia foco-Película.
  - ▷ Tamaño del campo.
  - ▷ Espesor del paciente.
  - ▷ Detalle de la combinación película/hoja de refuerzo.
- **Salas dedicadas a exploraciones complejas convencionales** (digestivo, urografía, etc.) en las que se obtienen varias imágenes por exploración y se usa frecuentemente la escopia.
  - ▷ Medir dosis de entrada del paciente en grafía, en una de las proyecciones estándar.
  - ▷ Registrar condiciones de exposición.
  - ▷ Precisar nº de imágenes por exploración.
  - ▷ Precisar el tiempo de escopia para el tipo de exploración más usual en la sala.
  - ▷ Mínimo 5 determinaciones.
  - ▷ Medir tasa de dosis a la entrada en escopia.

- **Salas de exploraciones especiales** (Vascular, hemodinámica, intervencionismo, etc.)
  - ▹ Medir dosis a la entrada del paciente en una de las proyecciones estándar (si se llevan a cabo en el estudio).
  - ▹ Medir dosis en la superficie, durante todo el estudio en la zona de mayor frecuencia de incidencia del haz directo.
  - ▹ Registrar el nº de imágenes producidas.
  - ▹ Registrar el tiempo de escopia (si procede).
  - ▹ Hacer un mínimo de 5 determinaciones.
- **Salas de tomografía computerizada.**
  - ▹ Medir dosis en la superficie del paciente en la zona central de la región barrida por el equipo durante una exploración típica frecuentemente realizada.
  - ▹ Registrar detalles técnicos:
    - ◦ Kvp.
    - ◦ mAs.
    - ◦ Nº de cortes.
    - ◦ Espesor de los cortes.
    - ◦ Distancia entre los cortes.
    - ◦ Hacer mínimo de 5 determinaciones.

  La medida de las magnitudes aludidas en las opciones anteriores podrá llevarse a cabo sobre pacientes explorados en el equipo objeto de control, sin dimensiones ni patologías extremas.

  Podrá seguirse uno o varios de los tres métodos siguientes: en primer lugar, con dosímetros de termoluminiscencia colocados a la entrada del haz de rayos X en el paciente, en segundo lugar mediante cámaras de ionización de trasmisión, utilizadas en el curso de la exploración radiológica del paciente, y por último, a partir de valores de rendimiento medidos con detectores de radiación (sin paciente) aplicando las condiciones particulares de las exploraciones de que se trate, con los datos de pacientes y técnicas radiográficas utilizadas.
  - ▹ La evaluación de parámetros que permitan objetivar la calidad de imagen podrá llevarse a cabo con una o ambas de las siguientes opciones:
    - ◦ Mediante criterios referidos a las imágenes de una muestra de pacientes, se realizará un informe.
    - ◦ Con objetos de prueba que permitan valorar los parámetros físicos básicos de la imagen.
    - ◦ Anomalías susceptibles de aplicación de medidas correctoras:
    - ◦ Con respecto a las dosis en las proyecciones radiográficas relacionadas en el preámbulo de este anexo, si los valores medios obtenidos fueran superiores a los de referencia en más de un 25 %.
    - ◦ Con relación a las magnitudes relacionadas con las dosis a los pacientes, para las que no existan valores de referencia y hasta que se publiquen y se

acepten como válidos, se tomarán como indicadores los valores promedio iniciales medidos en cada sala y se compararán con los que obtengan en controles posteriores. No se debe superar el 25 % del valor inicial.

- ◦ Con relación a los criterios de calidad de las imágenes clínicas, el incumplimiento de los mismos.
- ◦ Con relación a la utilización de objetos de prueba, en incumplimiento de las recomendaciones del fabricante del mismo, respecto a la valoración de detalles de la imagen.

Las medidas y la evaluación se documentarán en un informe.

B) Anexo II: Verificación de niveles de radiación en puestos de trabajo y lugares accesibles al público

- La verificación de los niveles de radiación en los puestos de trabajo y en aquellos lugares accesibles al público se podrá realizar mediante:
- Cámara de ionización con un rango de energía para fotones que alcance al menos 25 keV y una exactitud en la respuesta de mas-menos 15 %, capaz de medir una tasa de dosis del orden del mSv/h o una dosis integrada en el rango del mSv.
- Dosímetros de termoluminiscencia.
- Ambos sistemas.

Las medidas y la evolución se documentarán en un informe.

C) Anexo III: Ensayos mínimos para averiguar las causas de anomalías importantes en los equipos de rayos X para diagnóstico. Control de calidad

- **Generador y tubos de rayos X**
  - ▹ Parámetros geométricos.
  - ▹ Distancia foco-receptor de imagen.
  - ▹ Coincidencia campo de luz-campo de radiación.
  - ▹ Coincidencia campo de luz-campo de registro de la imagen.
  - ▹ Perpendicularidad y centrado del haz de rayos X.
  - ▹ Generación y calidad del haz de rayos X.
  - ▹ Exactitud y reproducibilidad de la tensión.
  - ▹ Exactitud y reproducibilidad de los tiempos de exposición.
  - ▹ (Pueden realizarse cualquiera de las dos pruebas siguientes).
- Linealidad de los mAs.
- Exactitud y reproducibilidad de la intensidad de corriente.
- **Radiación de fuga**.
  - ▹ Detección de la radiación de fuga.
- **Sistemas de imagen.**
  - ▹ Inspección visual del estado de los negatoscopios. Medida de brillo y uniformidad en la iluminación de los mismos.

  - ▹ Contacto cartulina y película.
  - ▹ Brillo y contraste del monitor de TV.
  - ▹ Intensificador de imagen.
  - ▹ Resolución.
  - ▹ Estimación del ruido.
- **Proceso de revelado.**
  - ▹ Estanqueidad a la luz blanca en los cuartos oscuros.
  - ▹ Nivel de radiación en el lugar de almacenamiento de las películas.

1.4. Factores de calidad del proceso

A) Equipos generadores y tubos de rayos X

- **Tiempo, Kv y mA**

  Estos parámetros se someten a dos pruebas, una es la reproducibilidad que hace referencia a la dispersión medida cuando se realizan una serie de disparos en idénticas condiciones. Se trata de establecer la constancia de la exposición, obtener los mismos resultados con los mismos factores técnicos con el paso del tiempo. La otra es la fiabilidad que hace referencia a la relación, en todo el rango de selección, entre valor medido y el seleccionado.

  El detector utilizado consiste, en la mayoría de los casos, en dos detectores de semiconductor, ambos con blindaje de aluminio suficiente para asegurar una filtración que permita considerar el haz como monocromático. Uno de ellos posee además una filtración añadida también de aluminio y de un grosor determinado.

  Así, determinamos la capacidad de penetración de los fotones más energéticos del haz, y por tanto su energía, lo que nos dará conocimiento sobre la energía pico del espectro de rayos X. La señal enviada por la cámara menos atenuada se hace pasar por un temporizador que nos dará información sobre el tiempo en que el haz tiene una intensidad suficiente como para ser considerado haz de uso diagnóstico.

- **Rendimiento.**

  Los fines del control de calidad son obtener una imagen diagnóstica con un mínimo de dosis, compatible con la exploración que se realiza. Por ello, el principal parámetro a determinar es lo que se denomina rendimiento del tubo que consiste en una medida de la exposición producida por el equipo, expresa la cantidad de radiación que emite en mgy/mA.s

  El rendimiento se controla para reducir al mínimo la dosis al paciente. En general la cantidad de fotones producidos depende del miliamperaje, tiempo y kilovoltaje usados, de la naturaleza y tamaño del blanco anódico y de la filtración según la expresión aproximada:

  $$X = C \cdot mA \cdot t \cdot Kv^2$$

  Donde C es una constante cuyo valor disminuye con el uso del tubo por lo que el rendimiento varía con el envejecimiento. Se pueden hacer estudios de reproducibilidad y fiabilidad sobre el rendimiento del tubo y ante la variación de cualquiera de los tres parámetros (Kv, mA y t). Solo tendremos que tomar los conjuntos de medidas del apartado anterior y añadirles medidas simultáneas de exposición en todos los disparos, para lo que necesitamos una cámara de ionización.

Las propiedades del equipo que deben ser verificadas son la linealidad respecto a mAs (igual exposición independientemente de mA y tiempo) y la dependencia cuadrática con el kilovoltaje.

Otra propiedad que no hemos nombrado es la reciprocidad, que consiste en la correspondencia entre los rendimientos obtenidos en disparos cuya única diferencia es que los mAs son obtenidos con distintas combinaciones de tiempo y mA.

- **Forma de onda**.

  La posibilidad de enviar la señal producida en un detector hacia un osciloscopio nos permitirá evaluarla en función del tiempo. Si también disponemos de medida de Kv, podremos dar la forma en que éste varía en el tiempo, lo que nos informará sobre la rectificación del tubo. Por ejemplo, averiguamos posibles fluctuaciones anómalas de la corriente.

- **Filtración y CHR**.

  Como ya sabemos, los tubos de rayos X deben poseer una filtración total (inherente y añadida) para endurecer el haz de radiación, mediante la eliminación de los fotones de baja energía. Por otra parte tenemos que la filtración aumenta debido al depósito de Wolframio evaporado del ánodo. Con esto se provoca una sobre atenuación del haz con la consiguiente disminución en el rendimiento del tubo. Si el tubo posee una filtración excesiva deberá ser sustituido. Se exige que los aparatos de rayos X tengan una filtración mínima equivalente a 2.5 mm de aluminio. La filtración se determina utilizando medidas indirectas de rendimiento y Kv.

  La capa hemireductora (CHR) es el espesor de material necesario para reducir a la mitad la tasa de exposición. Se determina con medidas de rendimiento bajo y espesores variables de aluminio. Los resultados, con los parámetros de exposición (Kv, mA y t) constantes, se representan gráficamente extrayendo por interpolación lineal el espesor de aluminio que corresponde a una reducción de rendimiento a la mitad, referido respecto al rendimiento sin espesor de aluminio.

B) Sistemas de imagen

- **Negatoscopios**.

  Un negatoscopio deteriorado o unas condiciones de luz ambiental inadecuadas, pueden dar lugar a un diagnóstico incorrecto e incluso a que se deseche una radiografía bien realizada.

  Los factores más determinantes que debemos tener en cuenta son: Luminosidad, uniformidad e iluminación ambiental.

  El instrumento de medida será un luxómetro calibrado en lux y con difusor por tratarse de medidas de fuentes extensas. La luminosidad (consistencia de la salida de luz con el paso del tiempo) recomendada es de 5500 lux, medida en contacto y en el centro del negatoscopio.

Para la medida de uniformidad (consistencia de la salida de luz entre distintos negatoscopios) dividiremos la superficie en nueve cuadros iguales, realizando medidas de intensidad en cada uno de ellos. De esta forma, se calcula la dispersión de las nueve medidas y comprobamos que cumple nuestro criterio de aceptación.

Con respecto a la iluminación ambiental, debe encontrarse alrededor de los 100 lux, medida en el lugar de trabajo con el negatoscopio apagado.

Otro factor casi siempre olvidado es la limpieza del negatoscopio, debemos mantener en buenas condiciones la superficie del mismo.

- **Reveladoras.**

  El control de las reveladoras se refiere a la medida de magnitudes físicas y químicas, temperatura y pH básicamente, y a la realización de la curva de densidad óptica de una película de respuesta conocida.

  La medida de la temperatura debe hacerse con un termómetro adecuado, ya que sus variaciones afectan directamente al revelado, de forma que un aumento de la temperatura aumentará el velo y la velocidad en todas las películas procesadas, deteriorando así, la calidad de la imagen.

  La medida del pH nos dará información sobre el estado del revelador. La contaminación del revelador se manifiesta generalmente por un aumento del velo y la velocidad de la película. Por otro lado la tasa de refuerzo del revelador afecta al resultado, de forma que una tasa insuficiente lleva a un descenso de velocidad y contraste.

  Estas últimas anomalías tienen repercusión en la curva de densidad óptica, por eso ésta se considera el método más rápido y eficaz para detectar variaciones en la procesadora.

  La curva de densidad óptica se realiza mediante sensitómetro, dispositivo capaz de impresionar una película radiográfica con luz visible de la longitud de onda adecuada (películas de serie azul y verde) y que está dotado de una serie de filtros atenuadores de forma que el resultado consiste en una impresión escalonada, recibiendo cada zona una intensidad constante y conocida. Los escalones se miden mediante un densitómetro, que consiste básicamente en un fotómetro calibrado y una fuente de luz monocromática igualmente calibrada. Cuando comparamos con la curva patrón podemos observar si ha habido variaciones sensibles en las propiedades de velo, velocidad y contraste.

- **Cuarto oscuro.**

  Para asegurar unas condiciones ambientales óptimas que no dañen las películas, debemos ocuparnos de los siguientes factores:

  - Niveles de radiación: usando detectores adecuados, con grandes volúmenes de cámara o mediante dosimetría de área de termoluminiscencia.
  - Humedad ambiental: se utilizará un higrómetro. Debe estar entre un 40 y un 60%, favorece la aparición de artefactos por electricidad estática.
  - Temperatura: Debe estar alrededor de los 20 grados C, por encima de 24 produce aumento de velo.

▹ Iluminación: Se debe vigilar la estanqueidad a la luz del exterior. Las luces rojas interiores presentarán una filtración correcta.

▹ Almacenes. Deben someterse a un control semejante al del cuarto oscuro.

- **Chasis y pantallas de refuerzo.**

  Deberemos detectar chasis deformados que permitan la entrada de luz, pantallas de refuerzo deterioradas, contacto película- pantalla defectuoso o uso de pantallas inadecuadas para la película utilizada.

  El contacto película-pantalla se comprueba mediante un test de trama, consistente en un entramado de hilos de cobre al que se le realiza una radiografía sin rejilla antidifusora. En el caso de un contacto defectuoso aparecerán zonas de mayor densidad, donde el entramado estará menos contrastado.

  La estanqueidad a la luz se comprobará exponiendo un chasis cerrado con película a una fuente de luz intensa, durante un tiempo suficiente. Tras el revelado, observaremos si aparecen manchas oscuras principalmente en los bordes de la película.

  Películas. Las características que definen una película, que influyen en la calidad de imagen, las estudiaremos más adelante, decir ahora que el control consistirá básicamente en la realización de una curva de densidad óptica y un control de resolución mediante el uso de un maniquí de puntos o de líneas.

  Cámaras e intensificadores. Los equipos de intensificación de imagen a través de una cámara de video, son dispositivos de electrónica compleja con multitud de parámetros. Los más importantes son los siguientes:

- **Control automático de ganancia y brillo**: una calibración incorrecta dará lugar a un aumento de dosis al paciente. Las tasas de exposición a la entrada del intensificador no deben superar el mGy/s.
- **Estado del monitor**: se valora mediante una prueba de escala de grises, una prueba circular de distorsión y una prueba de contraste.
- Resolución del sistema: Se controla mediante un test de resolución de barras o tramas.
- **Eficiencia de conversión**: se verifica mediante medidas sin cámaras (hay que desmontar el equipo). La medida se da en candelas/m2 por mR/s.
- **Contraste**: se define como la relación de luminancias entre zonas expuestas y no expuestas.

C) Dispositivos asociados

- **Geometría de equipo.**

  ▹ Perpendicularidad y centrado del haz: para su control se usa un cilindro radiotransparente que tiene en el centro de sus bases una pequeña bolita metálica. Se coloca sobre una trama calibrada y se realiza una exposición. En la placa aparecen el punto metálico y la trama calibrada, pudiendo valorar así los factores objeto de control.

  ▹ Congruencia de campos: este control se puede realizar colocando en los vértices del campo luminoso unos triángulos de plomo y realizando una exposición de los mismos sin variar sus posiciones.

- ▷ Transmisión de colimadores: se basa en estudios densitométricos de las zonas colimadas. Podemos valorar si las láminas colimadoras presentan una atenuación insuficiente, irradiando por tanto zonas del paciente que no es preciso irradiar.
- ▷ Tamaño efectivo del punto focal: sabemos que cuando aumentamos el tamaño del punto focal, disminuye la definición de estructuras pequeñas. Por tanto, para evaluar el tamaño efectivo del punto focal se debe valorar su resolución usando un patrón de prueba de resolución compuesto por dos grupos de patrones de barras con tamaños diferentes.
- ▷ Rejillas antidifusoras. Sabemos que la radiación dispersa influye en la formación de la imagen radiológica aumentando el velo y disminuyendo el contraste. Esto puede evitarse parcialmente utilizando rejillas antidifusoras. Las anomalías que podemos encontrar en estos dispositivos son:
- ▷ Fallos de focalización: uso de una distancia foco-rejilla inadecuado. Permite pérdida de densidad, siendo el efecto mayor en los bordes que en el centro de la película.
- ▷ Descentrado rejilla-haz: tendremos pérdida uniforme de densidad. Se produce cuando hay un desplazamiento lateral del centro de la rejilla respecto al eje del haz de radiación.
- ▷ Falta de perpendicularidad rejilla-haz: tendría el mismo efecto anterior.
- ▷ Parrilla invertida: solo se impresiona la parte de la película que está alrededor del eje central del haz.
- ▷ Artefactos: producidos por el deterioro físico de las láminas de la rejilla.
- ▷ Perdida de definición: producido por movimientos del soporte. Se determina mediante el uso de test de resolución adecuados.

- **Exposímetros automáticos**. El control automático de exploración es en teoría la forma óptima de controlar la dosis que recibe el paciente y asegurar una correcta exposición de la película.

  Consiste en un dispositivo de interrupción de la corriente del tubo controlado por un electrómetro al que llega la señal enviada por una o varias cámaras de ionización que se encuentran situadas tras el conjunto chasis. Si está calibrado correctamente la exposición terminará cuando la película haya recibido una exposición tal que asegure un oscurecimiento óptimo de la misma. Si no lo está obtendremos imágenes sub o sobreexpuestas.

- **Blindajes y señalización**. Se debe realizar una verificación periódica de las condiciones ambientales de la sala para comprobar las posibles variaciones en las condiciones de trabajo y por las posibles incidencias accidentales que provoquen desperfectos en las barreras radiológicas. Este apartado y lo referente a señalización radiológica de zonas se desarrollará en los temas correspondientes a radioprotección.

  Es conveniente controlar el correcto funcionamiento de indicadores luminosos y acústicos, sobre todo los relacionados con la realización de una exposición.

1.5. Instrumentos para el control de calidad

A) Calibración

En lo expuesto anteriormente se han nombrado una serie de instrumentos de medida insistiendo siempre en la necesidad de una correcta calibración de los mismos.

El objetivo de una calibración de un instrumento es relacionar los resultados obtenidos por el mismo, después de una medida, con la unidad internacional definida para la magnitud física involucrada, de forma que cualquier medida, realizada en cualquier lugar y bajo cualesquiera condiciones, pueda ser expresada en unidades internacionales.

La periodicidad de calibración de los instrumentos debe ser anual, y siempre obligada después de cualquier reparación y/o modificación.

B) Equipamiento básico

- pH-metro químico o electrónico, que muestre un rango de respuesta pH entre 3 y 13 (pH fijador entre 3 y 6: pH revelador de 8 a 13). El electrónico posee mayor precisión y no necesita la manipulación de los líquidos, aunque es mucho más costoso que el dispositivo químico.
- Sensitómetro generador de cuña de un mínimo de 12 escalones (lo normal son 21) y con posibilidad de selección de gama cromática (azul-verde).
- Densitómetro, lector de la curva sensitométrica, que dependiendo del precio tendrá un funcionamiento más o menos automático, junto con el sensitómetro forma un solo equipo, debiendo estar ambos perfectamente calibrados para asegurar la correcta realización de la curva de densidad óptica.
- Termómetro calibrado en grados, centígrados o absolutos, con una precisión mínima de 1°. Los más recomendables son los profesionales de mercurio. También se encuentran en el mercado termómetros electrónicos que basan su funcionamiento en la variación de la resistencia eléctrica de un metal con el aumento de la temperatura.
- Película radiográfica que se usa para determinar la referencia densitométrica. Se recomienda utilizar la película de uso más extendido en el servicio.
- Fotómetro calibrado en lux para establecer los niveles luminosos en ambientes y negatoscopios. Su rango de medida debe estar entre los 100 lux (nivel ambiental recomendado) y los 5500 lux (nivel óptimo en el centro del negatoscopio.
- Patrones de resolución normalmente fabricados en acero u otro metal resistente a deformaciones. Están basados fundamentalmente en la separabilidad de líneas. Puede ser recomendable el uso de un test general de resolución en distintos niveles de contraste, "maniquíes de control global". El más extendido actualmente es el TOR de la Universidad de Leeds, realizando la prueba directamente sobre el chasis y que incluye los siguientes elementos:
  - ▹ 17 objetos de 0.5 mm de diámetro con contraste variable para el estudio de sensibilidad de alto contraste.
  - ▹ 17 objetos de 11 mm de diámetro para sensibilidad de bajo contraste.

▹ Cuña escalonada de aluminio de 10 escalones.
▹ Rejilla de resolución con 27 niveles de resolución.
▹ Una zona de "no exposición" para control de velo.
▹ Una ventana de exposición total para nivel de saturación.

En el mercado se pueden encontrar diversidad de objetos, de los que destacaremos las mallas de contacto película-pantalla y aquellos que además de resolución en grafía sirven para el estudio de aberraciones en escopia.

- Test geométricos como los ya descritos en el apartado sobre la geometría del equipo. Podemos encontrarnos objetos de prueba múltiple que son muy cómodos ya que requieren un número menor de exposiciones para realizar el control.
- Cámaras de ionización, es un instrumento imprescindible pues solo él puede dar medidas de rendimiento. Es un instrumento versátil que puede incluso suministrar valores aproximados de CHR y filtración total.

  Hay ocasiones en las que se utilizan otro tipo de dosímetros, como semiconductores o centelleadores sólidos, de menor tamaño y menos delicados. Pero los detectores de ionización son los más recomendados para este tipo de medidas, aunque su respuesta a fotones de baja energía es pobre, debido a que requieren envolturas no sensibles que atenúan esta radiación.

  Algunos dosímetros comerciales se suministran con un bloque de aluminio equivalente a 30 cm de tejido a 80 Kv, de forma que según se coloque el detector, normal o invertido, nos suministrará una evaluación directa de dosis-entrada y de dosis-salida, con la consiguiente aproximación a la dosis absorbida.

  La cámara de ionización más utilizada en controles de equipos es la de tipo planar de 30 cm3, que acompaña a la mayoría de equipos complejos.
- Penetrámero electrónico con temporizador, los más conocidos, Keithley y RTI, son de difícil transporte y costo muy elevado para la mayoría de los servicios. Además, el Keithley responde defectuosamente a los generadores de alta frecuencia.

  En el caso del instrumento DIGI-X el problema se centra en su sensibilidad a nivel de la señal, siendo necesario que ésta se encuentre entre 1 y 10 voltios.

2. GARANTÍA DE CALIDAD Y MANTENIMIENTO DE LA MISMA

2.1. Definición de Garantía de Calidad en Radiodiagnóstico

La OMS define la Garantía de Calidad en Radiodiagnóstico médico como "un esfuerzo organizado por parte del personal operativo de un equipo humano, para asegurar que las imágenes usadas para el diagnóstico y producidas por dicho equipo son de una calidad lo suficientemente alta como para proporcionar constantemente información diagnóstica adecuada, con el coste más bajo posible y con la mínima exposición posible del paciente a la radiación".

a) Debe hacerse extensiva a la dosis recibida por el personal profesionalmente expuesto, que debe ser la mínima posible, aunque ya conducen a ello las actuaciones tendentes a reducir la dosis al paciente.

b) Implica la participación y responsabilidad de todo el personal implicado en el proceso de obtención de la imagen.
c) Se deben establecer procedimientos para evaluar la calidad de las imágenes.
d) Se deben evaluar los costes de cada exploración, tanto directos como los derivados del riesgo radiológico de pacientes y personal profesionalmente expuesto.
e) Se establecerán procedimientos de medida de dosis al paciente para poder valorar la reducción de la misma.
f) Incluiría: Técnicas de control administrativo, normas y procedimientos del servicio, efectividad y eficacia técnicas y docencia dentro del departamento.
g) Hay que garantizar que se cumplen los requisitos en imagen, costes y dosis.

2.2. Programa de garantía de Calidad en Radiodiagnóstico

Lo designaremos como la estructura organizada y definida, diseñada para proporcionar Garantía de Calidad en un servicio de radiodiagnóstico.

La implantación de un programa de garantía de calidad no es una tarea sencilla y exige conocer las principales causas por las que disminuye la calidad o aumenta la dosis a pacientes o profesionales. Por lo que necesitaremos personal e instrumentos de medida para recopilar datos, hacer mediciones, analizar las causas de las películas repetidas, etc. Y así poder establecer un programa inicial que incluya los elementos que veremos a continuación.

Los beneficios del programa de garantía de calidad se entenderán desde dos vertientes, en primer lugar la satisfacción de los pacientes para lo que se minimiza la radiación innecesaria a los mismos (radiografía repetida significa radiación adicional) y se mejora la eficacia general del suministro de servicios radiológicos, y en segundo lugar la satisfacción del propio servicio de radiología, se mejora la moral del personal, se protocolizan las exploraciones y se aumenta la fiabilidad, la eficacia y la relación efectividad/costo del equipo.

A) fases del programa de garantía de calidad

- Fase previa: Se determina el estado operativo inicial del servicio, evaluando un análisis de rechazo de películas y de dosis al paciente durante un mínimo de 6 meses para obtener unos resultados fiables en cada una de las unidades. Se controla el estado de todos los elementos y se calibran los equipos de referencia.
- Fase inicial o de intervención: Se corrigen las deficiencias detectadas en la fase anterior. Estas medidas se confirmarán por repetición, comprobando así su validez.
- Fase de seguimiento: Una vez corregidos los defectos, se realizan verificaciones periódicas que garantizan el funcionamiento correcto de todas las unidades vigiladas. En esta fase se han incluido sólo las instalaciones convencionales y los controles se han realizado sobre los equipos radiológicos, soportes de imagen y procesadoras. Además se deben realizar pruebas de estado siempre que se sospeche que el equipo no funciona correctamente y pruebas de aceptación después de cualquier reparación que pueda incidir en la calidad de imagen o en la dosis a pacientes o personal profesionalmente expuesto.

- Fase de ampliación: El programa se amplía al resto de las instalaciones del servicio, como por ejemplo: Tomógrafos, exposímetros automáticos, etc.
- Fase de evaluación: tras un periodo de 6 a 12 meses se deben repetir los estudios de rechazo de placas y las mediciones de dosis al paciente, para evaluar las mejoras y su grado de eficacia con respecto a la fase previa.

B) Elementos del programa de garantía de calidad

- Para poner en funcionamiento un programa de garantía de calidad en radiodiagnóstico, son necesarios los siguientes elementos:
- Criterios de funcionamiento: Se definen que parámetros relacionados con la calidad de la imagen y con la dosis al paciente describen el funcionamiento de cada elemento del equipo.
- Elección del equipo: Los valores de aceptabilidad del equipo deben especificarse en el contrato que describe las características del aparato, en el momento de la compra. El servicio debe determinar los criterios de rendimiento deseados para ese equipo. Siempre consiguiendo mínima dosis/máxima calidad.
- Pruebas de aceptación: Cualquier equipo recién instalado debe someterse a las pruebas de aceptación antes de usarse con pacientes, pata comprobar que se cumplen las especificaciones de compra.
- Reproducibilidad del equipo: Se deben realizar pruebas periódicas y sencillas para valorar si la calidad de las imágenes se mantiene dentro de los límites adecuados.
- Mejora del equipo: Se debe comprobar de forma continua que el equipo se usa de forma adecuada y que los recursos tanto materiales como humanos se emplean con la máxima eficiencia. Se realizará un estudio de rechazo de placas y de dosis al paciente.
- Mantenimiento del equipo. En general es muy costoso por lo que hay que asegurar que el servicio obtiene provecho de la inversión. Además, debemos conseguir que el mantenimiento mejore el funcionamiento del equipo, sin producir deterioros en la calidad.
- Criterios de sustitución de equipos. Es necesario establecer criterios para definir cuándo se reemplaza una pieza o el conjunto del equipo. Como criterio general, en el momento en que es imposible mejorar la calidad de imagen, encontrándose ésta por debajo de los límites preestablecidos en el servicio.
- Formación del personal. Para el éxito del programa de garantía de calidad es imprescindible la formación adecuada del personal del servicio sobre los objetivos del programa y sobre los métodos de control a realizar.

En general los elementos de un programa de garantía de calidad se dividen en:

- Pruebas de aceptación: son las que se realizan al equipo una vez instalado y siempre antes de utilizarse con pacientes, deben ser detalladas y completas.
- Pruebas de estado: se realizan en los equipos que ya están en funcionamiento y su finalidad es determinar las condiciones normales de funcionamiento del equipo.

- De las pruebas de aceptación y de estado se obtienen los llamados "valores de referencia", para comparar con los resultados de revisiones posteriores.
- Pruebas de constancia: También llamadas de reproducibilidad, son rápidas y se realizan para decidir si el equipo continúa funcionando de forma aceptable.

Tema 15

Radioprotección. Concepto, objetivos y principios generales. Fundamentos de la detección de las radiaciones. Detectores utilizados en las instalaciones radiológicas. Tipos y aplicaciones

eRodio ediciones

Índice esquemático

1. RADIOPROTECCIÓN. CONCEPTO, OBJETIVOS Y PRINCIPIOS GENERALES

1.1. Concepto y objetivos

La utilización creciente de las radiaciones ionizantes en diferentes campos, ha hecho necesario incrementar las medidas de protección radiológica, con objeto de evitar posibles daños a la población actual y a la futura.

La protección radiológica tiene como objeto principal asegurar la protección de los individuos y su descendencia, así como de la comunidad en su conjunto contra los efectos adversos de las radiaciones, sin impedir por ello aquellas actividades que utilizando radiaciones ionizantes sean beneficiosas para la sociedad.

Los efectos biológicos que las radiaciones ionizantes producen sobre el organismo se han clasificado como estocásticos o aleatorios y no estocásticos o deterministas.

El estudio de los efectos biológicos de la radiación ha conducido a establecer unos límites anuales de dosis, que junto a la aplicación del criterio ALARA, hace necesario adoptar una serie de reglas para evitar que tanto los trabajadores profesionalmente expuestos como el público en general reciban dosis de radiación innecesarias.

Factores en que se basan los métodos de protección radiológica
Distancia: Mínimo 2 m. de la fuente
Tiempo de exposición: El mínimo posible
Blindaje: Material absorbente de los RX

1.2. Principios generales

De lo expuesto anteriormente, se puede deducir que los principios fundamentales de la protección radiológica son:

- Prevenir o impedir la producción de efectos biológicos no estocásticos, reduciendo la dosis para lo que establecen límites lo suficientemente bajos.
- Limitar la probabilidad de incidencia de efectos biológicos estocásticos, hasta valores aceptables.

1.3. Sistema de limitación de dosis

Para poder llevar a cabo estos principios, se establece el denominado sistema de limitación de dosis, cuyos rasgos fundamentales son:

1.3.1. Justificación de la práctica

No se debe abordar ninguna práctica que dé lugar a exposición de individuos o colectividades, a menos que su introducción represente una ventaja neta, teniendo en cuenta intereses biológicos, económicos y sociales.

1.3.2. Optimización

Todas las exposiciones se mantendrán al nivel más bajo que se pueda conseguir, criterio ALARA "As Low As Reasonably Achievable(tan bajo como sea razonablemente posible). El procedimiento de optimización consiste en reducir las dosis colectivas y de este modo el detrimento de la salud.

1.3.3. Limitación

La protección radiológica debe impedir la aparición de efectos deterministas limitando la dosis por debajo del umbral. Limitar los niveles de dosis a cifras tan bajas como sea posible, en orden de reducir la incidencia de los efectos estocásticos. Este objetivo se cumple si se vela porque las prácticas que supongan una exposición determinada estén justificadas y manteniendo la mencionada exposición en los niveles mínimos posibles.

1.4. Real Decreto 815/2001 de 13 de julio, sobre justificación del uso de las radiaciones ionizantes para la protección radiológica de las personas con ocasión de exposiciones médicas

1.4.1. Introducción

La Ley 14/1996 de 25 de abril, General de Sanidad, en sus artículos 40.7 y 110, y en su disposición final cuarta, obliga a establecer requisitos mínimos para la aprobación y homologación de las instalaciones de centros y servicios, y a valorar, por parte de la Administración Sanitaria, la seguridad, eficacia, y eficiencia de las tecnologías relevantes para la salud y asistencia sanitaria.

Mediante este Real Decreto se incorpora al ordenamiento jurídico español la Directiva 97/ 43/ EURATOM, del Consejo, de 30 de junio, relativa a la protección de la salud frente a los riesgos derivados de las radiaciones ionizantes en exposiciones médicas por la que se sustituye la directiva 84/466/EURATOM, en aquellas materias no recogidas en los Reales Decretos 1841/1997, de 5 de diciembre, 1566/1998, de 17 de julio, y 1976/1999, de 23 de diciembre, por los que se establecen respectivamente los criterios de calidad en Medicina Nuclear, Radioterapia y Radiodiagnóstico, en el Real Decreto 1132/1990, de 14 de septiembre por el que se establecen medidas fundamentales de protección radiológica de las personas sometidas a exámenes y tratamientos médicos, y en el Real Decreto 220/1997, de 14 de febrero, por el que se crea y regula la obtención del título oficial de Especialista en Radiofísica Hospitalaria. En el artículo 7 de la citada directiva 97/ 43/EURATOM, se regula la formación en protección radiológica en las Facultades de Medicina y Odontología, en las Escuelas Universitarias de Podología y en las escuelas de Técnicos Superiores en Diagnóstico por la imagen y Radioterapia, así como en las especialidades de Oncología Radioterápica, Radiodiagnóstico y Medicina Nuclear y en aquellas especialidades médicas en que se utilicen radiaciones ionizantes.

El presente Real Decreto será de aplicación en todo el territorio nacional de conformidad con lo dispuesto en el artículo 149. 1. 16ª de la Constitución y la Ley 14/1986 artículo 40.7 de 25 de abril.

1.4.2. Objeto y ámbito de aplicación

a) Exposiciones médicas.
   - ▷ Exposición de pacientes para su diagnóstico o tratamiento médico.
   - ▷ Exposición de trabajadores en la vigilancia de su salud.
   - ▷ Exposición de personas en programas de cribado sanitario.
   - ▷ Exposición de personas sanas o de pacientes que participan voluntariamente en programas de investigación.
   - ▷ Exposición de personas como parte de procedimientos médico-legales.

b) Exposición de personas que, habiendo sido informadas y habiendo dado su consentimiento colaboran con independencia de su profesión en la ayuda y bienestar de personas que están sometidas a exposiciones médicas.

1.4.3. Justificación

- Justificación general de las exposiciones médicas.
- Procedimientos previos para la justificación de las exposiciones médicas.
- Justificación de tipos de prácticas.
- Justificación individual de las exposiciones médicas.

1.4.4. Responsabilidades en las exposiciones médicas por razones de diagnóstico o terapia

En las unidades asistenciales de Radiodiagnóstico, Radiología intervencionista, Medicina Nuclear y Radioterapia, el médico especialista y el odontólogo, y el Podólogo, en el ámbito de sus competencias serán los responsables de valorar: La correcta indicación del procedimiento radiológico y definir alternativas, al mismo, sin riesgo radiológico o con menor riesgo radiológico.

1.4.5. Exposiciones por razones médico-legales

Las exposiciones de personas como parte de procedimientos con fines jurídicos o de seguros sin indicación médica tienen que estar siempre justificadas, atendiendo a las causas especiales que la indiquen.

1.4.6. Protección radiológica de las personas que ayudan voluntariamente a pacientes sometidos a exposiciones médicas

El responsable del programa de garantía de calidad en las Unidades asistenciales de Radiodiagnóstico, Radiología intervencionista y medicina Nuclear establecerá en dicho programa restricciones de dosis para las exposiciones de estas personas.

1.4.7. Protección radiológica de las personas en contacto con pacientes sometidos a tratamiento o diagnóstico con radionucleidos

El médico especialista o en quien delegue proporcionará al paciente o a su representante legal instrucciones escritas, con objeto de reducir los valores de dosis, de las personas que puedan estar en contacto con el paciente, asimismo se les proporcionará información escrita sobre los riesgos originados como consecuencia de su permanencia en las proximidades del paciente.

1.4.8. Criterios clínicos para exposiciones médicas y dosis de referencia

La Dirección General de Salud Pública y Consumo adoptará medidas para que médicos prescriptores dispongan de recomendaciones sobre criterios clínicos de referencia en exposiciones médicas.

1.4.9. Formación en protección radiológica

a) Garantías. Se incluirá un curso de formación del personal sanitario responsable de las exposiciones médicas.
b) Objetivos. Relativos a la adquisición de conocimientos teórico-prácticos adecuados, en el área de protección radiológica.
c) Actualización de conocimientos. Todo el personal implicado en las tareas que se realizan en Unidades asistenciales de Radiodiagnóstico, Radioterapia, Medicina Nuclear y en aquellas otras que puedan estar relacionadas con el uso de radiaciones ionizantes, deberá actualizar sus conocimientos participando en actividades de formación continuada en protección radiológica, según su nivel de responsabilidad. Estos programas de formación deben ser acreditados por la autoridad sanitaria competente.

1.4.10. Auditoria, vigilancia, infracciones y sanciones

Los sistemas de auditoría establecidos deberán tener en cuenta los objetivos previstos en este Real Decreto, a los efectos de la certificación de los correspondientes programas de garantía de calidad. La autoridad competente vigilará el cumplimiento de lo establecido en este Real Decreto. El incumplimiento de los establecido constituirá infracción administrativa en materia de sanidad y será objeto de sanción administrativa previa instrucción del oportuno expediente, de conformidad con el capítulo VI del título I de la Ley 14/1986, de 25 de abril.

1.4.11. Plazo de adaptación

Los titulares de las unidades que estén funcionando a la entrada en vigor de este Real Decreto dispondrán de un plazo de un año para adaptar su programa de garantía a lo establecido en esta norma.

1.5. Real Decreto 783/2001, de 6 de julio, por el que se aprueba el reglamento sobre protección sanitaria contra radiaciones ionizantes

1.5.1. Introducción

El art. 2 b del Tratado constitutivo de la Comunidad Europea de la Energía Atómica (EURATOM) dispone que la comunidad deberá establecer normas uniformes de protección sanitaria de los trabajadores y de la población contra los riesgos que resulten de las radiaciones ionizantes, dirigidas a señalar las dosis máximas admisibles que sean compatibles con una seguridad adecuada, los niveles de contaminación máximos admisibles y los principios fundamentales de la vigilancia sanitaria de los trabajadores.

En este sentido, el actual Real decreto 53/1992, de 24 de enero, por el que se aprueba el reglamento de protección sanitaria contra radiaciones ionizantes, operó en España la transposición de las directivas 80/836 y 84/467, de EURATOM, al tiempo que permitía aclarar desarrollar y completar lo dispuesto en el capítulo VI de la Ley 25/1964, de 29 de abril sobre Energía Nuclear, constituyendo la norma básica ebn materia sanitaria en el sentido del artículo 149. 1.16ª de la Constitución Española, en aplicación de la competencia exclusiva del Estado para dictar legislación laboral según el artículo 149.1.7ª de nuestra Carta Magna.

1.5.2. Reglamento sobre protección sanitaria contra las radiaciones ionizantes

a) Objeto y ámbito de aplicación

Este Reglamento tiene por objeto establecer las normas relativas a la protección de los trabajadores y de los miembros del público contra los riesgos que resulten de las radiaciones ionizantes. De acuerdo con la Ley 25/1964 de 29 de abril, sobre Energía Nuclear

b) Información y formación

El titular de la práctica o, en su caso la empresa externa deberá informar, antes de iniciar su actividad, a sus trabajadores expuestos, personas en formación y estudiantes que, durante sus estudios, tengan que utilizar fuentes, sobre: los riesgos y la importancia que reviste el cumplimiento de los requisitos técnicos, médicos y administrativos .Las normas y procedimientos de protección radiológica y precauciones que deben adoptar. En el caso de mujeres, la necesidad de efectuar rápidamente la declaración de embarazo y notificación de lactancia. Y deberán recibir formación en materia de protección radiológica a un nivel adecuado a su responsabilidad y al riesgo de exposición en su puesto de trabajo.

c) Evaluación de la exposición

- Vigilancia del ambiente de trabajo.

  Comprenderá la medición de las tasas de dosis externa. La medición de las concentraciones de actividad en el aire y la contaminación superficial. Los documentos correspondientes al registro, evaluación y resultado de dicha vigilancia deberán ser archivados por el titular de la práctica, quien los tendrá a disposición de la autoridad competente.

- Vigilancia individual.

  La dosimetría individual tanto externa como interna, será efectuada por los Servicios de Dosimetría Personal expresamente autorizados por el Consejo de Seguridad Nuclear. Su periodicidad no será superior a un mes.

- Estimación de las dosis de los trabajadores de categoría A.

  En relación con los trabajadores expuestos perteneciente a la categoría A será obligatorio: En caso de riesgo de irradiación externa, la utilización de dosímetros individuales. En el caso de de riesgo de exposición parcial o no homogénea del organismo la utilización de dosímetros adecuados en las partes potencialmente más afectadas. En el caso de riesgo de contaminación interna, la realización de las medidas o análisis pertinentes para evaluar las dosis correspondientes.

- Estimación de las dosis de los trabajadores de categoría B.

  Las dosis individuales recibidas por los trabajadores expuestos pertenecientes a la categoría B se podrán estimar a partir de los resultados de la vigilancia realizada en el ambiente de trabajo.

- Estimaciones especiales de dosis.

  En los casos en los que no sea posible las mediciones individuales, la vigilancia individual se basará en una estimación realizada a partir de mediciones individuales hechas a otros trabajadores expuestos.

- Estimación de dosis en exposiciones accidentales y de emergencia.

  En caso de exposiciones accidentales se evaluarán las dosis asociadas y su distribución en el cuerpo.

- Superación de los límites de dosis.

  Cuando a consecuencia de una exposición especialmente autorizada, exposición accidental o exposición de emergencia hayan podido superarse los límites de dosis fijados, deberá hacerse un estudio para evaluar, con la mayor rapidez y precisión posible, las dosis recibidas.

d) Registro y notificación de resultados

- **Historial dosimétrico y registros adicionales.**

  Será obligatorio registrar todas las dosis recibidas durante la vida laboral de los trabajadores expuestos en un historial dosimétrico individual, que estará en todo momento a disposición del trabajador.

- **Archivo de documentació**n.

  El historial dosimétrico de los trabajadores expuestos deberá ser archivado por el titular de la práctica hasta que el trabajador haya o hubiera alcanzado la edad de setenta y cinco años, y nunca por un periodo inferior a treinta años, contados a partir de la fecha de cese del trabajador en esa actividad.

- **Vigilancia sanitaria de los trabajadores expuestos.**

▹ **Vigilancia de los trabajadores expuestos.**

La vigilancia sanitaria de los trabajadores expuestos, se basará en los principios generales de Medicina del Trabajo y en la Ley 31/1995, de 8 de noviembre, sobre prevención de riesgos laborales.

▹ **Vigilancia especial de los trabajadores expuestos.**

En caso de superación o sospecha fundada de superación de alguno de los límites de dosis establecidos, se deberá realizar una vigilancia sanitaria especial.

e) Normas de protección para personas en formación y estudiantes

Personas en formación y estudiantes mayores de 18 años, serán equivalentes a las de los trabajadores expuestos de la categoría A y B.

Personas en formación y estudiantes con edades comprendidas entre 16 y 18 años serán equivalentes a las de los trabajadores expuestos de la categoría B.

f) Protección radiológica de la población en circunstancias normales

- Medidas fundamentales de vigilancia.

  La protección de la población en condiciones normales se basará en la evaluación de las dosis que pudieran ser recibidas por la población y estará adecuada al riesgo que impliquen las actividades.
- Evaluación de efluentes y residuos sólidos.

  Deberán tener autorización expresa del Ministerio de Economía previo informe del Consejo de Seguridad Nuclear.
- Estimación de las dosis recibidas por la población.

  El titular de cada práctica realizará una estimación de modo regular y de la forma más realista posible de las dosis recibidas por la población en su conjunto.
- Almacenamiento de residuos.

  El almacenamiento de residuos radioactivos deberá llevarse a cabo confinándolos en recipientes cuyas características proporcionen una protección suficiente contra las radiaciones ionizantes, teniendo en cuenta las condiciones del lugar de almacenamiento y la posible dispersión o fuga del material radiactivo.

g) Intervenciones

a) Intervención en caso de emergencia radiológica.

Las actuaciones a llevar a cabo en los casos de emergencia radiológica en centrales nucleares de potencia serán las establecidas en los planes de emergencia interior de las mismas.

b) Exposición de emergencia.

El Consejo de Seguridad Nuclear establecerá los niveles de exposición de emergencia teniendo en cuenta las necesidades técnicas y los riesgos para la salud.

c) Intervención en caso de exposición perdurable.

En caso de intervención en situaciones de exposición perdurable yen función de los riesgos que entrañe la exposición la autoridad competente, previo informe del Consejo de Seguridad Nuclear, deberá:

- ▹ Delimitar la zona afectada.
- ▹ Aplicar un sistema de vigilancia de las exposiciones.
- ▹ Realizar las intervenciones oportunas teniendo en cuenta las caracteristicas de la situación.
- ▹ Regular el acceso y el uso de los terrenos o edificios situados dentro de la zona delimitada.

h) Fuentes naturales de radiación

La autoridad competente, con el asesoramiento del Consejo de Seguridad Nuclear requerirá a los titulares de las actividades laborales en las que existan fuentes naturales de radiación que realicen los estudios necesarios a fin de determinar si existe un incremento significativo de la exposición de los trabajadores o de los miembros del público que no pueda considerarse despreciable desde el punto de vista de la protección radiológica.

i) Régimen sancionador

- **Infracciones.**

  Sin perjuicio de las responsabilidades civiles, penales o de otro orden en que puedan incurrir los titulares de prácticas reguladas en el mismo, la inobservancia de lo dispuesto en el presente reglamento será constituida de las infracciones previstas en el capítulo XIV de la Ley 25/1964, de 29 de abril, sobre Energía Nuclear, modificado por la disposición adicional quinta de la Ley 54/1997, de 27 de noviembre, del sector eléctrico.

  - ▹ Se consideran **infracciones muy graves**:
    - ° El ejercicio de cualquier práctica prevista en el presente Reglamento que requiere licencia o autorización específica y no se pueda considerar exenta, sin la oportuna licencia siempre que suponga un riesgo grave para la vida o la salud de las personas, para el medio ambiente o la seguridad de las cosas.
    - ° La adición deliberada de sustancias radiactivas en la producción de alimentos, juguetes, adornos personales y cosméticos.
    - ° No disponer de los sistemas adecuados para almacenamiento, tratamiento y evacuación de efluentes y residuos sólidos o evacuar estos sin autorización o superando los niveles autorizados para la emisión.
    - ° No respetar los límites de dosis establecidas para cada supuesto en el presente Reglamento, cuando de ello se derive un riesgo grave para la vida o salud de las personas.
  - ▹ Se consideran **infracciones graves**:
    - ° El ejercicio de cualquier práctica que no constituya falta muy grave.
    - ° La adición deliberada de sustancias radiactivas que no constituya falta muy grave.

   - No disponer en los supuestos exigidos de acuerdo con lo previsto en este Reglamento, de un Servicio o Unidad Técnica de Protección Radiológica.
   - Incumplir los criterios de protección radiológica establecidos en el presente Reglamento.
   - No informar a los trabajadores, personas en formación o estudiantes sobre los extremos señalados en el presente Reglamento.
   - Asignar a un menor en un puesto de Categoría A.
   - Incumplir las prescripciones relativas a embarazo o lactancia.
   - No identificar o delimitar los lugares de trabajo.
   - Carecer o no tener en servicio los dispositivos de medición adecuados.
   - No realizar la vigilancia sanitaria adecuada.
   - En caso de emergencia radiológica no cumplir el titular con sus obligaciones.
   - No disponer de los sistemas adecuados para almacenamiento, tratamiento y evacuación de efluentes y residuos sólidos o evacuarlos sin autorización.
   - No respetar los límites de dosis establecidos en este Reglamento cuando no constituya falta muy grave.
   - No suspender el funcionamiento de una práctica cuando el afectado sea requerido para ello.
   - Exceder de las dosis establecidas como consecuencia de una mala planificación.
   - No realizar con la urgencia requerida, en caso de exposición accidental o de emergencia las evaluaciones necesarias para estimar las dosis recibidas por el trabajador.

 - ▷ Se consideran **infracciones leves**:

   Aquellas anteriormente mencionadas que no sean consideradas graves o muy graves.

- **Sanciones**.

  Las infracciones leves se sancionarán con multa, en grado mínimo, de hasta 3005,06 de euros, en su grado medio, de 3005,7 a 30.050,61 de euros y en su grado máximo, de 3005,7 a 60.101,21 de euros.

  Las infracciones graves se sancionarán con multa, en su grado mínimo, de 60.101,22 a 150.253,03 de euros, en su grado medio, de 150.253,03 a 300.506,05 de euros y en su grado máximo, de 300.506,06 a 601.012,10 de euros.

  Las infracciones muy graves se sancionarán con multa, en su grado mínimo, de 601.012,11 a 1.502.530,26 de euros, en su grado medio, de 1.502.530,27 a 2.103.542,37 de euros y en su grado máximo, de 2.103.542,37 a 3.005.060,52 de euros.

  Cuando se trate de instalaciones de segunda y tercera categoría las sanciones económicas se reducirán en todos los tramos y para todos sus grados a la mitad de las señaladas.

1.5.3. Otras normativas aplicables al sector radiológico

Principal normativa nacional

- Ley 25/ 1964 de 29 de abril, sobre Energía Nuclear.
- Ley 15/ 1980 de 22 de abril, sobre creación del Consejo de Seguridad Nuclear
- Real Decreto 1132/ 1990 de 14 de septiembre, por el que se establecen en medidas fundamentales de protección radiológica de las personas sometidas a exámenes y tratamientos médicos
- Real decreto 1891/ 1991 de 30 de diciembre, sobre instalación y utilización de aparatos de rx con fines de diagnóstico médico
- Real decreto 1841/1997 de 5 de diciembre, por el que se establecen los criterios de calidad en medicina nuclear.

Organismos nacionales

Principal normativa de ámbito europeo

Otras normas de ámbito europeo

Organismos internacionales

a) Comisión Internacional de Protección Radiológica ICRP.
b) Comisión Internacional de Unidades Radiológicas, ICRU.
c) Agencia para la Energía Nuclear AEN.
d) Organización Mundial de la Salud OMS.
e) Organización Internacional de Energía Atómica EURATOM.
f) Comunidad Europea de la Energía Atómica.
g) Comité Científico de las Naciones Unidas para el estudio de los efectos de las Radiaciones Atómicas UNSCEAR.
h) Organización Internacional del Trabajo OIT.

1.6. Magnitudes radiológicas

1.6.1. Introducción

En ocasiones es necesario utilizar los múltiplos y submúltiplos de la unidad, para no trabajar con números excesivamente grandes o pequeños, en la tabla siguiente se exponen los múltiplos y submúltiplos utilizados en el S.I.

1.6.2. Magnitudes y unidades radiológicas más importantes

a) Dosimetría.
    - ▹ Transferencia lineal de energía (LET).
    - ▹ Exposición (X).
    - ▹ Dosis absorbida (D).

b) Radioprotección.
- ▹ Dosis equivalente (H).
- ▹ Dosis eq. Colectiva (S).
- ▹ Dosis eq. Efectiva (HE).

2. FUNDAMENTOS DE LA DETECCIÓN DE LAS RADIACIONES, DETECTORES UTILIZADOS EN LAS INSTALACIONES RADIOLÓGICAS. TIPOS Y APLICACIONES

2.1. Fundamentos de la detección de las radiaciones

Para poder detectar y medir las radiaciones ionizantes que llegan al organismo se necesitan una serie de instrumentos, que se aprovechen de los diversos efectos que van a producir dichas radiaciones al interaccionar con la materia. Uno de estos efectos es el de producir ionizaciones en los átomos y excitaciones de los estados electrónicos, por tanto las radiaciones pueden ceder energía cinética a los electrones del medio, lo que provocará alteraciones estructurales que se pondrán de manifiesto con los dispositivos adecuados.

2.2. Detectores utilizados en las instalaciones radiológicas: Tipos y aplicaciones

Todos los detectores de radiaciones ionizantes se basan en los diferentes procesos de interacción de la radiación con la materia, los más importantes son los basados en la ionización de gases: Cámaras de ionización, Contadores proporcionales y Contadores Geiger-Muller. Aunque también estudiaremos otros tipos, los detectores de centelleo y los de semiconductor. Los dosímetros de termoluminiscencia y película fotográfica se describirán en el tema correspondiente a la dosimetría individual.

2.2.1. Cámara de ionización

La ionización producida por el paso de fotones de partículas directa o indirectamente ionizantes, es recogida por los electrodos y se genera impulso eléctrico que puede ser medido mediante un miliamperímetro. Es un contador de gas o aire en el que todos los electrones, y en ocasiones los iones positivos liberados por la radiación incidente son colectados por los electrodos, ya sea en forma de pulso o de corriente. Estos se desplazan hacia los respectivos electrodos, los electrones se mueven con una velocidad mayor que los iones y en sentido opuesto. En función del gas de llenado (aire o argón) necesitamos una energía para formar un par de iones. La denominamos función trabajo (w). Si dividimos la carga recogida en los electrodos (q) por la carga elemental (carga del electrón, e) conoceremos el número de átomos ionizados, o sea el número de pares de iones formados por la partícula ionizante (P.I.). Multiplicando estos pares de iones por la energía de formación de uno de ellos (W) obtenemos la energía depositada por la partícula en el gas de la cámara de ionización.

Las cámaras de ionización por su forma de operar se dividen en cámaras de corriente continua y cámara de impulsos.

En cuanto a la forma de las cámaras de ionización, estas suelen ser planas o cilíndricas. Su pared exterior es metálica o metalizada por su cara interna y funciona como uno de sus electrodos, estando el otro formado por una varilla central y ambos separados por un disco aislante.

Las ventajas de las cámaras de ionización son su poca dependencia de la tensión aplicada y su fácil manejo. Sus desventajas la poca sensibilidad debido a la baja tensión utilizada por lo que su respuesta es lenta.

Se utilizan para medir la radiación de tipo X, gamma y beta. El rendimiento para fotones X es aproximadamente del 1 %.

2.2.2. Contadores proporcionales

Cuando seguimos aumentando la tensión de los electrones del dispositivo anterior, conseguimos que el campo eléctrico sea suficientemente intenso como para crear nuevos electrones secundarios en las colisiones de los electrones primarios con los iones del gas.

Los contadores proporcionales actúan en el intervalo de tensiones inmediatamente superior al de las cámaras de ionización. Su rendimiento será superior y su respuesta más rápida sin embargo necesia un generador de voltaje muy estable que origina problemas de mantenimiento. Su forma es cilíndrica y se utilizan para medir niveles bajos de contaminación, particulares alfa y neutrones.

2.2.3. Contadores Geiger-Muller

Al aumentar la tensión por encima del intervalo de utilización del detector proporcional llegamos a la zona de proporcionalidad limitada. Aquí la carga recogida ya no es proporcional a la energía depositada. Para tensiones muy altas, la ionización primaria produce un fenómeno de cascada ya que además de la multiplicación de los electrones que alcanzan el ánodo (electrodo central positivo) se produce una avalancha de electrones que se propagan a lo largo del electrodo. La formación de un par de iones por una partícula ionizante produce el mismo efecto que si se forman un gran número de ellos, no podemos conocer la energía de radiación, este detector no puede funcionar como espectrómetro. Para la detección de rayos X los contadores Geiger-Muller se construyen con paredes metálicas relativamente gruesas o de vidrio, con el fin de que los fotones a detectar interaccionen en las mismas produciendo electrones por efecto fotoeléctrico. De todas formas la eficiencia de contaje de estos detectores para radiación electromagnética es muy baja excepto para rayos X inferiores a 20 KeV, en que puede aproximarse al 50 %.

2.2.4. Instrumentos asociados a los detectores de ionización gaseosa

Las corrientes medidas por estos detectores son débiles, aún en presencia de campos de radiación relativamente elevados. El método de descarga de un condensador, se utiliza para corrientes inferiores a 10-12 amperios, y su funcionamiento se basa en la descarga de un condensador de capacidad conocida. La ganancia de un amplificador viene dada por el cociente entre el número de amperios que sale de él y el número de amperios que le llegan, (G= Nf/ No).

2.2.5. Detectores de centelleo

Están basados en la emisión de luz cuando interaccionan las radiaciones en determinadas sustancias lumuniscentes llamadas centelleadoras. Las sustancias más usadas son: plásticos, líquidos orgánicos y cristales orgánicos e inorgánicos. El funcionamiento de un detector de centelleo sería la siguiente: la incidencia de la radiación supone una cesión de energía en el centelleador, que queda excitado. Este impulso es recogido por un tubo fotomultiplicador convirtiendo la energía luminosa en eléctrica. El pulso eléctrico proporcional al primitivo es amplificado y registrado.

La elección de la sustancia centelleadora estará determinada en función de las medidas que queramos realizar.

Para la medición de partículas alfa utilizaremos cristales de SZn (Ag) Sulfuro de cinc activado por plata. Para la detección de partículas beta utilizaremos centelleadores líquidos por mejor contacto entre la muestra y el detector. Para la detección de radiación electromagnética (rayos X y gamma) se emplean monocristales de INa(TI) que asociados a un buen fotomultiplicador constituyen detectores gamma con eficiencias mayores al 60 %.

2.2.6. Detector de semiconductor

Está basado en la aplicación de electrodos metálicos en las caras opuestas de un cristal semiconductor entre los que se ha establecido una diferencia de potencial.

El sistema evoluciona al paso de la rediación como una cámara de ionización en la que la carga eléctrica se trnsporta por medio de pares electrón-hueco. Son detectores con mejor resolución energéticas que las cámaras de ionización y mejor rendimiento para la detección de radiación gamma y X. El Germanio-Litio (Ge-Li) es un detector de este tipo, así como los detectores de germanio intrínseco.

Tema 16

Dosimetría de la radiación. Dosimetría individual. Dosis máxima permisible. Grupo de riesgos

eRodio ediciones

Índice esquemático

1. DOSIMETRÍA DE RADIACIÓN

La magnitud fundamental relacionada con el efecto biológico de las radiaciones ionizantes es la dosis. Esta puede darnos una información precisa para la evaluación del daño biológico producido. El problema principal de la protección radiológica será el conocimiento del valor de dicha magnitud en las distintas condiciones de trabajo. Esta determinación puede realizarse de forma teórica conociendo las características de nuestro campo de radiación, pero debe ser cotejada mediante medidas lo más precisas posibles realizadas en esas mismas condiciones. Eso es lo que conocemos como dosimetría de la radiación.

La dosimetría puede ser: ambiental o de área y personal.

A continuación, veremos los procedimientos usados en dosimetría.

1.1. Procedimientos directos

- Termoluminiscencia: consistente en la emisión de luz al calentar un sólido previamente irradiado.
- Fotográfico: Al impresionar una película con radiación podemos medir la dosis recibida comprobando el grado de ennegrecimiento.
- Calométrico: Al actuar la radiación sobre un medio, este aumenta su temperatura, midiéndola podemos deducir la dosis recibida por dicho medio.
- Químico: La energía absorbida por un medio puede producir cambios químicos en él. La magnitud de este cambio puede utilizarse para deducir la dosis absorbida por el medio.

1.2. Procedimientos indirectos

Cámaras de ionización: que al ionizarse las partículas de gas y con diversos factores de equivalencia obtenemos la dosis absorbida.

2. DOSIMETRÍA INDIVIDUAL

La dosimetría individual o personal tiene como finalidad determinar las dosis recibidas por el organismo, utilizándose para ello dosímetros personales que acompañan al individuo siendo expuestos en las mismas condiciones que este. Se realiza sobre segmentos de población por razones profesionales, por residir en zonas de riesgo o por recibir radiaciones a consecuencia de un tratamiento médico.

2.1. Dosimetría personal basada en la ionización gaseosa

Los detectores de ionización utilizados en dosimetría personal son las cámaras de ionización y los Geiger- Muller.

2.1.1. Cámaras de ionización

Las cámaras de ionización se denominan también dosímetros de cámara de condensador, ya que su elemento más importante es un condensador. Consiste en una pequeña cámara cilíndrica del tamaño de una pluma estilográfica que actúa como un condensador eléctrico, este condensador se carga a una tensión determinada para ir descargándose luego lentamente, a medida que va siendo atravesado por la radiación.

Hay dos tipos de dosímetros personales de cámaras de ionización: de lectura directa y de lectura indirecta.

2.1.2. Geiger-Muller

Los de Georges- Muller tienen igual funcionamiento que los monitores solo que su tamaño es más reducido. Aunque puede utilizarse en dosimetría individual, su uso en este campo es prácticamente nulo.

2.2. Dosimetría personal de película fotográfica

En estos dosímetros la radiación impresiona una pequeña película fotográfica, penetrando a través de una envoltura que la protege de la luz ambiente. Una vez revelada la película, se mide el grado de ennegrecimiento y así se puede deducir la dosis recibida por el usuario.

Se pueden montar en soportes de plástico que se cuelgan de la solapa de las ropas de trabajo. Al igual que otros detectores, la respuesta de la película está en función de la energía de la radiación incidente, en este caso es bastante elevada para bajas energías.

El ennegrecimiento de la película fotográfica se mide con un aparato llamado densitómetro, medimos la luz transmitida por la placa y producida por una pequeña bombilla, recogiéndola por un tubo fotomultiplicador, de forma que a más luz el tubo produce más corriente y ello es síntoma de menos radiación, ya que esta produce ennegrecimiento.

2.3. Dosímetros de termoluminiscencia (TLD)

Una descripción de la estructura cristalina de los materiales termoluminiscentes está basada en el concepto de que existen en el cristal ciertos niveles de energía que los electrones pueden ocupar. Estos niveles forman bandas de una cierta anchura que se extienden por todo el volumen del material. Las bandas están separadas por niveles de energía que los electrones no pueden ocupar. La banda que está normalmente llena es un aislante que se llama banda de valencia y la inmediatamente superior normalmente vacía se llama banda de conducción.

Cuando calentamos un dosímetro, la luz producida es proporcional al número de electrones liberados y por ello proporcional a la energía de la radiación incidente.

Se denomina fading al proceso por el que se descarga el dosímetro sin ser calentado, el número de electrones atrapados decrece con el tiempo, si el dosímetro es almacenado después de la irradiación. Esta pérdida de información es muy pequeña y no varía con las condiciones ambientales normales, sin embargo el incremento de temperatura aumenta el fading.

El número atómico efectivo de los dosímetros varía bastante, por eso la cantidad de señal termoluminiscente varía según la energía de la radiación incidente.

2.4. Comparación entre los tres sistemas de dosimetría personal

Las ventajas de las cámaras de condensador son: que la lectura es instantánea y permiten seguir la dosis recibida en el curso de cada uno de los actos de la vida profesional y en la región del cuerpo más expuesta. Sin embargo son bastante costosas y frágiles.

Los dosímetros fotográficos tienen la ventaja de que su manipulación está compuesta por operaciones relativamente sencillas y que es fácil conocer la energía de la radiación a que han sido expuestos. Por el contrario no son muy precisos y pueden dar errores de medida del 30 % dado que el ennegrecimiento de la película depende de la energía de la radiación para rayos x y gamma. Una desventaja es que no pueden ser reutilizados aunque se pueden almacenar y podemos volver a medirlos.

La ventaja más importante de la dosimetría por termoluminiscencia es que la respuesta es proporcional a la dosis recibida en unos límites muy amplios y resulta independiente de la tasa de dosis y puede ser reutilizado pero la medida tiene que ser muy precisa pues no se puede repetir.

Tanto la dosimetría por film como la TLD tienen el inconveniente de que los resultados se saben con semanas de retraso.

2.5. Registro de las dosis

Como hemos visto la dosimetría personal tiene como finalidad el conocimiento de las dosis que recibe el personal profesionalmente expuesto.

Los dosímetros más frecuentes usados en dosimetría personal son los de TLD y los de película fotográfica, aunque los de "pluma" o cámara de condensador también se usan pero para operaciones donde sea necesario saber inmediatamente la dosis recibida.

Es obligatorio registrar todas las dosis recibidas durante la vida laboral del personal profesionalmente expuesto en un historial dosimétrico individual. Dicho historial es confidencial y debe estar en todo momento disponible para el trabajador y la autoridad competente.

Para el personal de categoría A, se registraran como mínimo las dosis mensuales y las dosis acumuladas durante cada periodo de 12 meses. Tanto la dosis superficial como la profunda.

Para el personal de categoría B, se registraran las dosis anuales determinadas o estimadas.

Todo trabajador profesionalmente expuesto debe someterse a exámenes médicos periódicos anuales con la finalidad de comprobar su aptitud para el trabajo. Dicho examen es obligatorio para toda persona que se vaya a incorporar a un trabajo con riesgo de exposición a radiaciones ionizantes.

2.6. Normas básicas de utilización de los dosímetros personales

- Los dosímetros son de uso obligatorio para los profesionales expuestos de categoría A, pueden ser de solapa o de muñeca.
- El dosímetro de solapa se colocará a la altura del bolsillo superior de la bata, medirá valores de dosis superficial y profunda, cuando se use delantal plomado se colocara debajo del mismo.
- El dosímetro de muñeca se colocará a modo de reloj de pulsera, medirá valores de dosis superficial.
- El dosímetro es personal e intransferible y el usuario es responsable de él.
- No se manipulará bajo ningún concepto, podría dar medidas erróneas, si existe alguna duda sobre su fiabilidad se debe consultar con el servicio de protección radiológica del hospital.

3. DOSIS MÁXIMA PERMISIBLE. GRUPOS DE RIESGO

3.1. Principios generales de la justificación, optimización y limitación de dosis para prácticas

El Consejo de seguridad Nuclear podrá proponer la revisión de las clases o tipos de prácticas existentes desde el punto de vista de su justificación, siempre que surjan nuevas e importantes evidencias sobre su eficiencia o consecuencias.

3.2. Dosis máxima permisible

Los límites de dosis anuales vienen fijados en el R. D. 53/ 92 de 24 de enero, por el que establece el reglamento sobre protección sanitaria contra las radiaciones ionizantes. Son límite de dosis para personas profesionalmente expuestas, miembros del público y estudiantes, sin tener en cuenta la radiación natural y exposiciones sufridas como consecuencia de exámenes y tratamientos médicos.

3.2.1. Límites de dosis para trabajadores expuestos

El límite de dosis efectiva para trabajadores expuestos será de 100 mSv durante todo periodo de cinco años oficiales consecutivos, sujeto a una dosis efectiva máxima de 50 mSv en cualquier año oficial.

Sin perjuicio de lo anterior:

- El límite de dosis equivalente para el cristalino será de 150 mSv por año oficial.
- El límite de dosis equivalente para la piel será de 500 mSv por año oficial. Dicho límite se aplicará a la dosis promediada sobre cualquier superficie de 1 cm2, con independencia de la zona expuesta.
- El límite equivalente para las manos, antebrazos, pies y tobillos será de 500 mSv por año oficial.

3.2.2. Protección especial durante el embarazo y la lactancia

Tan pronto como una mujer comunique su estado al titulas de la práctica, la protección del feto deberá ser comparable a la de los miembros del público. Por ello, las condiciones de trabajo de la mujer embarazada serán tales que la dosis equivalente al feto será tan baja como sea razonablemente posible, de forma que sea improbable que dicha dosis exceda de 1 mSv, al menos desde la comunicación de su estado hasta el final del embarazo.

3.2.3. Límite de dosis para personas en formación y estudiantes

Los límites de dosis para las personas en formación y los estudiantes mayores de dieciocho años que, durante sus estudios, tengan que utilizar fuentes, serán los mismos que los de los trabajadores expuestos.

El límite de dosis efectiva para personas en formación y estudiantes con edades comprendidas entre dieciséis y dieciocho años que, durante sus estudios, tengan que utilizar fuentes, será de 6 mSv por año oficial. Sin perjuicio de este límite de dosis:

- El límite de dosis equivalente en el cristalino será de 50 mSv por año oficial.
- El límite de dosis equivalente para la piel será de 150 mSv por año oficial. Dicho límite se aplicará a la dosis promediada sobre cualquier superficie de 1 cm^2, con independencia de la zona expuesta.
- El límite de dosis equivalente para las manos, antebrazos, pies y tobillos será de 150 mSv por año oficial.

3.2.4. Exposición especialmente autorizada

En situaciones excepcionales, excluidas las emergencias radiológicas, el Consejo de Seguridad Nuclear podrá autorizar, para cada caso concreto, exposiciones ocupacionales individuales superiores a los límites de dosis establecidos. La situación que implique este riesgo tendrá la consideración de exposición especialmente autorizada.

Se tendrán en cuenta las siguientes condiciones:

- Solo serán admitidos en exposiciones especialmente autorizadas los trabajadores expuestos pertenecientes a la categoría A.
- No se autorizará la participación en exposiciones especialmente autorizadas a las mujeres embarazadas y aquellas que en periodo de lactancia puedan sufrir una contaminación corporal, ni a las personas en formación y estudiantes.
- Antes de participar en una exposición especialmente autorizada, los trabajadores deberán recibir la información adecuada sobre los riesgos que implique la operación y las precauciones que deberán adoptarse durante la misma. La participación de dichos trabajadores tendrá el carácter de voluntaria.
- La superación de los límites de dosis como resultado de exposiciones especialmente autorizadas no constituirá motivo para excluir al trabajador de sus ocupaciones habituales ni cambiarlo de puesto sin su consentimiento.

3.2.5. Límite de dosis para los miembros del público

El límite de dosis efectiva para los miembros del público será de 1 mSv por año oficial. No obstante, en circunstancias especiales, el Consejo de Seguridad Nuclear, podrá autorizar un valor de dosis efectiva más elevado en un único año oficial, siempre que el promedio durante cinco años oficiales consecutivos no sobrepase de 1 mSv por año oficial.

Sin prejuicio de lo expuesto:

- El límite de dosis equivalente para el cristalino será de 15 mSv por año oficial
- El límite de dosis equivalente para la piel será de 50 mSv por año oficial. Dicho límite se aplicará a la dosis promediada sobre cualquier superficie cutánea de 1 cm^2, con independencia de la superficie expuesta.

Personas	**Dosis efectiva**	**Dosis equivalente**	
		cristalino	**Piel y extremidades**
Trabajador expuesto	50 mSv/ año 100mSv en 5 años consecutivos	150 mSv/ año	500 mSv/año
Personal en formación	6 mSv. año	50 mSv/ año	150 mSv /año
Embarazadas	1 mSv durante el embarazo		
Público Trabajador no expuesto	1 mSv/ año	15 mSv/ año	50 mSv/ año

3.3. Grupos de riesgo

Por razones de vigilancia y control radiológico el titular de la práctica o, en su caso, la empresa externa será responsable de clasificar a los trabajadores expuestos de dos categorías.

3.3.1. Categoría A

Pertenecen a esta categoría aquellas personas que, por las condiciones de trabajo, puedan recibir una dosis efectiva superior a 6 mSv por año oficial o una dosis equivalente superior a 3/10 de los límites de dosis equivalente establecidos para el cristalino, la piel y las extremidades.

3.3.2. Categoría B

Pertenecen a esta categoría aquellas personas que, por sus condiciones de trabajo, es muy improbable que reciban dosis superiores a 6 mSv por año oficial o a 3/ 10 de los límites de dosis equivalente establecidos para el cristalino, la piel, y las extremidades.

Tema 17

Dosimetría de área
Clasificación de zonas, señalización, sistemas de acceso y control.

eRodio ediciones

Índice esquemático

1. DOSIMETRÍA DE ÁREA

Es la practicada con la intención de estimar las dosis susceptibles de ser recibidas por personas que se encuentran en ciertas áreas o zonas de instalaciones. Su finalidad es evaluar el riesgo radiológico de dichas zonas. Para realizar las mediciones se utilizan como detectores las cámaras de ionización, contadores proporcionales, Geiger-Muller y detectores de centelleo. En radiodiagnóstico se emplean cámaras de ionización de pequeño volumen para medir el haz directo y de mayor volumen para medir radiación dispersa.

Dependiendo del lugar de ubicación los detectores usados en dosimetría de área o ambiental se clasifican en: fijos y portátiles.

Se denominan detectores fijos a los que indican constantemente el nivel de dosis ambiental de un determinado lugar, como puede ser el almacén de residuos o la gammateca de la instalación de medicina nuclear. Se colocan en lugares donde el nivel de dosis puede ser elevado.

Son detectores portátiles los que indican el nivel de dosis de una zona, pudiendo trasladarse a otros lugares donde fuera necesario.

Los controles y mediciones deben ser realizados por personal experto cualificado en la materia. La formación de dicho personal será evaluada y acreditada por el Consejo de Seguridad Nuclear. Toda la documentación debe ser archivada por el titular de la actividad y quedar a disposición de la autoridad competente.

2. CLASIFICACIÓN DE ZONAS, SEÑALIZACIÓN, SISTEMAS DE ACCESO Y CONTROL

2.1. Introducción

Según establece el capítulo II – Prevención de la exposición del nuevo Real Decreto de profesión radiológica, a efectos de protección el titular de la práctica identificará y delimitará todos los lugares de trabajo en los que exista la posibilidad de recibir dosis efectivas superiores 1 mSv por año oficial o una dosis equivalente superior a 1/10 de los límites para el cristalino, la piel y las extremidades.

2.2. Clasificación de zonas

Las zonas de trabajo dentro del hospital se clasifican en función de los riesgos de exposición susceptibles de ser recibidos por sus trabajadores y son las siguientes:

En función del riesgo de exposición y teniendo en cuenta la probabilidad y magnitud de las exposiciones potenciales:

a) **Zona controlada**.

Es aquella zona en la que exista la posibilidad de recibir dosis efectivas superiores 6 mSv por año oficial o una dosis equivalente superior a 3/10 de los límites de dosis equivalentes para el cristalino, la piel y las extremidades, o sea necesario seguir procedimientos de trabajo con objeto de restringir la exposición a radiaciones ionizantes.

b) **Zona vigilada**.

Es aquella zona en la que , no siendo zona controlada, exista la posibilidad de recibir dosis efectivas superiores a 1 mSv por año oficial o una dosis equivalente superior a 1/10 de los límites de dosis equivalentes para el cristalino, la piel y las extremidades.

Zonas controladas:

a) **Zonas de permanencia limitada**.

Son aquellas en las que existe el riesgo de recibir una dosis superior a los límites de dosis fijados en el Real Decreto citado anteriormente.

b) **Zonas de permanencia reglamentada**.

Son aquellas en las que existe el riesgo de recibir en cortos periodos de tiempo una dosis superior a los límites de dosis fijados y que requieren prescripciones especiales desde el punto de vista de la optimización.

c) **Zonas de acceso prohibido**.

Son aquellas en las que existe el riesgo de recibir, en una exposición única, dosis superiores a los límites de dosis establecidos.

La clasificación de los lugares de trabajo en las zonas establecidas deberá estar actualizada de acuerdo con las condiciones reales existentes.

2.3. Requisitos de las zonas

Teniendo en cuenta la naturaleza y la importancia de los riesgos radiológicos en las zonas controladas y vigiladas se deberá realizar una vigilancia radiológica del ambiente de trabajo, además, estas zonas:

- Estarán delimitadas adecuadamente y señalizadas de forma que quede de manifiesto el riesgo.
- El acceso estará limitado a las personas autorizadas al efecto y que hayan recibido las instrucciones adecuadas al riesgo.

En las zonas controladas en las que exista riesgo de exposición externa será obligatorio el uso de dosímetro individual.

En las zonas vigiladas debe efectuarse, al menos, mediante dosimetría de área, una estimación de las dosis que puedan recibirse.

El titular de la práctica es el responsable de que se cumplan estos requisitos mencionados.

2.4. Señalización de zonas, sistemas de acceso y control

La siguiente señalización de zonas viene recogida en el anexo IV del R.D. de protección radiológica.

- La señalización de las zonas controladas y vigiladas se efectuará basándose en lo establecido en la norma UNE-73-302 y de acuerdo con lo especificado en el citado anexo.

- El riesgo de exposición vendrá señalizado utilizando su símbolo internacional, un trébol enmarcado por una orla rectangular del mismo color del símbolo y de la misma anchura que el diámetro de la circunferencia interior de dicho símbolo.

2.4.1. Zonas controladas

En las zonas controladas dicho trébol será de color verde sobre fondo blanco.

a) Zonas de permanencia limitada

En estas zonas el trébol será de color amarillo sobre fondo blanco.

b) Zonas de permanencia reglamentada

En estas zonas el trébol será de color naranja sobre fondo blanco.

c) Zonas de acceso prohibido

En estas zonas el trébol será de color rojo sobre fondo blanco.

2.4.2. Zonas vigiladas

En las zonas vigiladas el trébol será de color gris azulado sobre fondo blanco.

Tipo de zona	Símbolo	Color
Zona vigilada	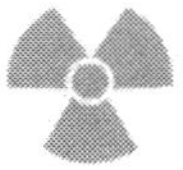	Gris azulado
Zona controlada	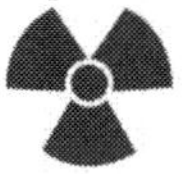	Verde
Zona de permanencia limitada	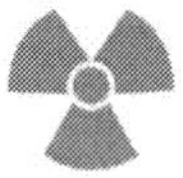	Amarillo
Zona de permanencia reglamentada	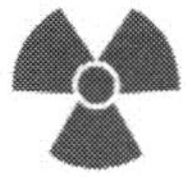	Naranja
Zona de acceso prohibido	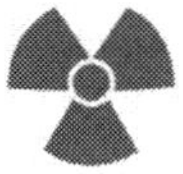	Rojo

Si en cualquiera de las zonas existiera solamente riesgo de exposición externa se utilizará el trébol general de la zona bordeado de puntas radiales, si existiera riesgo de contaminación y el riesgo de exposición externa fuera depreciable, se utilizará el trébol general de la zona en campo punteado; y si existiera conjuntamente riesgo de contaminación y de exposición se empleará el trébol general de la zona bordeado de puntas radiales en campo punteado.

Todas las señales de situaran de forma bien visible en la entrada y lugares significativos de estas zonas.

Para todo tipo de zonas, las anteriores señalizaciones se complementarán en la parte superior con una leyenda indicativa al tipo de zona, y en la parte inferior el tipo de riesgo.

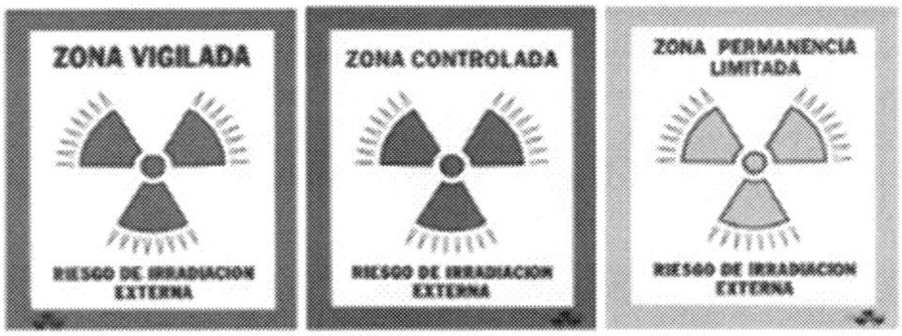

Cuando se deban señalizar con carácter temporal los límites de una zona, se emplearán vallas, barras metálicas articuladas o soportes por los que se hagan pasar cuerdas, cadenas, cintas, etc., que tendrán el color correspondiente a la zona de que se trate.

Dentro de las zonas controladas y vigiladas las fuentes deberán estar señalizado.

Tema 18

Protección del paciente ante las radiaciones: factores que afectan a la dosis. Medidas generales. Mujeres en edad de procrear, mujeres embarazadas, radiología pediátrica

eRodio ediciones

Índice esquemático

1. **Protección del paciente ante radiaciones**
   1.1. Disminución de la dosis en el usuario
   1.2. Disminución de la dosis en el personal profesionalmente expuesto
2. **Protección operacional en las distintas unidades**
   2.1. Organización de la protección radiológica
   2.2. Normas generales
   2.3. Protección operacional en las unidades de radiología sin escopia
   2.4. Protección operacional en las unidades de radiografía y escopia
   2.5. Protección operacional en las unidades móviles y portátiles
   2.6. Protección operacional en las unidades de radiografía dental
   2.7. Protección operacional en las unidades de radiología intervencionista
   2.8. Protección operacional en las unidades de angiografía
   2.9. Protección operacional en las unidades de mamografía
   2.10. Protección operacional en la unidades de TAC
3. **Trabajadoras embarazadas expuestas a radiaciones ionizantes**
   3.1. Efectos biológicos que producen las radiaciones ionizantes en el embrión y en el feto
   3.2. Etapas del embarazo
   3.3. Declaración de embarazo
4. **Barreras, dispositivos y prendas de protección**
   4.1. Blindajes
   4.2. Dispositivos y prendas de protección

1. PROTECCIÓN DEL PACIENTE ANTE RADIACIONES

1.1. Disminución de la dosis en el usuario

1.1.1. Factores que afectan a la dosis

- **Tubo de rayos x.**

  El material del ánodo es determinante en el espectro de energía obtenido.
- **Tensión.**

  Cuando el kilovoltaje aumenta, la dosis a la entrada y el contraste de la imagen disminuyen.
- **Corriente.**

  Con corrientes de tubo elevadas se obtienen altas dosis de radiación.
- **Tiempo.**

  La dosis es directamente proporcional al tiempo de exposición.
- **Distancia.**

  La distancia foco-paciente será la máxima compatible con la exploración y la distancia película-paciente debe ser la mínima posible.
- **Filtro.**

  La filtración reduce la dosis en piel.
- **Grosor de paciente.**

  La radiación dispersa y la dosis en órganos se incrementa con el grosor de paciente.
- **Área de exposición.**

  Siempre será la mínima posible compatible con el estudio a realizar.
- **Material de la mesa.**

  Su atenuación será mínima, de forma que alcance la película la máxima radiación.
- **Combinación película-hoja de refuerzo.**

  Con la combinación correcta se reduce la dosis al paciente y se mejora la calidad de imagen.
- **Rejilla.**

  Disminuye la radiación dispersa y aumenta la calidad de imagen, sin embargo requiere mayor dosis.
- **Procesado.**

  Es un factor fundamental en el resultado final de la imagen radiográfica.

1.1.2. Medidas generales de protección radiológica del paciente

Se deben realizar solamente los estudios radiológicos prescritos por el facultativo.

Antes de solicitar una exploración se debe consultar la historia clínica.

La colimación es un factor muy importante.

La inmovilización y posicionamiento del paciente para evitar repetición de estudios.

Protección de gónadas, tiroides y cristalino cuando corresponda.

Utilizar filtros adecuados.

Utilizar las distancias correctas en los estudios.

Reducir el espesor de la zona a explorar (mamas, abdomen, etc.) cuando sea posible.

Las técnicas con menos mAs y más Kv proporcionan menos dosis al paciente.

La correcta exposición y el revelado eficaz reducen las dosis.

Se utilizarán materiales de baja atenuación para la construcción de los materiales (fibra de carbono).

Utilizar sistemas de imagen de alta eficiencia.

Fijar programas de Garantías de Calidad.

1.1.3. Radiología pediátrica

Los exámenes radiográficos son fundamentalmente los mismos, con independencia de la edad del paciente. Como es lógico, tendremos que hacer mayor hincapié en lo referente a protección radiológica, que es muy importante en lactantes y niños.

En radiología pediátrica se deben seguir las siguientes pautas:

Se hace imprescindible justificar clínicamente la exploración. No se deben realizar estudios de forma rutinaria

Es muy importante verificar y ajustar de forma reiterada los parámetros técnicos como KV, mAs y tiempo.

Cuando sea necesario se debe proceder a la inmovilización del niño.

Se deben utilizar sistemas de imagen de alta sensibilidad.

Los generadores empleados deben proporcionar tiempos muy cortos.

Siempre se usaran protectores gonadales.

1.1.4. Mujeres en edad de procrear, mujeres embarazadas

Es obligación del titular de la instalación que figure en lugares visibles al usuario, como salas de espera, puertas de entrada a las salas de radiografías y cabinas, la indicación precisa y clara, sobre la obligación que tiene la paciente de comunicar al personal si está embarazada.

Debemos seguir los siguientes criterios:

- Los exámenes que no supongan la exposición directa del feto.
- Cuando se trata de exploraciones a mujeres embarazadas, que supongan una exposición directa al abdomen, se intentará aplazar el estudio o se colimará tanto como se pueda.
- Si la paciente presentara un retraso o pérdida del periodo menstrual, o si no está segura, se tratará como embarazada.

1.2. Disminución de la dosis en el personal profesionalmente expuesto

1.2.1. Introducción

Se define al personal profesionalmente expuesto como aquellas personas sometidas, por las circunstancias en que desarrolla su trabajo, bien sea de modo habitual o no, a un riesgo de exposición a las radiaciones ionizantes, susceptible de entrañar dosis anuales superiores a un décimo de los límites anuales fijados para los trabajadores

1.2.2. Medidas de reducción de dosis

El personal profesionalmente expuesto debe estar suficiente y correctamente informado sobre los riesgos de exposición a las radiaciones ionizantes en su puesto de trabajo, los límites de dosis fijados y el modo en que tiene que protegerse en cada situación.

2. PROTECCIÓN OPERACIONAL EN LAS DISTINTAS UNIDADES

2.1. Organización de la protección radiológica

Todo el personal de la instalación está obligado a cumplir las normas de actuación para la señalización de la instalación que deben estas escritas y ser conocidas por todos los integrantes del equipo.

El personal que opere o dirija una instalación de radiodiagnóstico debe estar en posesión de la preceptiva acreditación del Consejo de Seguridad Nuclear.

En la instalación debe constar un Diario de operación, donde se registren las incidencias ocurridas en la instalación, las fechas de revisión de los aparatos, los valores medidos de los niveles de radiación, el tiempo real de utilización de cada equipo, así como el personal que dirige su funcionamiento.

2.2. Normas generales

Es necesario limitar la realización de radiografías rutinarias, y estudiar su indicación y observando los exámenes anteriores (historia clínica reciente).

Siempre que sea posible, sin comprometer la utilidad diagnóstica de la imagen, se utilizará protectores gonadales, en especial cuando se realicen pruebas radiológicas a niños o mujeres en edad de procrear.

Una vez finalizado el trabajo con el equipo de Rayos X, se desconectará de la red eléctrica para evitar su activación accidental.

2.3. Protección operacional en las unidades de radiología sin escopia

Mientras se esté realizando una exposición radiográfica, el personal profesionalmente expuesto permanecerá detrás del pupitre de control, que estará protegido por una ventana plomada para visualizar al paciente. El haz directo de radiación no debe dirigirse hacia el puesto de control, al cuarto oscuro ni a las ventanas de la sala, si las hay.

2.4. Protección operacional en las unidades de radiografía y escopia

Los equipos de Rayos X para efectuar radioscopia deben poseer un intensificador de imagen. En el nuevo Real Decreto sobre los criterios de calidad en radiodiagnóstico, se prohíbe el uso clínico de los equipos de fluoroscopia sin intensificador de imagen.

La distancia foco-piel no será inferior a 30 cms, aunque se recomienda que sea superior a 45 cms. Siempre se debe utilizar la radioscopia discontinua, dando escopia solo cuando se necesite información.

Nunca se debe utilizar la escopia como medio para centrar una radiografía.

El personal que se encuentre en el interior de la sala debe protegerse con los medios adecuados, llevará delantal plomado, protector de tiroides y guantes si fuese necesario. Solo se acercará al paciente lo imprescindible, permaneciendo fuera del haz de rayos de directa radiación.

2.5. Protección operacional en las unidades móviles y portátiles

- Introducción.
- Equipos de radiografía.

  Se deben utilizar equipos diseñados específicamente que dispongan de dispositivos adicionales para centrado y distanciadores.
- Equipos con radioscopia.

  En estos equipos el intensificador de imagen y el tubo se encuentran acoplados uno frente al otro de forma fija. El intensificador de imagen se mantendrá lo más cerca posible del paciente.

2.6. Protección operacional en las unidades de radiografía dental

2.6.1. Requisitos de los equipos de radiología dental

Las unidades básicas que se utilizan en radiología dental son:

Radiografía con película intraoral. Radiografía panorámica con tubo de rayos x intraoral y ortopantomografía.

Se deben utilizar películas rápidas y la tensión más alta posible.

Se debe realizar un control periódico estricto del revelado manual, nunca se debe exponer la película más de lo necesario, para intentar reducir el tiempo de revelado.

2.6.2. Unidades de radiografía con película intraoral

Estos equipos dispondrán de conos focalizadores que permitan una distancia mínima de 10 cms de foco-piel. Cuando se utilizan tensiones superiores a 70 Kv, esta distancia será de 20 cms. El tamaño del área de exposición no podrá exceder de 6 cms de diámetro.

Unidades de radiografías panorámicas con tubo de RX intraoral.

2.6.3. Los equipos de radiografías panorámicas con tubos de rayos X intraoral

Deben ser renovados en un plazo corto de tiempo, ya que se han quedado totalmente desfasados. En su lugar se utilizan un ortopantomógrafo. Con estos aparatos se obtenía una imagen de toda la mandíbula, es una película de 10x24 cms, curvada alrededor de la mandíbula. El ánodo se introducía en boca con el consiguiente aumento de las dosis recibidas en la zona.

2.6.4. Unidades de ortopantomografía

Las unidades de ortopantomografía no deben ser instaladas en la misma sala de los otros aparatos destinados al trabajo de dentista. Se les debe realizar un control de calidad para comprobar entre otros factores, que el haz de radiación coincide con la redija y que no se expone zonas innecesarias del paciente. Se utilizarán protectores de tiroides, para disminuir la dosis en esta glándula hasta en un 80 %.

2.7. Protección operacional en las unidades de radiología intervencionista

2.7.1. Introducción

Los procedimientos de radiología intervencionista ocasionan mucho más riesgo de exposición a radiaciones ionizantes que las exploraciones convencionales de radiología, tanto a pacientes como a todos los profesionales que realizan su trabajo en estas unidades.

2.7.2. Factores modificadores de la exposición y dosis recibidas

a) Factores que dependen de la instalación.

b) Factores que dependen del equipo:
  - ▹ Diseño del equipo.
  - ▹ Rendimiento del equipo.
  - ▹ Efectividad de los controles.

c) Factores que dependen del uso y normas de funcionamiento.

2.8. Protección operacional en las unidades de angiografía

2.8.1. Introducción

Los estudios angiográficos son exploraciones para las que se requieren tiempos de escopia largos, lo que implica una exposición a las radiaciones ionizantes más elevada, para el paciente y para el personal de estas unidades.

2.8.2. Medidas de protección

Las salas de las unidades de angiografía deben contar con un diseño específico:

- Accesos.
- Blindajes.

Debe haber protección estructural que permita proteger al personal que no intervenga momentáneamente en la exploración.

Se deben evaluar las dosis que se generan en cada tipo de intervención y las zonas donde se producen mayores o menores dosis.

Se debe situar el tubo debajo de la mesa y el intensificador de imágenes por encima del paciente.

2.9. Protección operacional en las unidades de mamografía

2.9.1. Características de los estudios mamográficos

El tejido intramamario tiene pocas diferencias de atenuación lo que obliga a aumentar el contraste utilizando bajas energías, que tienen poco poder de penetración y ocasionan altas dosis al paciente.

2.9.2. Medidas de protección

Las peticiones deben estas protocolizadas para justificación de la prueba, en especial en pacientes jóvenes, menores de 40 años.

Para igualar el espesor y reducir la borrosidad cinética, se debe comprimir la mama.

2.10. Protección operacional en la unidades de TAC

El personal que opera en las unidades de tomografía axial computerizada se encuentra generalmente, tras los blindajes estructurales. Raras veces el personal expuesto se situará junto al paciente, en estos casos se seguirán las normas generales de protección operacional descritas anteriormente.

La dosis que recibe el paciente depende del nº de cortes tomográficos que se realizan, es posible disminuir el nº de cortes (la dosis) si al comenzar la exploración se toma una imagen digital, no tomográfica sobre la que se planificará la zona a estudiar y los cortes a realizar, esta imagen se denomina scout view o topograma.

3. TRABAJADORAS EMBARAZADAS EXPUESTAS A RADIACIONES IONIZANTES

Las mujeres embarazadas que, por razón de actividad laboral, están expuestas a las radiaciones ionizantes constituyen un colectivo laboral con una casuística singular desde el punto de vista de la protección radiológica. Dicha casuística obedece a que el feto resulta especialmente vulnerable frente a las radiaciones, puesto que su exposición conlleva riesgos específicos (malformaciones) que no se dan en la exposición de los seres ya nacidos.

3.1. Efectos biológicos que producen las radiaciones ionizantes en el embrión y en el feto

En una mujer embarazada los efectos que se pueden producir en el embrión y en el feto, pueden ser de naturaleza determinista o de naturaleza estocástica. Son efectos deterministas el aborto, las malformaciones congénitas y el retraso mental. La inducción de cáncer es un efecto estocástico.

3.2. Etapas del embarazo

3.2.1. Etapa preimplantacional

A partir de datos experimentales en modelos animales, se estima que dosis equivalentes en el intervalo de 100 a 200 mSv en esta etapa del desarrollo, inducen entre un 1% y un 25% de casos de letalidad, aunque hay que tener en cuenta que en esta fase gestacional, la incidencia de abortos espontáneos es muy alta, aproximadamente del 30%, según diversos autores.

3.2.2. Etapa de organogénesis principal

Entre la 3ª y 8ª semana de edad gestacional se pueden producir malformaciones que afectarán a los órganos que tengan su desarrollo justamente en el tiempo en que tuviera lugar la exposición.

3.2.3. Periodo fetal

a) Periodo fetal temprano

Desde la 8ª a la 15ª semana de edad gestacional, el efecto más importante detectado es el retraso mental. A partir de la semana 15ª y hasta la 25ª también se han observado los dos efectos anteriores pero con riesgo mucho menor.

b) Periodo fetal tardío

Durante el último trimestre de la gestación no se espera la incidencia de malformaciones o retraso mental.

3.3. Declaración de embarazo

La declaración de embarazo por parte de la trabajadora expuesta gestante es responsabilidad exclusiva de ésta.

Una vez que el embarazo haya sido declarado, es responsabilidad del titular asegurarse de que las condiciones de trabajo sean tales que las dosis equivalentes en la superficie del abdomen sean inferiores a 2 mSv durante el resto de la gestación.

4. BARRERAS, DISPOSITIVOS Y PRENDAS DE PROTECCIÓN

4.1. Blindajes

En el diseño y construcción de salas de radiodiagnóstico es imprescindible la interposición de un material absorbente de la radiación.

Habitualmente, en radiodiagnóstico se utilizan planchas de plomo, con un espesor de 2mm de este material, lo que no produce deformación en su estructura vertical.

El diseño del blindaje se basa en la aplicación del criterio ALARA, al igual que en todos los aspectos de protección radiológica.

4.2. Dispositivos y prendas de protección

La protección del paciente es un aspecto muy importante del trabajo del técnico especialista. Los estudios radiológicos producen una exposición parcial del organismo, que se consigue mediante la colimación del haz y la utilización de blindajes sobre determinada zonas corporales (mamas, cristalino, tiroides y gónadas).

4.2.1. Protectores gonadales

Son piezas de plomo con forma de triangulo, rombo o corazón, de diferentes tamaños. Se utilizan siempre que no dificulten la visualización en todos los pacientes en edad fértil y sobre todo en niños.

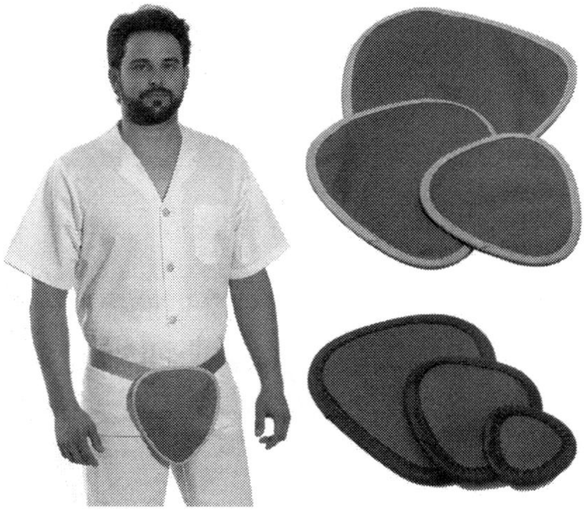

4.2.2. Guantes plomados

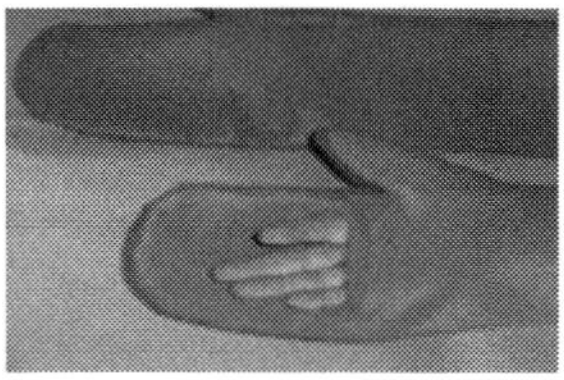

Son unos guantes gruesos y pesados de plomo que se utilizan para sujetar al paciente cuando las manos de quien lo sujeta están bajo el haz primario.

4.2.3. Delantales plomados

Son unos chalecos largos que protegen el tronco de la persona que permanece en la sala con el paciente cuando se realiza un estudio. Suelen ser de vinilo impregnado en plomo y de un grosor del elemento protector equivalente a 0.25, 0.50 y 1 mm de plomo. Tras su utilización deben permanecer en perchas, ya que si se doblan y desdoblan, el elemento protector puede romperse.

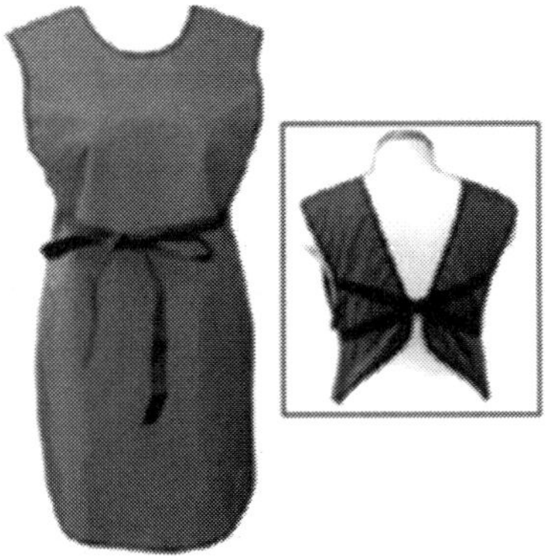

4.2.4. Blindajes mamarios

Son una especie de chalecos plomados que se utilizan para las exploraciones de escoliosis juvenil.

4.2.5. Protectores de tiroides

Son unas bandas de material plomado que se colocan alrededor del cuello.

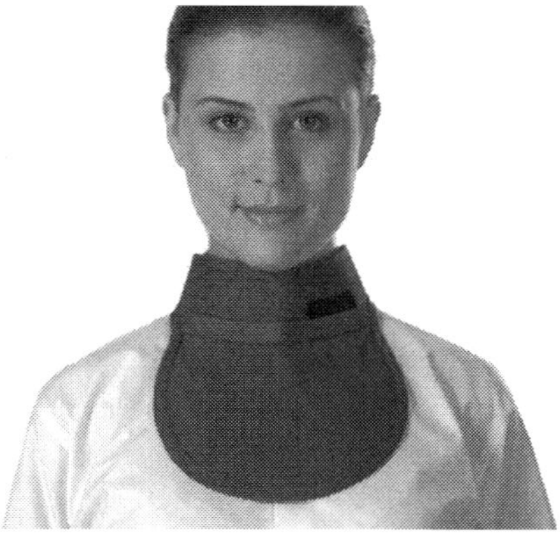

4.2.6. Blindajes para el cristalino

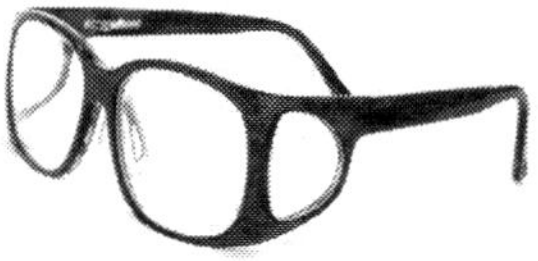

Son gafas plomadas que protegen el cristalino.

4.2.7. Mamparas plomadas

Son unas mamparas verticales de madera, protegidas con plomo que evitan el paso de radiaciones a través de ellas.

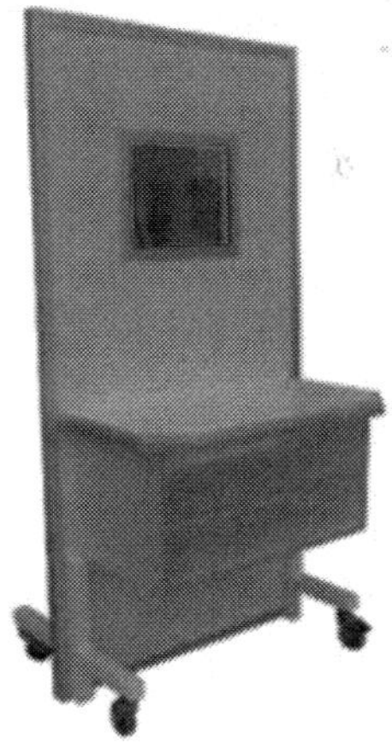

Tema 19

Documentación sanitaria. Documentación clínica: tipos de documentos. Utilidad y aplicaciones. Criterios de cumplimentación. Circulación de la información. Documentación no clínica. Tipos de documentos. Utilidad y aplicaciones. Criterios de cumplimentación. Circulación de la información. Aplicaciones informáticas

eRodio ediciones

Índice esquemático

1. DOCUMENTACIÓN CLÍNICA. TIPO DE DOCUMENTOS. UTILIDAD Y APLICACIONES. CRITERIOS DE CUMPLIMENTACIÓN. CIRCULACIÓN DE LA INFORMACIÓN

Los documentos clínicos que encontramos en el ámbito sanitario pueden ser intrahospitalarios, extrahospitalarios e intracentros. Realmente, es muy difícil establecer tanto el tipo de documentos como los criterios de cumplimentación de los mismos, ya que pueden ser diferentes entre los distintos centros sanitarios. De todas formas, veremos aquí los documentos básicos y las pautas generales de cumplimentación.

1.1. Principios generales en materia de autonomía del paciente, de información y documentación clínica

1.1.1. Introducción

La importancia que tienen los derechos de los pacientes como eje básico de las relaciones clínico-asistenciales se pone de manifiesto al constatar el interés que han demostrado por los mismos casi todas las organizaciones internacionales con competencia en la materia. Ya desde el fin de la Segunda Guerra Mundial, organizaciones como Naciones Unidas, Unesco o la Organización Mundial de la Salud y más recientemente La Unión Europea o el Consejo de Europa, entre muchas otras, han impulsado declaraciones o, en algún caso, han promulgado normas jurídicas sobre aspectos genéricos o específicos relacionados con esta cuestión. En este sentido, es necesario mencionar la trascendencia de la Declaración universal de derechos humanos, del año 1948, que ha sido el punto de referencia obligado para todos los textos constitucionales promulgados posteriormente o, en el ámbito más estrictamente sanitario. La declaración sobre la promoción de los derechos de los pacientes en Europa, promovida el año 1994 por la Oficina Regional para Europa de la Organización Mundial de la Salud, aparte de múltiples declaraciones internacionales de mayor o menor alcance e influencia que se han referido a dichas cuestiones.

1.1.2. Principios básicos

La ley 41/2002, de 14 de noviembre, básica reguladora de la autonomía del paciente y de derechos y obligaciones en materia de información y documentación clínica tiene por objeto la regulación de los derechos y obligaciones de los pacientes, usuarios y profesionales, así como de los centros y servicios sanitarios, públicos y privados, en materia de autonomía del paciente y de información y documentación clínica. (art. 1).

1.1.3. Definiciones

- Centro sanitario: Conjunto de profesionales, instalaciones y medios técnicos que prestan sus servicios para cuidar la salud de los pacientes.
- Certificado médico: Declaración escrita de un médico que da fe del estado de salud de una persona.

- Consentimiento informado: Conformidad libre, voluntaria y consciente después de una información adecuada para que tenga lugar una actuación al paciente.
- Documentación clínica: Soporte de cualquier tipo o clase de datos.
- Historia clínica: Conjunto de documentos que contienen los datos sobre la situación y evolución del paciente.
- Información clínica: Cualquier dato que pueda ampliar conocimientos sobre el estado físico y salud de una persona.
- Informe de alta médica: Documento emitido por el médico responsable en un centro sanitario al finalizar el proceso asistencial.
- Intervención en el ámbito de la sanidad: Toda actuación realizada con fines preventivos, diagnósticos, terapéuticos, rehabilitadores o de investigación.
- Libre elección: Facultad del paciente o usuario de optar entre dos o más alternativas asistenciales.
- Médico responsable: El profesional que tiene a su cargo coordinar la información y la asistencia sanitaria del paciente o del usuario.
- Paciente: La persona que requiere asistencia sanitaria y está sometida a cuidados profesionales para el mantenimiento o recuperación de la salud.
- Servicio sanitario: La unidad asistencial con organización propia, dotada de los recursos técnicos y del personal cualificado.
- Usuario: La persona que utiliza los servicios sanitarios de educación y promoción de la salud.

1.2. Derecho a la intimidad e información sanitaria del paciente

a) Derecho a la intimidad.
b) Derecho a la información sanitaria.
   - ▹ Titular del derecho.
   - ▹ Derecho a la información asistencial.
   - ▹ Derecho a la información epidemiológica.

El derecho a la intimidad tiene el rango de derecho fundamental en la Constitución Española y se encuentra protegido por la Ley Orgánica 1/1982, de 5 de mayo, de Protección Civil del Derecho al Honor, a la Intimidad Personal y Familiar y a la Propia Imagen.

Tanto la Ley General de Sanidad, como la Ley de Autonomía del Paciente y la Ley de Salud de Andalucía, establecen el derecho a la intimidad como uno de los derechos esenciales de los ciudadanos en relación a la atención sanitaria.

La intimidad es uno de los aspectos más valorados por los pacientes y familiares en la asistencia sanitaria. Sin embargo, en determinadas situaciones, la intimidad durante exploraciones sensibles o diagnósticas pasa a segundo plano en pro de otras necesidades entendidas como básicas, lo que puede generar en el paciente una cierta transgresión en sus valores.

La protección de la intimidad personal y la confidencialidad de la información deben estar presentes, de forma ineludible, en la actividad asistencial de los profesionales sanitarios. Desde la perspectiva de los ciudadanos, de forma sistemática, se constata que el cuidado de la intimidad por parte de los profesionales sanitarios es uno de los elementos que mayor satisfacción genera en los pacientes y familiares. Por este motivo, las Organizaciones Sanitarias elaboran, ponen en marcha y evalúan periódicamente procedimientos y protocolos sobre protección de la intimidad y privacidad de los pacientes y sus familias, con el objeto de garantizar los derechos de los pacientes reconocidos por la legislación vigente.

La Agencia de Calidad Sanitaria de Andalucía formula las siguientes recomendaciones:

1. Fomentar la utilización individual de habitaciones para el enfermo y acompañantes. En caso de sólo disponer de habitaciones de uso compartido, deben establecerse mecanismos que promuevan la privacidad, tales como la restricción de visitas, el uso de cortinas separadoras, biombos u otros elementos que eviten la exposición visual innecesaria del paciente.
2. Durante la asistencia sanitaria, siempre que la situación clínica lo permita, facilitar que el paciente utilice su propia ropa.
3. Evitar las interrupciones durante el desarrollo de la actividad asistencial, con el objetivo de no desvirtuar el principio de privacidad-confidencialidad que rige la relación profesional sanitario-paciente.
4. En los casos en los que durante la actividad asistencial se produzca la presencia de profesionales en prácticas o alumnos, debe explicarse al paciente y familiares el motivo de éstas y pedirles autorización en el caso de exploraciones sensibles, ofertando la presencia de un acompañante, siempre que la situación lo permita.
5. Velar por que la información se proporcione en espacios reservados, con el objetivo de que no pueda ser oída por personas ajenas.
6. El profesional que facilita información debe ser fácilmente identificado por el paciente y familiares, a través de instrumentos que permitan dicha identificación (distintivos, tarjetas, etc.).

1.3. Historia Clínica

El Ministerio de Sanidad y Consumo, en coordinación y con la colaboración de las Comunidades Autónomas competentes en la materia, promoverá, con la participación de todos los interesados, la implantación de un sistema de compatibilidad que, atendida la evolución y disponibilidad de los recursos técnicos, y la diversidad de sistemas y tipos de historias clínicas que posibilite su uso por los centros asistenciales de España que atiendan a un mismo paciente en evitación de que los atendidos en diversos centros se sometan a exploraciones y procedimientos de innecesaria repetición. La historia Clínica (HC) es el documento que contiene toda la información clínica relativa al estado de salud o enfermedad de un individuo. Esta información es generada por el equipo sanitario que le atiende y actúa como medio de comunicación.

a) Definición y contenido.
   - ▹ Definición y archivo de la historia clínica.
   - ▹ Contenido de la historia clínica de cada paciente.

b) Uso y conservación de la Historia Clínica.
   - ▹ Usos de la historia clínica.
   - ▹ Conservación de la documentación clínica.
   - ▹ Derechos relacionados con la custodia de la historia clínica.

c) Acceso a la HC.

d) Informe de Alta.
   - ▹ El alta del paciente.
   - ▹ El conjunto mínimo básico de datos al alta hospitalaria (CMBU).
     - ○ Instrucciones.
     - ○ CMBU: definiciones, clasificaciones y sistemas de codificación.
     - ○ Traslados internos.

e) Otra documentación clínica.
   - ▹ Emisión de certificados médicos.
   - ▹ Obligaciones profesionales de información técnica, estadística y administrativa.
   - ▹ Documentos clínicos de los centros sanitarios.
     - ○ Hoja estadístico-clínica.
     - ○ Hoja de anamnesis y exploración.
     - ○ Hoja de evolución.
     - ○ Hoja de análisis, informes de laboratorio y de exploraciones especiales.
     - ○ Hoja de prescripciones.
     - ○ Hoja de enfermería.
     - ○ Gráfica de constantes.
     - ○ Hoja de autorización de exploraciones especiales.
     - ○ Informe de anestesia.
     - ○ Hoja operatoria.
     - ○ Informe de anatomía patológica.

- Informe de autopsia.

La historia clínica de un paciente, su historial médico o su historial clínico, son distintas formas de referirse al "conjunto de documentos que contienen los datos, valoraciones e informaciones de cualquier índole sobre la situación y la evolución clínica de un paciente a lo largo del proceso asistencial" (Artículo 3 Ley 41/2002*).

Todo paciente o usuario tiene derecho a que quede constancia, por escrito o en el soporte técnico más adecuado, de la información obtenida en todos sus procesos asistenciales, realizados por el servicio de salud tanto en el ámbito de atención primaria como de atención especializada. La historia clínica engloba todos los procesos asistenciales sanitarios en la vida del paciente.

Este concepto de historia clínica se gestiona en España a nivel de las Comunidades Autónomas, que tienen transferidas las competencias de salud por la administración central y que trabajan por el reconocimiento mutuo esté el paciente donde esté, y es bastante similar al concepto de historia social única electrónica en los servicios sociales.

Finalidad de la historia clínica

La historia clínica tiene como fin principal facilitar la asistencia sanitaria, dejando constancia de todos aquellos datos que, bajo criterio médico, permitan el conocimiento veraz y actualizado del estado de salud de una persona paciente.

Qué incluye la historia clínica

La historia clínica comprende el conjunto de los documentos relativos a los procesos asistenciales de cada paciente, con la identificación de los médicos y de los demás profesionales que han intervenido en ellos, con objeto de obtener la máxima integración posible de la documentación clínica de cada paciente, al menos, en el ámbito de cada centro.

La historia clínica incorporará la información que se considere trascendental para el conocimiento veraz y actualizado del estado de salud del paciente, la cual deberá estar ordenada de forma secuencial, y como mínimo (entre otros):

a) La documentación relativa a la hoja clínico-estadística.
b) La autorización de ingreso.
c) El informe de urgencia.
d) La anamnesis y la exploración física.
e) La evolución.
f) Las órdenes médicas.
g) La hoja de interconsulta.
h) Los informes de exploraciones complementarias.
i) El consentimiento informado.

j) El informe de anestesia.
k) El informe de quirófano o de registro del parto.
l) El informe de anatomía patológica.
m) La evolución y planificación de cuidados de enfermería.
n) La aplicación terapéutica de enfermería.
ñ) El gráfico de constantes.
o) El informe clínico de alta.

Los apartados b), c), i), j), k), l), ñ) y o) sólo serán exigibles en la cumplimentación de la historia clínica cuando se trate de procesos de hospitalización o así se disponga.

La cumplimentación de la historia clínica, en los aspectos relacionados con la asistencia directa al paciente, será responsabilidad de los profesionales que intervengan en ella.

La historia clínica se llevará con criterios de unidad y de integración, en cada institución asistencial como mínimo, para facilitar el mejor y más oportuno conocimiento por los facultativos de los datos de un determinado paciente en cada proceso asistencial.

Obligaciones de los centros sanitarios

Cada centro archivará las historias clínicas de sus pacientes, cualquiera que sea el soporte (papel, audiovisual, informático, etc.) de manera que queden garantizadas su seguridad, su correcta conservación y la recuperación de la información. Además deberán proteger las historias clínicas y evitar su destrucción o su pérdida accidental.

La gestión de la historia clínica por los centros con pacientes hospitalizados se realizará a través de la unidad de admisión y documentación clínica, encargada de integrar en un solo archivo las historias clínicas.

La custodia de dichas historias clínicas estará bajo la responsabilidad de la dirección del centro sanitario.

Usos de la historia clínica

La historia clínica es un instrumento destinado fundamentalmente a garantizar una asistencia adecuada al paciente. Los profesionales asistenciales del centro que realizan el diagnóstico o el tratamiento del paciente tienen acceso a la historia clínica de éste como instrumento fundamental para su adecuada asistencia.

Cada centro establecerá los métodos que posibiliten en todo momento el acceso a la historia clínica de cada paciente por los profesionales que le asisten.

El acceso a la historia clínica con fines judiciales, epidemiológicos, de salud pública, de investigación o de docencia, se rige por lo dispuesto en la Ley Orgánica 15/1999, de Protección de Datos de Carácter Personal, y en la Ley 14/1986, General de Sanidad, y demás normas de aplicación en cada caso. El acceso a la historia clínica con estos fines obliga a preservar los datos de identificación personal del paciente, separados de los de carácter clínico-asistencial, de manera que como regla general quede asegurado el anonimato, salvo que el propio paciente haya dado su consentimiento para no separarlos.

Se exceptúan los supuestos de investigación de la autoridad judicial y del personal sanitario debidamente acreditado que ejerza funciones de inspección, evaluación, acreditación y planificación. Sin embargo, estas personas estarán sujetas al deber de secreto.

Derecho de acceso a mi historia clínica

El paciente (o su representante) tiene el derecho de acceso, con ciertas reservas, a la documentación de su historia clínica y a obtener copia de los datos que figuran en ella. Los centros sanitarios regularán el procedimiento que garantice la observancia de estos derechos.

Los centros sanitarios y los facultativos de ejercicio individual sólo facilitarán el acceso a la historia clínica de los pacientes fallecidos a las personas vinculadas a él, por razones familiares o de hecho, salvo que el fallecido lo hubiese prohibido expresamente y así se acredite.

En cualquier caso el acceso de un tercero a la historia clínica motivado por un riesgo para su salud se limitará a los datos pertinentes. No se facilitará información que afecte a la intimidad del fallecido ni a las anotaciones subjetivas de los profesionales, ni que perjudique a terceros.

Conservación de la historia clínica

Los centros, servicios y establecimientos sanitarios tienen la obligación de conservar la documentación clínica en condiciones que garanticen su confidencialidad, su correcto mantenimiento, integridad y seguridad, con independencia del soporte que se emplee en su elaboración o para su conservación.

La historia clínica se conservará durante el tiempo que resulte preciso para garantizar la asistencia sanitaria al paciente, como mínimo durante un plazo de cinco años contado desde la fecha del alta del último proceso asistencial.

Reglamentariamente se establecerán los mecanismos para la destrucción total o parcial de historias clínicas, así como su conservación por un tiempo superior.

La conservación de la documentación clínica con fines epidemiológicos, de investigación o de organización y funcionamiento del Sistema Nacional de Salud se hará de forma que se evite en lo posible la identificación de las personas afectadas.

La documentación clínica también se conservará a efectos judiciales de conformidad con la legislación vigente.

En cualquier caso la conservación de la documentación clínica deberá garantizar la preservación de la información y no necesariamente del soporte original.

Custodia y gestión

Los centros, servicios y establecimientos sanitarios archivarán las historias clínicas de sus pacientes, cualquiera que sea su soporte, en instalaciones que garanticen la seguridad, la correcta conservación y la recuperación de la información, debiendo adoptar las medidas técnicas y organizativas adecuadas para proteger los datos personales recogidos y evitar su destrucción o su pérdida accidental, así como el acceso, alteración, comunicación o cualquier tratamiento no autorizado.

Los centros, servicios y establecimientos sanitarios establecerán los mecanismos necesarios para garantizar la autenticidad del contenido de la historia clínica y la posibilidad de su reproducción futura. En cualquier caso, deberá garantizarse que queden registrados todos los cambios y la identificación de los profesionales sanitarios que los han realizado.

Deber de conservación por parte de médicos de ejercicio individual

Los médicos y facultativos de ejercicio individual que cesen en el ejercicio de la actividad profesional, continuarán sometidos a las exigencias legales en materia de conservación y seguridad de los datos de las historias clínicas, correspondiéndoles su custodia y conservación en tanto no hayan transcurrido los plazos legales.

En caso de fallecimiento del facultativo de ejercicio individual, sus herederos se subrogarán en las obligaciones de conservación de las historias clínicas y deberán ponerlas a disposición del Colegio Oficial de Médicos.

2. DOCUMENTACIÓN NO CLÍNICA: TIPOS DE DOCUMENTOS. UTILIDAD Y APLICACIONES. CRITERIOS DE CUMPLIMENTACIÓN. CIRCULACIÓN DE LA INFORMACIÓN

La documentación no clínica es necesaria para el correcto funcionamiento y organización del centro sanitario. De idéntica forma que en la documentación clínica, hay diferentes criterios de cumplimentación y tramitación de estos documentos, dependiendo de cada centro. De todas formas, en los documentos no clínicos deben incluirse los datos mínimos como para que quede identificado el servicio o unidad peticionaria y el motivo o petición que se realiza.

Como documentos no clínicos podemos encontrar, entre otros, los siguientes:

- Nota de circulación interior.
- Encuesta de postutilización de servicios.
- Hoja de reclamaciones.
- Solicitud de vacaciones, días, asuntos propios, etc.

- Hoja de pedido de material.
- Hoja de petición de farmacia.
- Hoja de envío de material a esterilizar.
- Parte de averías.
- Libro de incidencias.
- Informe de accidente laboral.
- Documento de parte al juzgado.
- Documento de traslado de cadáveres.
- Servicio de información al usuario.
- Documento de objetos personales.
- Tarjetas de identificación.
- Hojas informativas al paciente.
- Hoja de turnos y puestos de trabajo.
- Manual de normas y procedimientos de un servicio.
- Contrato de trabajo.
- Justificante de nómina.

3. APLICACIONES INFORMÁTICAS

3.1. Conceptos básicos sobre ordenadores

3.1.1. Introducción

Con objeto de conseguir una mejor comprensión de la aplicación de la informática a la radiología, describiremos brevemente en este primer apartado, los distintos elementos físicos que componen un ordenador y la función que realiza cada uno de ellos, así como, los programas que hacen posible que el ordenador realice las tareas encomendadas.

3.1.2. Ordenadores

Un ordenador es un aparato electrónico, que recibe datos, los procesa, realiza operaciones aritméticas o lógicas mediante un programa almacenado en su memoria y genera posteriormente otros datos que aparecen en el periférico adecuado.

3.1.2.1. Tipos de ordenadores

- Microordenador.
- Miniordenador.
- Maxiordenador.

3.1.2.2. Componentes fundamentales de un ordenador

- Hardware.
- Software.

3.2. Aplicaciones: concepto de procesador de textos, base de datos y correo electrónico

Podemos definir un Procesador de texto como todo aquel software informático cuya funcionalidad se basa en crear, editar y dar formato a un documento de texto. Dependiendo del creador de la aplicación, los mismos pueden ofrecer distintas funcionalidades. Sin embargo podemos encontrar elementos en común entre todos ellos, tales como la capacidad de trabajar con distintos tamaños y tipos de letra, párrafos, alineación, estilos, copiado y pegado de texto y corrección de errores ortográficos.

Una Base de datos es una colección de datos con relaciones lógicas entre sí, almacenados y organizados de tal manera que puedan ser un modelo de determinados aspectos de la realidad, y por tanto, puedan ser utilizados por los diferentes procesos que requieran dicha información en una empresa, organización, etc.

El Correo electrónico (e-mail: electronic mail) es un servicio de red que permite enviar y recibir mensajes y todo tipo de documentos y archivos rápidamente.

El Correo electrónico es uno de los servicios mas básicos y extendidos de internet. Permite el envío y la recepción de mensajes utilizando un ordenador. Casi cualquier información puede transmitirse dentro de un mensaje y éste puede llegar, de manera rápida, sencilla y fiable a cualquier lugar del mundo donde exista conexión a internet.3.3. Otras aplicaciones de la informática en radiología

Cada vez es más necesario que el personal de los servicios de diagnóstico por la imagen conozca y maneje el equipo informático, ya que el auge de la informática en los últimos años también se aplica a la medicina y en nuestro caso particular a la radiología.

3.3.1. Sistemas de control de información

La mayor parte de estos sistemas poseen distintas secciones, cada una destinada a una tarea en concreto, así, incluyen módulos de registro, de citación, de control de procesos, de gestión de archivos radiográficos y de redacción de informes.

a) Módulo de registro.
b) Módulo de citación.
c) Módulo de proceso.
d) Módulo de gestión de archivos de películas.
e) Módulo de redacción de informes.
f) Otros módulos.

3.3.2. Aplicaciones en docencia

Respecto a las aplicaciones docentes, además de los archivos docentes que se crean en el servicio de radiología, debemos distinguir entre programas de instrucción asistida por ordenador (AIO) e instrucción controlada por ordenador (ICO).

Tema 20

Los sistemas informáticos. Conceptos básicos, codificación de la información. Hardware, estructura funcional de un ordenador, componentes físicos, periféricos de entrada y salida. Software, soporte lógico de un ordenador: conceptos básicos, sistemas operativos actuales (Windows, Unix). Mantenimiento básico de los ordenadores (Preventivo y Correctivo). Nociones básicas de seguridad informática (Firewall, Antivirus, Sistema de detección de intrusos)

eRodio ediciones

Índice esquemático

1. LOS SISTEMAS INFORMÁTICOS

En este apartado se presentan las partes que componen un ordenador, explicando su funcionamiento, y los factores que hay que tener en cuenta ante la compra de este componente. Aparte de los componentes físicos para que estos funcionen es necesaria la existencia de programas que les indiquen las operaciones que deben realizar y así sacarle funcionalidad al sistema.

1.1. Conceptos básicos

La palabra informática es de origen francés, que significa información automática. El concepto de informática se puede definir como el tratamiento automático de la información por medio de ordenadores.

Se puede definir en tres fases:

- Fase de entrada.
- Fase de proceso.
- Fase de salida.

Fase de entrada. Los datos son introducidos en el ordenador por el usuario. Generalmente para esta fase se utiliza el teclado del ordenador, aunque pueden utilizarse otros elementos de entrada.

Fase de proceso. Una vez que los datos se han introducido en el ordenador, este comienza su tratamiento y realiza los cálculos y las operaciones necesarias para obtener los resultados. Estas operaciones y cálculos que se ejecutan están establecidas en los programas, donde un programa es un conjunto de órdenes que indican al ordenador qué acciones hay que realizar sobre los datos para obtener los resultados que desee el usuario.

Fase de salida. Una vez procesado los datos hay que mostrar los resultados al usuario. Los datos pueden obtenerse en papel por medio de una impresora, o simplemente ser mostrados en la pantalla del ordenador para que el usuario los pueda consultar.

1.2. Codificación de la información

La información que maneja el ser humano se representa por una combinación de números y letras con los que se forman cantidades y palabras. Para las cantidades se emplea el sistema numérico decimal, que usa los dígitos del 0 al 9. Para las palabras se emplea el alfabeto del idioma que se esté utilizando. Sin embargo el ordenador no es capaz de utilizar estos sistemas. Este dispositivo sólo puede presentar dos estados. Es como un interruptor de la luz que deja pasar o no la corriente eléctrica. El estado encendido normalmente se representa por un 1 y el apagado por un 0 lógico. Este sistema de numeración se denomina sistema binario, y es el que se emplea en los ordenadores.

2. COMPONENTES DE UN SISTEMA INFORMÁTICO

En los sistemas informáticos existen dos componentes claramente diferenciados, la parte física o hardware y la parte lógica o software.

El hardware está formado por los elementos físicos con los que se construye el ordenador: la carcasa, los circuitos electrónicos interiores, el teclado, el monitor, la impresora y todos los elementos que se puedan conectar al ordenador.

El software es el conjunto de programas que permiten controlar el funcionamiento de ordenador.

3. HARDWARE. ESTRUCTURA DE UN ORDENADOR

La arquitectura de un ordenador es su estructura operacional fundamental. Los ordenadores se pueden clasificar basándose en ello, existiendo dos arquitecturas principales denominadas: Von Neumann y Hardvard

En las máquinas de Von Neumann las instrucciones y los datos conviven en el mismo espacio de memoria, sin existir separación física.

Las máquinas con arquitectura Hardvard dividen el espacio de almacenamiento en dos bloques de memoria separados. Uno de los bloques almacena las instrucciones y el otro almacena los datos. El acceso a dichos espacios se realiza mediante líneas de comunicación diferentes, lo que hace posible la lectura simultánea de datos e instrucciones. Por tanto presentan un mayor rendimiento en la ejecución de instrucciones.

También existe la estructura Pentium, que se basa en la incorporación de memoria rápida, que almacenan los datos e instrucciones que se estima se van a utilizar en breve.

Los tres bloques básicos funcionales son:

La unidad central de proceso (CPU), la memoria y la entrada/salida (E/S). Estos tres bloques deben estar conectados entre sí. Un bus es un grupo de cables líneas digitales por donde se transmiten los datos y las instrucciones.

CPU. Estructura

En la CPU se distinguen las siguientes partes:

- La unidad central de proceso (CPU).
- La memoria.
- La entrada/salida.

Estos tres bloques deben estar conectados entre sí a través de buses. Un bus es un grupo de cables líneas digitales por donde pasan los datos e instrucciones.

3.1. Unidad central de proceso en un sistema informático

La unidad central de proceso UCP o CPU es el lugar donde se interpretan y ejecutan las instrucciones de los programas que se almacenan en la memoria principal.

En la CPU se distinguen las siguientes partes:

La unidad de control: se encarga de dirigir y coordinar todos los elementos del ordenador.

La unidad aritmético-lógica (ALU): se encarga de realizar las operaciones aritméticas y lógicas.

Registros: Contador de programa, registro de direcciones de memoria, registro de instrucción, registro de datos, registro de estado, acumulador y registro de entrada.

En los ordenadores personales la CPU está integrada en un solo chip que se denomina microprocesador.

Funciones: La función principal es interpretar las instrucciones que forman un programa que se almacena en memoria principal y, a partir de esta, obtener un resultado con los datos de entrada. Este proceso se puede a su vez dividir en las siguientes funciones:

1. Interpretación de la operación a realizar.
2. Búsqueda de los operandos.
3. Obtención de la dirección siguiente a ejecutar.
4. Cálculo de las operaciones matemáticas y lógicas.
5. Guardado temporal de los resultados.
6. Llevar el control de las posibles incidencias y fallos.

3.2. Unidades de entrada y salida

Son los elementos que proporciona un método de comunicación eficaz entre la CPU y los periféricos.

Sus funciones son las siguientes: Control y temporización, comunicación con la CPU, comunicación con el dispositivo externo, almacén temporal de datos y detección de errores.

Dispositivos de almacenamiento de datos: La misión de los dispositivos de almacenamiento es guardar la información de forma permanente. Debido a la cantidad de información que es manejada actualmente por los usuarios, los dispositivos de almacenamiento se han vuelto casi tan importantes como el computador. Las instrucciones o datos pueden almacenarse por un tiempo en la memoria RAM, este tiempo es limitado por lo que tenemos otros dispositivos de almacenamiento secundarios o auxiliares que conservan la información de manera permanente. Los soportes que se emplean como memoria auxiliar son de tres tipos:

- De tipo magnético (discos duros, disquetes que están obsoletos y cintas magnéticas que tienen poco uso).

- De tipo óptico (discos compactos de solo lectura y discos ópticos de una escritura y múltiples lecturas).
- De tecnología electrónica: memoria flash (lápices USB)

3.2.1. Periféricos de entrada. Tipos, funciones características y medios de conexión

Un dispositivo de entrada o periférico de entrada es cualquier dispositivo utilizado para proporcionar datos. A continuación describimos los más importantes:

Teclado

Es un periférico de entrada con unas teclas que actúan como palancas mecánicas o interruptores que envían información a la computadora. Cuando se pulsa una o más teclas se genera un código digital que se envía a la maquina que lo interpreta.

Hay varios bloques que vamos a enumerar:

- Bloque de funciones, bloque alfanumérico, bloque especial, bloque numérico.
- Bloque de funciones: Va desde la tecla f1 a f12, en tres bloques de cuatro; de f1 a f4, de f5 a f8 y de f9 a f12. Tienen distinta función según el programa.
- Bloque alfanumérico: Está situado en la parte inferior del bloque de funciones, contiene los números arábigos del 1 al 0 y el alfabeto organizado como en una máquina de escribir, además de algunas teclas especiales.
- Bloque especial: está ubicado a la derecha del bloque alfanumérico, contiene algunas teclas especiales como imp pant, Bloq de desplazamiento, Pausa, Inicio, Fin, Insertar, Suprimir, Repág, Avpág y las flechas direccionales que permiten mover el punto de inserción en las cuatro direcciones.
- Bloque numérico: está ubicado a la derecha del bloque especial, se activa al presionar la tecla Bloq Num, contiene los números arábigos organizados como en una calculadora con el fin de facilitar la digitación de cifras, además contiene los signos de las cuatro operaciones básicas como suma +, resta -, multiplicación * y división /, también contiene una tecla de Intro o Enter para ingresar las cifras.

También existen diversos teclados, cuya diferencia se centra en la tecnología empleada para construir las teclas:

- Cúpula de goma: son los más empleados, las teclas reposan sobre una cúpula fabricada en goma, de pequeño tamaño y gran sensibilidad, con un centro rígido de carbono. Cuando se realiza una pulsación una pieza colocada bajo la superficie de la tecla hunde la cúpula, esto hace que el centro de carbono se hunda también, hasta tocar una pieza metálica situada en la matriz de circuitos.
- De membrana: estos se asemejan a los de cúpula de goma en su forma de operar. Sin embargo, en su lugar se basan en una única pieza de goma que cubre todo el teclado y contiene un abombamiento para cada tecla. Estos teclados no se encuentran con facilidad en el mundo de los ordenadores personales, ya que ofrecen una respuesta táctil inapropiada.

- Capacitivos: Los interruptores no son realmente mecánicos, cada tecla está provista de un muelle que asegura el retorno a su posición original tras una pulsación. Bajo la superficie de cada tecla hay una pequeña placa metálica, bajo dicha placa a una cierta distancia se halla otra nueva placa metálica, El conjunto de dos placas metálicas separadas por material dieléctrico (el aire en este caso) no es más que un condensador. La capacidad de dicho condensador varía en función de la distancia entre las placas. El coste de estos teclados es elevado pero se deterioran muy poco.

En cuanto la conexión a la torre actualmente la tecnología predominante es la USB debido a las ventajas que ofrece este puerto.

Ratón

La función principal del ratón consiste en señalar puntos concretos por el usuario en los programas. Esto se traduce en convertir los movimientos de la mano en información digital que el ordenador interpreta.

Las funciones de los botones de un ratón son:

- Botón izquierdo: es el más utilizado y permite seleccionar los objetos.
- Botón del medio o ruedecilla: Se utiliza para desplazarse hacia arriba o hacia abajo.
- Botón derecho: Se utiliza para desplegar en menú contextual que indica qué acciones se pueden realizar con el objeto seleccionado.

Las acciones del ratón son:

- El clic: se realiza con el botón izquierdo del ratón, un clic sobre algún objeto, de esta forma se hace una selección.
- Pinchar y arrastrar: se utiliza para seleccionar varios objetos al mismo tiempo, para hacerlo hay que pinchar en una zona y arrastrar hasta seleccionar los objetos deseados, luego se suelta el botón.
- Doble clic: se utiliza para ejecutar los programas asociados a los iconos.

Lo ratones pueden ser por cable o inalámbricos.

Escáner

Un escáner es un periférico que digitaliza textos o imágenes impresos creando ficheros de datos digitales. Está basado en el principio de absorción de luz por el color negro y de reflexión por el color blanco. Cualquier valor intermedio refleja un porcentaje de luz según su densidad de gris o de color. Los parámetros más importantes asociados a un escáner son los siguientes:

- Profundidad del color: es el número de bits para representar los colores, normalmente son de 24 y 48 bits.
- Resolución: se mide en pixeles por pulgada (ppp). Mientras mayor resolución mejor será la imagen digitalizada.

- Rango de densidad: si el escáner tiene un alto rango de densidad, significa que es capaz de reproducir sombras y brillos con una sola pasada.

Su conexión suele ser por USB.

Micrófono

Su función es la de traducir las vibraciones debidas a la presión acústica ejercida por la voz en energía eléctrica. Según la dirección en la que capta el sonido se clasifican en:

- Omnidireccional: Capta todos los sonidos independientemente de la dirección desde donde lleguen.
- Bidireccional: Captan tanto el sonido que les llega por su parte frontal, como por su parte posterior sin embargo son sordos al sonido que le llegan por los laterales.
- Unidireccional: Muy sensibles a una única dirección y relativamente sordos a las restantes.
- Parabólico: Concentran las ondas sonoras en una dirección.
- Se conectan a la clavija Microphone in (conector rosa) de la tarjeta de sonido.

Webcam

Es una pequeña cámara digital, la cual puede capturar imágenes y transmitirlas a través de internet. Las cámaras web necesitan una computadora para transmitir las imágenes. Sin embargo, existen otras cámaras autónomas que tan solo necesitan un punto de acceso a la red informática. Para diferenciarlas, a las cámaras web se las denomina cámaras de red. Se utilizan normalmente en programas de mensajería instantánea o videoconferencias. La conexión de una webcam es normalmente a través de un puerto USB.

Cámaras digitales

Es un dispositivo electrónico usado para capturar y almacenar fotografías electrónicamente en lugar de usar películas fotográficas. Las cámaras digitales compactas modernas generalmente son multifuncionales, capaces de grabar sonidos y/o videos además de fotografías. Para el almacenamiento de las imágenes normalmente se utilizan memorias flash.

Joystick

Es un periférico que permite el manejo o control de un determinado videojuego, los joystick actuales de pc son conectados desde el puerto USB del ordenador. Los elementos de un joistick pueden ser divididos en: palanca, botones principales, botones adicionales, base y mango.

Lector de código de barras

Por medio de un láser lee un código de barras y emite el número que muestra el código. Los códigos de barras se leen pasando u pequeño punto de luz sobre el símbolo del código de barras impreso. Sólo se ve una fina línea roja emitida desde el escáner láser.

Plotter

Es una impresora que se utiliza junto con la computadora e imprime en forma lineal. Actualmente son frecuentes los de inyección, que tienen mayor facilidad para realizar dibujos no lineales y polícromos, son silenciosos, más rápidos y más precisos. Estos trazadores imprimen su salida moviendo una pluma sobre la superficie de un pedazo de papel, limitados al dibujo lineal. Pueden dibujar trazos complejos pero de manera muy lenta debido al movimiento mecánico de las plumas.

3.2.2. Periféricos de salida

Monitor

El monitor o pantalla es el dispositivo de salida más típico y más usado y se asemeja a un televisor. Las características más importantes a tener en cuenta al elegir un monitor son las siguientes:

La resolución: se caracteriza por los pixeles representados en horizontal y vertical, un ejemplo es la resolución 800X600, o sea, 800 pixeles en horizontal y 600 en vertical. A más resolución más pixeles representados.

La tasa de refresco: es la frecuencia con la que barre la pantalla. Cuanto mayor sea el valor menos parpadea la pantalla. Una tasa de refresco, o frecuencias de 75 Hz equivale a 75 barridos por segundo.

Tipos de monitores:

- **Tubo de rayos catódicos (CRT)**: son los primeros y actualmente están en desuso. Su funcionamiento es similar a los televisores antiguos.
- **Pantalla de cristal líquido (LCD)**: es una pantalla delgada y plana formada por un número de pixeles en color colocados delante de una fuente de luz o reflectora. Prácticamente, los monitores que se venden son de este tipo.

  Existen dos clases:

  - De matriz activa de puntos (TFT) usa un cristal líquido atrapado entre dos capas de vidrio para mostrar una imagen.
  - De matriz pasiva de puntos (DSTN) un diodo gobierna cada fila y otro diodo cada columna.

  Ventajas de CLD sobre CRT:

  - Ahorro de espacio físico.
  - Eliminación de emisiones electromagnéticas.
  - Disminución del material de construcción.
  - No necesarios filtros antirreflectantes.
  - Más estéticos.
- **Pantalla de plasma:** es un tipo de pantalla plana habitualmente usada en televisores y consta de muchas celdas diminutas situadas entre dos paneles de cristal que contienen una mezcla de gases nobles (neón y xenón). El gas en las

celdas se convierte eléctricamente en plasma, el cual provoca que una sustancia fosforescente (que no es fósforo) emita luz.

A continuación se hace una comparativa entre LCD y las de plasma:

Ventajas del plasma	Ventajas LCD
Mayor ángulo de visión	Efecto de pantalla quemada en plasma: si la pantalla permanece encendida durante mucho tiempo mostrando imágenes estáticas la pantalla de plasma tiene mayor tendencia a que la imagen quede fija o sobrescrita en la pantalla.
No contiene mercurio, a diferencia de las pantallas LCD	El monitor de CLD es capaz de producir colores más brillantes, más saturados que el de plasma.
Colores más suaves al ojo humano	
Mayor número de colores y más reales	

Impresoras

Una impresora es un periférico de ordenador que permite producir una copia permanente de textos o gráficos de documentos almacenados en formato electrónico, imprimiéndolos en medios físicos, normalmente en papel o transparencias.

Las características más importantes a tener en cuenta para elegir una impresora son:

- Resolución: se expresa en puntos por pulgada (ppp).
- Velocidad de impresión: son las páginas por minutos que es capaz de imprimir. Estas medidas se usan principalmente como una herramienta de marketing y no están bien estandarizadas. Normalmente la medida páginas por minuto se refiere a documentos monocromáticos más que a documentos con dibujos densos que normalmente se imprimen mucho más lento.
- Memoria: es utilizada para mantener trabajo de impresión activos y la permanencia se utiliza para almacenar el diseño de la fuente y los datos.
- Fuentes: es el juego de caracteres que se puede modelar (Times Roman, Arial…)
- Conexión: las más usuales son: USB, paralelo, Ethernet, wifi. Estas dos últimas permiten compartir la misma impresora con varios pc.
- Lenguajes de descripción de página: es el medio que define las características y composición que describiría un documento impreso dentro de un flujo de datos.

Actualmente existe una gran variedad de impresoras: de impacto y no impacto. Las impresoras sin impacto son en general más silenciosas, rápidas y ofrecen mayor calidad que las de impacto.

A continuación se resumen el funcionamiento y las características de las impresoras más usuales:

Tipo	Funcionamiento	Características
De agujas	Una cabeza de impresión que se desplaza de izquierda a derecha sobre la página, imprimiendo por impacto	Pueden crear varias copias con papel de calco. Ruidosas. Bajo coste.
Inyección de tinta	Expulsan gotas de tinta de diferentes tamaños sobre el papel	Poco ruido. Caros los cartuchos. Lentas. Se ensucian los cabezales cuando no se usa.
Láser	Utilizan un haz de luz láser y material fotosensible para generar la impresión.	Coste inicial mayor que las de tinta. Mayor duración de los tóneres de tintas Más rápidas.

Altavoces

Los altavoces se utilizan para escuchar los sonidos emitidos por el ordenador, tales como música, sonidos de errores, conferencias, etc.

Las principales características de un altavoz son:

- Respuesta en frecuencia: el altavoz ideal debería dar una respuesta uniforme, es decir, igual a todas las frecuencias, pero ese altavoz no existe. En las especificaciones técnicas suele venir la curva de respuesta en frecuencia.
- Impedancia: la impedancia es la oposición que presenta cualquier dispositivo al paso de pulsos suministrados por una fuente de audio. La impedancia se mide en ohmios, el valor de la impedancia varía según la frecuencia, con lo que vendrá una curva con esta relación impedancia-frecuencia.
- Potencia: es la cantidad de energía (en vatios) que se puede introducir en el altavoz antes de que distorsione en exceso o de que pueda sufrir desperfectos.
- Sensibilidad: mide la relación entre el nivel eléctrico de entrada al altavoz y la presión sonora obtenida.
- Rendimiento: es el tanto por cien que indica la relación entre la potencia acústica radiada y la potencia eléctrica de entrada.

4. SOFTWARE, SOPORTE LÓGICO DE UN ORDENADOR. TIPOS DE SOFTWARE

El software de una máquina se estructura por capas. En el fondo está el hardware, nivel más bajo que contiene dispositivos físicos, consistentes en chips de circuitos integrados, cables, fuentes de alimentación y otros dispositivos físicos similares. A continuación viene el nivel de la microarquitectura, en el cual los dispositivos físicos se agrupan para formar unidades funcionales. Contiene registros internos a la CPU y de la unidad Aritmético-Lógica. Después, en algunas máquinas es el software quien controla directamente el funcionamiento de estas unidades funcionales a través del código máquina o código ensamblador, los principales problemas de estos lenguajes son su gran dificultad y su dependencia al hardware existente. Posteriormente viene el sistema operativo que enlaza el hardware con los programas de aplicación que utiliza el usuario, como pueden ser un procesador de texto, hoja de cálculo, etc., solucionando los problemas anteriores.

4.1. Sistemas operativos

Se puede definir el sistema operativo como: el software que enlaza el hardware con el programa de aplicación que utiliza el usuario, como pueden ser un procesador de texto, hoja de cálculo, etc., solucionando los problemas anteriores. Antes de indicar las funciones de un sistema operativo sería interesante conocer sus objetivos:

- Controlar el funcionamiento del hardware del ordenador.
- Ocultar detalles complicados y facilitar el uso del ordenador al usuario.
- Administrar eficazmente los recursos disponibles para que su uso resulte adecuado y su rendimiento optimo.

Las funciones más importantes de un sistema operativo son:

- Gestión de la CPU.
- Gestión de la memoria principal.
- Sistema de ficheros
- Gestión de entrada/salida.

Dependiendo del tipo de equipo donde esté instalado se distinguen varios tipos de sistemas operativos: mainframe, servidor, multiprocesador, ordenador personal, tiempo real y empotrado.

Centrándonos en los sistemas operativos de los ordenadores personales, estos deben tener las siguientes características para que sean competitivos en el mercado:

- Multitarea: es capaz de ejecutar varios programas al mismo tiempo. Este tipo de sistema operativo normalmente asigna los recursos disponibles (CPU, memoria, periféricos) de forma alternada a los programas que lo solicitan, de manera que el usuario percibe que todos funcionan a la vez.
- Multiusuario: permite que varios usuarios ejecuten simultáneamente sus programas, accediendo a la vez a los recursos de la computadora. Normalmente estos sistemas operativos utilizan métodos de protección de datos, de manea que un programa no pueda usar o cambiar los datos de otro usuario.
- Distribuido: permite utilizar los recursos (memoria, CPU, disco, periféricos, etc) de más de una computadora al mismo tiempo.
- Consumir pocos productos: mientras más recursos consuma menos recursos tendrán disponibles los programas de usuario.

Sistemas operativos actuales

Escritorio de Windows

Hoy en día prácticamente todos los sistemas operativos disponen de un interfaz gráfico para facilitar al usuario la interacción con ellos.

A continuación se detallan cada una de las partes que forman parte del entorno de trabajo:

- Escritorio: es la pantalla que le aparecerá al cargar Windows y podrá configurarla de manera que le resulte lo más fácil de usar. Ahí se muestran los elementos a los que posteriormente accederá y su función es la de servir como un escritorio real, es decir, para mostrar todos los elementos de trabajo que necesita.
- Accesos directos: son iconos (pequeños dibujos) que ejecutarán directamente el programa que les corresponda, haciendo más rápida su búsqueda.
- Barra de tareas: le mostrará las aplicaciones abiertas para que pueda ir pasando de una a otra. Una de las ventajas de los síntomas operativos es permitir que se ejecuten varias aplicaciones simultáneamente.
- Inicio: desde este botón accederá a todas las aplicaciones y recursos del sistema operativo.
- Información del sistema y acceso rápido: en esta parte de la barra se agrupan elementos de información del estado del sistema, como la fecha y la hora, estado de la red, etc...Así como accesos rápidos (con solo pulsar un clic) a diversos programas.

Desplazamiento por el entorno de trabajo

Para desplazarse por el entorno de trabajo ofrecido por el windows deberemos hacer uso del ratón. Aunque nos podemos mover con el teclado, es una tarea muy engorrosa, ya que el sistema está pensado para un dispositivo como el ratón.

Moviendo el ratón, veremos cómo se mueve el cursor del Sistema y cuando desee acceder a algún elemento sólo tiene que posicionarse sobre él y hacer clic en el botón del ratón.

Haremos mención a los botones del ratón y para qué sirven. En la actualidad los ratones tienen tres botones, o mejor dicho, dos botones y una rueda con función botón.

- El botón de la izquierda es el botón principal del ratón y se utiliza para acceder y marcar elementos.
- El botón de la derecha es el botón secundario y se usa para desplegar menús especiales, llamados contextuales, que generan diversas opciones.
- La rueda con botón o scroll se usa para desplazarse por documentos más rápidamente.

A continuación se describen los elementos principales del interfaz de Windows:

a) Ventanas: La mayoría de los sistemas operativos se componen de un escritorio que es donde se encuentran los iconos. Cuando se hace clic sobre uno de esos iconos emerge una imagen mayor que contiene otros iconos, esta imagen es una ventana.

b) Menús: En informática un menú es una serie de opciones que el usuario puede elegir para realizar determinada tarea. Por ejemplo el menú archivo tiene submenús: Nuevo, abrir, guardar, etc.

c) Cuadros de diálogo: En interfaces gráficos de usuario, un cuadro de diálogo es una ventana especial para mostrar información al usuario o para obtener de este una respuesta.

d) Explorador de ficheros: Los archivos se guardan en carpetas o directorios y éstas se organizan de manera jerárquica, es decir, en una carpeta puede haber una o más carpetas y, así sucesivamente. Por tanto hay varios niveles de carpetas para facilitar al usuario la organización de los archivos.

e) Gestión de impresoras.

f) Panel de control.

4.2. Software de programación

El software de programación reúne los programas que utilizan los programadores para crear nuevos programas. Los programas se crean utilizando un lenguaje de programación. Un lenguaje de programación es un conjunto de palabras clave o instrucciones y unas reglas sintácticas que indican cómo hacer los programas.

Se clasifican en: Lenguajes de bajo nivel y de alto nivel.

4.3. Software de aplicaciones

El software de aplicación es el conjunto de programas que utilizan los usuarios para trabajar con el ordenador. El software se clasifica en programas verticales y programas horizontales o de propósito general:

Programas verticales son aquellos que resuelven problemas concretos y han sido diseñados para cumplir una misión específica.

Programas horizontales o de propósito general son aquellos que sirven para realizar tareas de carácter amplio y general. Pueden ser utilizados por la mayoría de los usuarios en un ordenador personal.

A continuación se detallan los más importantes:

- Procesadores de texto.
- Hojas de cálculo.
- Bases de datos.
- Paquetes integrados.
- Diseño gráfico.
- Autoedición.

5. MANTENIMIENTO BÁSICO DE LOS ORDENADORES

Igual que ocurre con cualquier material o producto, resulta necesario realizar un correcto mantenimiento en un ordenador para que su vida útil sea lo más larga posible.

5.1. Terminología de mantenimiento

En cuanto a los términos relacionados con el mantenimiento informático, los más importantes son:

El mantenimiento informático, el mantenimiento preventivo, el mantenimiento correctivo y la vida útil.

Mantenimiento informático: Es el proceso de mejora y optimización del software después de su entrega al usuario, así como de la corrección y prevención de los defectos.

Mantenimiento preventivo: es la revisión periódica de ciertos aspectos tanto de hardware como de software en un ordenador.

Mantenimiento correctivo: consiste en reparar o reemplazar los componentes una vez que fallan.

Vida útil: es la duración estimada que un sistema puede tener cumpliendo correctamente con la función para la cual ha sido creado.

5.2. Tipos de mantenimiento

Lógicamente existen dos tipos de mantenimiento de un equipo informático:

a) Mantenimiento preventivo: Consiste en crear un ambiente favorable apara el sistema y conservar limpias todas las partes que componen el mismo, tanto las partes físicas (hardware) como el sistema operativo y programas informáticos (software).
b) Mantenimiento correctivo: Consiste en esperar que un elemento físico del ordenador o programa falle, para reemplazarlo o repararlo.

6. NOCIONES BÁSICAS DE SEGURIDAD INFORMÁTICA

Podríamos dar unas nociones simples de sentido común, sobre todo en la navegación a través de internet, intentando evitar lugares de dudosa reputación: pornografía, páginas web que alojan cracks de programas propietarios, contenidos con derechos de autor (música, películas, libros, etc.)

En segundo lugar vamos a definir varios tipos de programas dentro del término "virus informático":

- Virus puro: Tiene la característica principal de modificarse a sí mismo en soportes diferentes al que se encontraba originalmente. Así como la cualidad de modificar el código original o soporte objeto de la infección. Este tipo de virus suele quedarse residente en la memoria del ordenador y así infectar de forma transparente al usuario.

- Caballo de Troya o Troyano: Al contrario del virus puro el troyano se oculta dentro de un programa legítimo y produce sus efectos al ejecutarse este.
- Bomba lógica: Es un programa maligno que permanece oculto en la memoria y que solo se activa cuando se produce una acción concreta (una fecha concreta).
- Gusano: Su única finalidad es ir consumiendo la memoria del sistema hasta desbordar la RAM del mismo.

6.1. Antivirus

Son programas que incorporan mecanismos para prevenir, detectar y eliminar virus, teniendo programas residentes que alertan al usuario en todo momento de cualquier acceso no autorizado o sospechoso tanto a la memoria como al disco duro.

Como desventaja soportable se puede decir que consumen recursos del ordenador haciéndolo más lento.

6.2. AntiPhising

El phising es una modalidad de estafa que tiene el objeto de intentar obtener de un usuario sus datos, claves, cuentas bancarias, número de tarjetas de crédito, identidades, etc.

Los programas informáticos antiPhising trabajan identificando contenidos phising en sitios web y correos electrónicos, alertando de posibles amenazas.

6.3. Antispyware

Es un programa que se instala sin nuestro permiso en el ordenador para recopilar información sobre las actividades realizadas en éste y enviarlas a terceros, empresas sospechosas o que simplemente nosotros no hemos autorizado. Estos programas evitan radicalmente el envío de esta información.

6.4. Firewall

Es un elemento necesario siempre que se esté conectado a internet para que se bloqueen los accesos no autorizados permitiendo al mismo tiempo conexiones autorizadas. Los cortafuegos pueden ser simplemente un programa de software o de hardware, o una combinación de ambos.

Tema 21

Los sistemas de información en el Servicio Andaluz de Salud. El Sistema de información de Radiodiagnostico (PACS , RIS , HIS): PDI. La base de datos de usuarios (BDU). El concepto de historia clínica. DIRAYA como soporte de la historia clínica electrónica del Sistema Sanitario Público de Andalucía. Historia Digital de Salud del ciudadano. Confidencialidad

eRodio ediciones

Índice esquemático

1. SISTEMAS DE ARCHIVO: PACS, RIS, HIS, ETC

Objetivos:

- Conocer los sistemas de archivo y de información más utilizados en el ámbito sanitario.
- Distinguir los componentes del sistema de radiología digital.

1.1. Sistemas de información en el ámbito sanitario

Hoy día, la informática es una herramienta imprescindible en la gestión de los centros sanitarios. Los hospitales andaluces están adoptando las tecnologías de la información renovando su estructura de proceso de datos, de forma que se pueda conseguir un conocimiento ágil de la información.

Así los equipamientos informáticos del hospital deben poseer gran capacidad de procesamiento y almacenaje, estarán interconectados y facilitarán la comunicación con el exterior (internet, correo electrónico, etc.).

Los sistemas de información para la gestión de recursos y la gestión clínica son:

- Programas de control de gestión hospitalaria (COANh).
- Sistemas de imputación de costes en atención primaria (COap).
- Conjunto mínimo básico de datos (CMBD).
- Gestión de recursos humanos (SIRHUS).
- Grupos relacionados con el diagnóstico (GDRs).
- Registro de actividades en atención primaria (REGAP).

Los sistemas de información externos del hospital son:

- Sistemas de información de los equipos directivos del hospital (SIEDH).
- Sistemas de información interhospitalarios (INHOS).
- Estadísticas de establecimientos sanitarios en régimen de internado (EESRI).
- Sistemas de información sobre listas de espera quirúrgicas (SILEQ).
- Sistemas de información sobre listas de espera de consultas externas (LECE).

Sistemas de información de prestaciones farmacéuticas.

- Programa de cita previa.
- Sistema de aprovisionamiento, almacenaje, consolidación y distribución de los centros sanitarios (SAAD).

1.2. El sistema PACS, RIS, HIS

Los objetivos de un PACS (Picture archiving and comunication sistem) son la captura, gestión, transmisión y exhibición de imágenes médicas. Sus componentes son interfaces para equipamiento de imagen, redes de comunicación, sistemas de archivo, estaciones de trabajo para la exhibición de imágenes y software de gestión de base de datos.

Ya sabemos claramente que un PACS no es una isla, habita en un mar de información con otras islas conocidas como RIS (sistema de información de radiología) HIS y el sistema de desarrollo de información, generalmente encargado de toda la gestión económico- administrativa del hospital.

En el RIS se almacenan los datos sobre los turnos, exámenes, listas de trabajo, datos útiles sobre los pacientes a examinar, los cuales son de vital importancia para un PACS.

Parte de la información utilizada en radiología proviene de diferentes escenarios de un hospital, por ejemplo: desde el laboratorio clínico. Por otra parte el HIS comúnmente administra las operaciones del hospital y los datos demográficos del paciente. He aquí dos ejemplos de la importancia de que el HIS pueda comunicarse con el PACS de radiología. Es también la fuente de entrada, de descarga e información de traslado útiles para búsquedas previas y movimiento de imágenes a sistemas de almacenamiento a largo plazo, una vez que el paciente fue dado de baja. El HIS es el encargado por definición de la distribución de información por el hospital, por eso debe haber una estrecha conexión con el PACS si en él es donde se realiza el informe radiológico, el cual debe ser enviado al HIS para su distribución.

2. COMPONENTES DEL SISTEMA DE RADIOLOGÍA DIGITAL

Es difícil hablar de la composición de la RD sin tener en cuenta todo lo relacionado con un servicio de radiología. Dentro de la RD entran los equipos productores de imágenes médicas (TC, RM, US, DSA, RC, MN, etc.), los sistemas de adquisición de imágenes, redes de comunicación, sistemas de gestión de información y de pacientes, sistemas de archivo, estaciones de diagnóstico primario locales o remotas, estaciones de visualización y revisión, y sistemas de gestión de impresión de imágenes.

La gran mayoría de estos componentes, exceptuando los equipos productores de imágenes médicas, se puede encontrar en sistemas de información radiológicas (RIS), sistemas de comunicación y archivo de imágenes (PACS), sistemas de integración de imágenes e información clínica de los pacientes (IMACS).

- Estaciones de Trabajo.
- Sistemas de archivo.
- Redes.
- Dispositivos de entrada-salida.

2.1. Las estaciones de trabajo (WS)

La estación de trabajo comúnmente llamada Workstation, es básicamente un PC de mayor potencia, dado por mayor capacidad de memoria RAM, más capacidad para discos rígidos, y la colocación de tarjetas para trabajar con monitores de alta resolución y más de un monitor, incluso con entrada/ salida de video. Las estaciones de trabajo (WS) están compuestas por varias partes:

- La unidad central donde se encuentra el CPU.
- Los monitores.
- Periféricos.
- Sistema operativo.
- Software de visualización y gestión de imágenes e informes de pacientes.

2.1.1. Unidad central

El componente básico de la unidad central es el CPU que es un hardware que determina en gran medida el precio de la unidad básica. Sobre la placa base existen unas ranuras donde se colocan las tarjetas que se requieren para darle funcionalidad al PC. La memoria RAM es una de las partes fundamentales y es colocada en la placa base en los slots correspondientes. Son pequeñas tarjetas que pueden tener hasta 512 Mbytes. En la actualidad se pueden colocar hasta 4 tarjetas de RAM. Sobre la placa base se colocan también las tarjetas de red, las tarjetas de módem y las tarjetas de vídeo que van estrechamente vinculadas al tipo de monitor o monitores a instalar.

Dentro de la unidad central y conectados a la placa base van los dispositivos de almacenamiento de la información que generalmente son discos rígidos.

2.1.2. Monitores

Es quizás la parte visible más interesante. Tiene un peso específico muy elevado en el costo de una WS.

Los monitores para las estaciones de visualización y diagnóstico primario, en la cual se representarán imágenes de matrices pequeñas y grandes, deben cumplir las siguientes características:

- La luminosidad de los monitores no debes ser menor de 538 lumens/m2, la brillantez y el contraste están estrechamente relacionados, y suponen una gran diferencia en la percepción de la calidad de las imágenes médicas. Los monitores en gris tienen generalmente más brillo y mejor contraste que los de color.
- La colocación de los monitores deberá ser tal que evite o elimine los reflejos de la luz ambiente sobre la pantalla del monitor, además la luz ambiente debe ser tan baja como sea posible.

Se recomienda utilizar monitores monocromos con resolución de 2048x2560 y 4096 niveles de gris para diagnóstico primario de radiografías de tórax, para otras radiografías la resolución aceptada es de 1600x 1200. El monitor debe tener un tamaño de pixel de 0.26 o menor. Frecuencias de refresco del monitor mayores a 60 Hz. Para diagnóstico primario de imágenes provenientes de CT, RM, US es posible utilizar monitores color con resoluciones de 1800x1440 y 24 bits color.

La distorsión es otro de los aspectos a considerar, para monitores grandes de alta resolución, la distorsión puede ser un problema real. Los monitores grandes con amplia curvatura en el cristal CRT tienen imágenes altamente distorsionadas.

2.1.3. Discos rígidos

El disco rígido es el encargado de guardar toda la información de la WS, las imágenes, los documentos, los sistemas operativos y todo aquello que es importante. En dicho disco duro se almacena toda esa información en forma de archivos que después pueden ser consultados. Es muy importante hacer copias de seguridad de los archivos por si el soporte rígido falla.

La capacidad del disco duro se mide en megabytes aunque en la actualidad se miden en gigabytes (1024 MB).

Algunos discos rígidos son más veloces que otros.

2.1.4. Módem

Mediante el módem, el PC puede conectar, establecer la comunicación (handstahk) comenzar a transmitir información a través de la línea telefónica.

Los módems de hoy en día son bastante más veloces que los primeros y van a velocidades de 56 Kbps. Pero además existen las líneas digitales (conocidas como RDSI). Otra alternativa son las soluciones en red telefónicas. También están las líneas ATM que son más costosas, pero mucho más rápidas. Otra forma es la transmisión utilizando ADSL.

2.2. Archivo de imágenes

Las imágenes se guardan en archivos en una computadora al igual que los documentos. Existen formatos de archivos estándar que son leídos por el software y luego visualizado.

En DICOM, las imágenes en escala de gris tienen 16 bits por pixel y las imágenes color tienen 24 bits por pixel más 8 bits por pixel de información de intensidad.

La resolución espacial, o tamaño de una imagen digital, está definida como una matriz con cierto número de pixels a lo ancho y a lo largo de la imagen. Cuanto más pixels mejor resolución. Esta matriz también tiene profundidad que se mide en bits y comúnmente es conocida como escala de gris, las imágenes de 6 bits tienen 64 niveles de gris. Las imágenes de 7 bits tienen 128 niveles de gris, las imágenes de 8 bits tienen 256 niveles de gris y las imágenes de 12 bits tienen 4096 niveles de gris.

El tamaño de archivo de una imagen particular está determinado por la multiplicación del número de pixels horizontales por el número de pixels verticales y luego multiplicándolo por el número de bits de profundidad de la escala de gris.

Ahora bien, no se pueden fraccionar los bytes, si tenemos una imagen de 12 bytes y hay 8 bits en un byte, necesitará 2 bytes para expresar toda la información.

Para transmitir las imágenes más rápidamente es necesario comprimirlas. Existen dos tipos posibles de compresión: la compresión exacta y la compresión irreversible.

2.3. Redes

La radiología digital ha de disponer de una infraestructura de comunicaciones capaz de transportar la información de imágenes rápidamente a través de toda la red y de adaptarse a las necesidades del cambio.

La topología de la red condiciona su rendimiento y flexibilidad. Desde el punto de vista de la arquitectura de una red de radiología digital habrá que incluir los siguientes aspectos:

- Administración de los datos.
- Lógica de la aplicación.
- Lógica de la presentación.

2.3.1. Arquitectura centralizada

En el modelo de arquitectura centralizada, los usuarios situados en terminales, se comunican con computadoras anfitrionas (hosts). Todo el procedimiento tiene lugar en el anfitrión, y los usuarios únicamente escriben órdenes que envían a dicho anfitrión y observa su resultado en su monitor. La administración de los datos y la lógica de la aplicación, funcionan en el ordenador anfitrión y la presentación se divide entre el anfitrión y el usuario. Esta alternativa es extremadamente simple, porque generalmente no implica programación alguna.

Ventajas:

- Buena integración y comunicación.
- Buen control sobre los datos.

Inconvenientes:

- Atado a un único proveedor.
- Largo de desarrollar.
- Altos costes iniciales en el desarrollo de la interfaz.
- Dificultad para instalación.
- Difícil de modificar.
- No es adaptable a las necesidades de otros departamentos.

2.3.2. Arquitectura cliente-servidor

La arquitectura cliente-servidor define una relación entre el usuario de una estación de trabajo y un servidor posterior de archivos, impresión, comunicaciones u otro tipo de sistema proveedor de servicios. El cliente debe ser un sistema inteligente con su propia capacidad de procesamiento para descargar en parte al sistema posterior. Esta relación consiste en una secuencia de llamadas seguidas de respuestas. Situar servicios de archivos en sistemas posteriores dedicados tiene muchas ventajas. Es más sencillo realizar el mantenimiento y la seguridad de servidores situados en un mismo lugar, y más simple el proceso de realización de copias de seguridad, siempre que los datos se encuentren en una única ubicación y una misma autoridad los gestione.

Los sistemas PACS y RIS están basados principalmente en una relación cliente-servidor. Existen múltiples configuraciones posibles cliente-servidor. La configuración usual pequeña, es que varios clientes (o WS) e encuentren conectados a un mismo servidor.

Ventajas:

- Adaptable a los usuarios.
- No atado a un único proveedor.
- Costos iniciales bajos.
- Rápido de desarrollar.
- Fácil de instalar.
- Fácil comunicación a través de las plataformas instaladas.

Inconvenientes:

- Puede existir redundancia de datos.
- Riesgo en la consistencia de los datos.

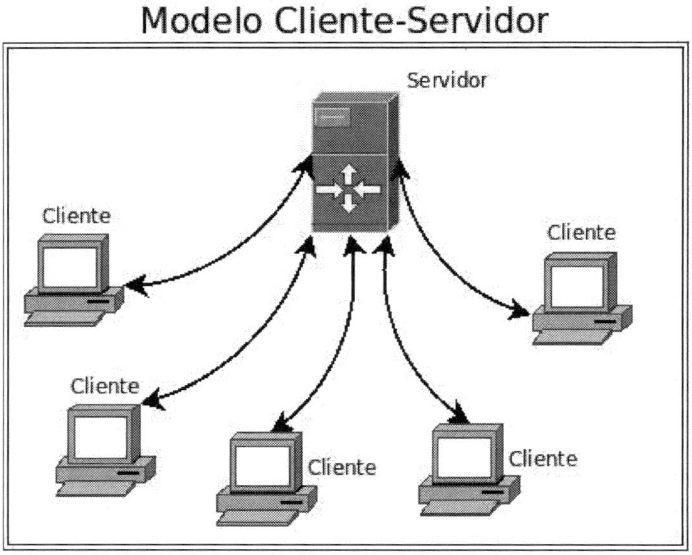

2.3.3. Arquitectura distribuida

La arquitectura distribuida podría definirse como la concatenación de varias arquitecturas cliente-servidor, donde las aplicaciones y los datos pueden estar distribuidos en más de un servidor y que a su vez permite el trabajo cooperativo de toda la red. La división de los recursos en ella reduce considerablemente el tráfico de la información por la red.

Es muy utilizada en entornos médicos, principalmente en Teleradiología, permite recibir imágenes de forma rápida y manipular las imágenes que se encuentran en los diferentes servidores.

Tales sistemas permiten la autonomía a grupos de trabajo, departamentos, ramas y divisiones de las organizaciones de salud.

Ventajas:

- Utilización de componentes estandarizados.
- La redundancia de los datos disminuye al ser almacenadas en diferentes puntos de la red.
- Los mensajes dentro de la red pueden ser codificados.
- Bajo coste de instalación.
- La instalación puede ser realizada por el usuario.

Inconvenientes:

- Las interfaces no estandarizadas pueden tener problemas para comunicarse con la red.
- La administración de las bases de datos es más difícil.

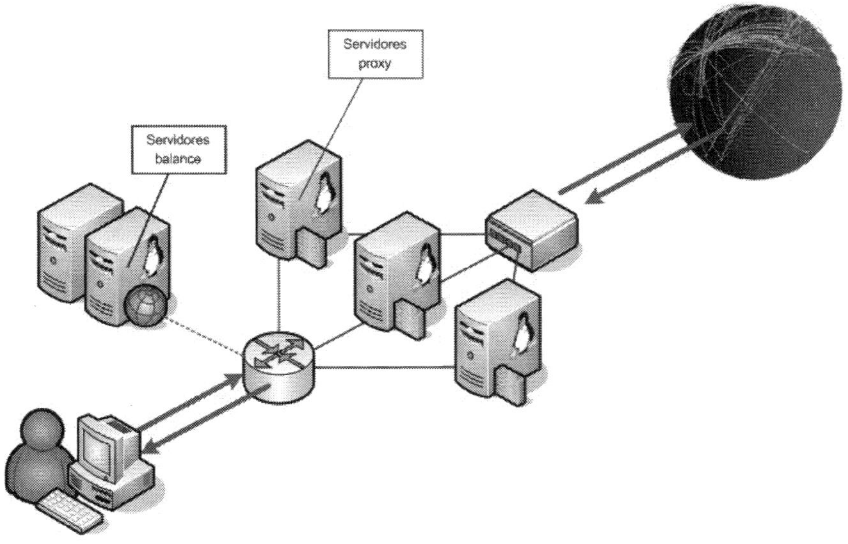

De las tres arquitecturas mencionadas, las dos últimas son las más utilizadas para redes de radiología digital y teleradiología (muy útiles en zonas dispersas y zonas rurales). Son arquitecturas muy atractivas por su bajo coste de instalación y la posibilidad de utilizar además de las redes internas de los servicios de radiología, líneas telefónicas e internet, permitiendo el intercambio entre radiólogos y otros especialistas.

Objetivos de las arquitecturas de cliente-servidor descentralizadas son:

- Mayor disponibilidad de la red.
- Reducir el coste operativo de la red.
- Reducir atascos en la red.
- Incrementar la integración y flexibilidad de operación.
- Mejorar la eficiencia.
- Facilidad de uso.

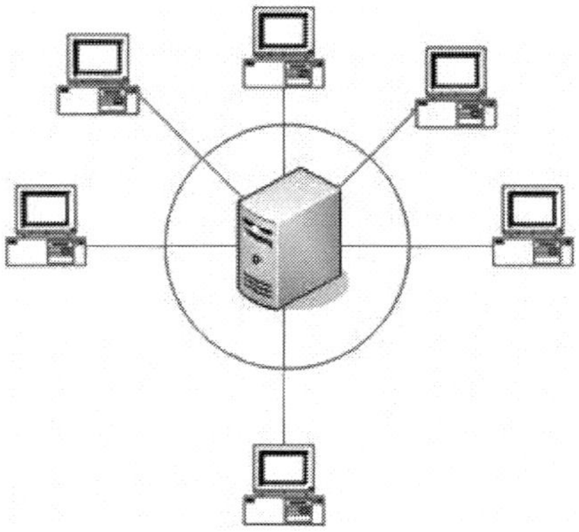

2.3.4. Servicio de área local

Generalmente se implanta en el mismo centro de salud o en edificios adyacentes. El especialista revisa las imágenes que se generan en el departamento de radiología y reporta en tiempo real a otros departamentos del centro. Generalmente es un servicio vinculado al sistema de Red de radiología Digital intrahospitalario.

2.3.5. Servicios de área metropolitana

En la misma ciudad. Los especialistas de un hospital de referencia pueden ofrecer servicios de informes y consultas a otros hospitales y centros de salud dentro una misma área metropolitana.

2.3.6. Servicios de área externa o global

Son servicios que cubren toda una región geográfica o incluso diferentes países. En este caso especialistas de centros de referencia realizan diagnóstico primario a centros de salud rurales y se realizan consultas entre centros para la interpretación de imágenes de diferentes zonas geográficas.

2.4. Dispositivos de entrada/ salida

2.4.1. Spooler

Con las nuevas tendencias en informática y las arquitecturas distribuidas, hoy se puede comprar un Spooler que acepta múltiples entradas por tarjeta de frame Grabber, que acepta tantas imágenes de tantos casos como se le envíe. La función del Spooler es agrupar las imágenes en casos (carpetas) para la impresión en película o su almacenamiento posterior, Se pueden editar las imágenes o incluso agregar comentarios antes de imprimirlas.

Con la aparición de los protocolos de red TCO/IP como DICOM se interconectan por red a través de la LAN loa dispositivos de captura y la impresora laser.

De igual forma se puede acceder a estos dispositivos a través de la WAN e imprimir desde un sitio remoto. Solo que en lugar de un Hub será necesario un router y la velocidad estará sujeta al ancho de banda de la red telefónica que posea.

2.4.2. Frame gragger

Las imágenes no digitales o la señal de video pueden ser capturadas este sistema que básicamente consiste en digitalizar un cuadro congelado de una fuente de video. Puesto que lo visualizado está diseñado para ser percibido por la vista y básicamente el ojo humano puede distinguir 256 niveles de gris, frame grabbing es un proceso de 8 bits, a diferencia de una imagen DICOM que es de 16 bits por pixel.

Todo lo demás TC, RM, Angiografía, Fluoroscopia, etc, tienen una salida de señal de video no estándar, propietario del fabricante. El número de líneas de barrido y la frecuencia varían enormemente por lo que sus tarjetas de Frame grabbler estándar de pc solo funcionaran en unos pocos dispositivos médicos.

2.4.3. Digitalizadores: láser y CCD

Existen tres tipos de técnicas básicas de digitalización de radiografías:

- Cámara en un soporte: Se envía una luz a través de la placa radiográfica, similar a un proyector de transparencias y es capturado por una cámara. La calidad y el coste de este procedimiento son bajos y prácticamente no se utiliza debido a que no son aceptados por la normativa internacional para efectuar el diagnóstico primario.
- Sistema CCD (Charged Coupled Device): Se utilice una luz fluorescente especial para iluminar la placa y el sistema CCD va recogiendo la información con detectores. Estos sistemas tienen un inconveniente que es el Bleeding por superposición de luz diseminada. Sin embargo, los sistemas CCD tienen una longitud de onda dinámica por lo que las regiones oscuras quedan mejor iluminadas.
- Tecnología Láser: Utiliza luz laser para iluminar la placa y se recoge la información con fotomultiplicadores. No tienen bleeding pero a diferencia de de los sistemas CCd no tiene rango dinámico de sensibilidad.

Los escáneres de placas radiográficas son utilizados para digitalizar películas, por ejemplo, convertir información analógica almacenada en la placa radiográfica en un conjunto de datos digitales. Estos envían la información digital al PC a través de uno de los puertos de entrada/ salida de datos del PC o con la utilización de tarjetas montadas sobre la placa base de la unidad central.

La fuente de luz utilizada en los escáneres de películas laser es un rayo infrarrojo cuidadosamente focalizado, coherente y monocromático o un laser rojo visible. El rayo láser debe estar posicionado con precisión y barrer toda la película bajo el control del PC mientras que la luz transmitida a través de la película es detectada de manera eficiente por dispositivos de alta ganancia y muy bajo ruido, los cuales poseen amplificadores electrónicos de conversión analógico-digital para su entrada al PC. Es necesario saber que hay consideraciones muy técnicas e importantes que hacen que la densidad óptica del escáner de películas laser sea más lineal y restringida; el control de la luz laser sobre el área brinda una resolución precisa independiente de la densidad de la película y de este modo digitaliza la información sobre la placa radiográfica sin distorsión. En consecuencia un escáner laser es más adecuado para aplicaciones médicas primarias que los CCDs.

2.4.4. Radiografía computada

La radiografía computada (CR) ha existido desde hace 20 años. La tecnología básicamente consiste en sustituir una placa de fósforo de almacenamiento por una placa fosforescente emisora de luz dentro del chasis radiográfico. La placa de fósforo captura la energía de los rayos x que atraviesan al paciente y al ser expuesta a la luz proveniente de un haz laser que excita al energía, atrapa y es emitida esta energía a su vez en forma luz visible. La tecnología está diseñada para obtener una imagen latente. Esta imagen latente es luego leída por una serie de dispositivos electrónicos y de amplificación con lo que se crea la imagen digital final.

Este dispositivo es el "lector ", una vez que existe la imagen digital, esta puede ser procesada, filtrada y retocada matemáticamente para ser mejorada. Luego puede ser visualizada en un monitor, ser impresa en una buena película o simplemente almacenada.

2.4.5. Impresoras

Las impresoras son una parte importante en todo el sistema de entrada-salida de la imagen digital, es el lugar donde finalmente se realiza una copia en placa o papel resultado de todo el proceso de digitalización.

La más simple de las redes de las redes conecta dos ordenadores, permitiéndoles compartir archivos e impresión. Como podemos ver, la impresión es común a todas las redes, empezando por lo más simple.

En un hospital donde su departamento de radiología funciona sin placas, algunas veces es preciso imprimir placas, a veces ocurre que un paciente se traslada a otro centro con el que no hay conexión o simplemente se desean obtener placas para sesiones científicas, entonces desde una WS debe ser posible ordenar la impresión de copias, existen dos tipos de terminal básico:

- Las impresoras habituales que todos conocemos que utilizan sistemas muy sofisticadas para imprimir placas utilizando taques adicionales donde se colocan los reactivos para el revelado de placas.
- El sistema de impresión térmica muy utilizado en redes digitales de Medicina Nuclear o ecografías.
- El sistema de barrido por rayo Laser de alta resolución denominada Dry Printed.

Las impresoras en seco han venido a revolucionar las redes de radiología digital ya que evitan la utilización de reactivos para la obtención de radiografías.

En este tipo de tecnologías se realiza un barrido por rayo láser sobre la superficie a registrar, estos equipos permiten la presentación en multiformato de imágenes procedentes de distintas fuentes digitales (TAC, RMN, DIVAS, M. Nuclear), y la presentación en formato real de gran tamaño (35x43). La resolución espacial de las copias es muy elevada hasta 5000 puntos con una gama de grises de 4096 niveles. La calidad de impresión de imagen parece adecuada en los estudios practicados. La impresora puede estar conectada a una estación concreta, al servidor de base de datos o bien tener un acceso directo a la red de datos. Permite imprimir directamente desde cualquier WS.

2.4.6. Archivos

Sabemos perfectamente que los dispositivos de archivo varían sustancialmente en peso, tamaño y capacidad para integrar y ajustar a escala según las necesidades de cada servicio de radiología.

En primer lugar, para un centro de diagnóstico por imágenes o un hospital rural de 100 camas si no se espera nunca tener que integrar un archivo electrónico con otra empresa más grande probablemente sea suficiente con algo simple como el CD-ROM o el DVD. Pero si se cree que puede llegar a integrarse a un archivo médico electrónico, a un hospital más grande o a una red de transmisiones integrada, entonces el planeamiento y la flexibilización resultan fundamentales.

Tema 22

Radiaciones ionizantes. Formas de transmisión de la energía. Campos electromagnéticos. Ondas electromagnéticas. Radiación electromagnética. Espectro de la radiación electromagnética. Radiaciones de partículas. Intensidad y energía de la radiación. Ionización por radiación: radiaciones ionizantes. Fuentes de radiación

eRodio ediciones

Índice esquemático

1. NOCIONES SOBRE LA ENERGÍA ATÓMICA

1.1. Materia, sustancia y elementos, moléculas y átomos

A) Materia

Sustancia de la que están compuestos todos los objetos físicos, la masa o cantidad de materia contenida en cualquier objeto físico permanece invariable aunque varíe su entorno, pero sí puede variar de forma y tamaño. La materia se puede encontrar en los tres estados siguientes: sólido, líquido y gaseoso.

B) Sustancia

Extensión de materia que tiene propiedades físicas y químicas determinadas y fijas. Las sustancias pueden ser compuestos o elementos.

a) Compuesto: Tiene como elemento básico la molécula, que a su vez está formada por 2 o más átomos distintos, compuestos distintos tienen distintas moléculas, pueden descomponerse en otras mediante procesos químicos.
b) Elemento: Se compone de gran número de entes idénticos llamados átomos, los elementos pueden formar nuevas sustancias mediante síntesis.

1.2. Constitución del átomo

El átomo es la estructura más pequeña de un elemento, en el que se pueden distinguir dos partes

A) Núcleo central

Es denso y pesado, apenas ocupa espacio, en él se encuentran los protones y los neutrones. A estas partículas se le llaman nucleones. Los protones que son partículas con la misma carga se les llama nucleones, los protones que son de la misma carga (+) no se repelen debido a la llamada carga nuclear fuerte, esto afecta tanto a protones como a neutrones.

B) Corteza

Casi sin masa, la corteza es unas 8000 veces más ligera y tiene un radio 10000 veces mayor que el núcleo, Su carga es negativa, en ella se encuentran los electrones.

La carga negativa de la corteza y la positiva del núcleo hace que el átomo sea neutro de carga eléctrica.

Los electrones se mantienes unidos al núcleo por la acción de la fuerza eléctrica (cargas distintas se atraen, iguales se repelen), ocupando órbitas energéticas determinadas, las características principales de las partículas fundamentales son:

- En un átomo neutro, el número de protones es igual al número de electrones.

Electrón	Capas el.	-1.6*1019c	9109*1028 g
Protón	Núcleo	+1.6*1019c	1671*1024g
Neutrón	Núcleo	0	1673*1024g

- Número atómico es el número de protones de un átomo, se le representa por la letra z, es el nº de electrones en el átomo neutro.
- Número másico o nº de masa atómica: Es el número de protones y neutrones del núcleo de un átomo, se le representa por la letra A.
- Número tónico o neutrónico: Es el número de electrones contenido en el núcleo, se le representa por la letra N.

Las propiedades químicas de un elemento están determinadas por el número de electrones y su disposición alrededor del núcleo.

$$A= Z+N \quad N= A-Z \quad Z= A-N$$

El número de masa atómica de un átomo es un número entero igual al número de nucleones de su núcleo, pero la masa atómica real se determina mediante medidas experimentales y rara vez es un número entero.

La masa elemental de un elemento está determinada por la relativa abundancia de los átomos constituyentes y sus respectivas masas atómicas.

El Ba tiene de nº atómico 56 y el nº de masa atómica de su átomo más abundante es de 138. El bario está compuesto en la naturaleza por 7 átomos diferentes (isótopos) cuyo nº de masa atómica son: 130, 132, 134, 135, 136, 137 y 138. La masa elemental es la media ponderada de todos estos átomos.

1.3. Corteza electrónica

Los electrones están unidos al núcleo por la atracción eléctrica que los protones ejercen sobre ellos. Una regla fundamental de electricidad dice que las cargas opuestas se atraen y las cargas iguales se repelen. La fuerza centrípeta se equilibra a la fuerza creada por la velocidad del electrón (centrífuga), de forma que se mantiene la distancia al núcleo y se mueve en una órbita circular o elíptica.

A) Energía de ligadura del electrón

Es la fuerza con la que el electrón está unido al núcleo, se representa por Eb. Cuanto más cerca está el electrón del núcleo, más fuerte es el enlace que lo une (K>L>M). No todos los electrones del nivel K de todos los átomos tienen la misma energía de ligadura, cuanto mayor es el nº de electrones de un átomo mayor es la energía de ligadura.

B) Disposición de los electrones

Los electrones se distribuyen alrededor del núcleo en 7 capas orbitales o niveles de energía, que se designan con las letras K, L, M, N, O, P, y Q.

La posición de un electrón en un átomo viene dada por 4 características llamadas números cuánticos.

- Principal: símbolo: n.
- Secundario: símbolo: l.
- Magnético: símbolo: m.
- Spin: símbolo: s.

1.4. Excitación e ionización

Los átomos tienden siempre al estado de mínima energía (estado fundamental) por lo que el orden de relleno es siempre de las capas más cercanas a las más alejadas del núcleo.

Cuanto más cerca esté un electrón del núcleo, más fuerte será su unión y mayor será la energía que deberemos darle para liberarlo.

A) Excitación electrónica

Cuando cedemos a un electrón profundo una cierta cantidad de energía y este abandona el nivel que ocupa, pasando a un nivel superior.

B) Ionización

Si esta energía suministrada es suficiente para compensar toda la energía negativa de ligadura, el electrón quedará liberado, pudiendo escapar del átomo.

Como el átomo ha perdido un electrón ya no es de carga nula, entonces tenemos un ión positivo.

El átomo que recibe uno o más electrones se carga negativamente y hablamos de ión negativo.

C) Desexcitación electrónica

En los dos casos tenemos un nivel inferior de energía desocupado, por lo que un electrón de nivel superior descenderá para ocuparlo, cediendo parte de su energía.

1.5. Isótopos, Isótonos, Isobaros e isómeros

A) Isótopos

Átomos que tienen el mismo número atómico pero diferente nº de masa atómica. Los isótopos de un elemento tienen el mismo nº de protones pero diferente nº de neutrones.

B) Isótonos

Átomos que tienen el mismo nº de neutrones pero distinto nº de protones. Los isótonos son átomos con diferente nº atómico y diferente nº de masa atómica, pero con un valor constante de la cantidad A-Z.

C) Isóbaros

Átomos que tienen igual nº de masa atómica pero diferente nº atómico. Los isóbaros son átomos que tienen distinto de protones y distinto nº de neutrones, pero el mismo nº total de nucleones.

D) Isómeros

Tienen el mismo nº atómico y el mismo nº de masa atómica. Son átomos idénticos con la excepción de que tienen diferentes estados energéticos por diferencias en la disposición del núcleo.

	Nº atómico	Nº de masa atómica	Nº de neutrones
Isótopo	igual	distinto	distinto
Isótono	distinto	distinto	igual
Isóbaro	distinto	igual	distinto
Isómero	igual	igual	igual

2. RADIACIONES IONIZANTES

Se denominan a los haces de partículas o de ondas electromagnéticas que cuando interaccionan con la materia (viva o inerte) y por medio de la energía que transportan, son capaces de descomponer los átomos y moléculas (que están en estado neutro) en un par de fragmentos con carga eléctrica, generalmente un ión positivo y un electrón negativo, es decir, tienen la capacidad de producir ionizaciones en la materia.

Estas ionizaciones trastornan los procesos bioquímicos de las células afectadas, de forma que el daño producido puede ser transmitido a las siguientes generaciones de células del mismo tejido, y cuando se trata de células germinales, a las generaciones posteriores del individuo. Así los efectos biológicos debidos a la exposición de las radiaciones ionizantes pueden ser somáticos o genéticos. Los efectos somáticos son aquellos que se manifiestan en el propio individuo irradiado, pudiendo ser de carácter aleatorio (carcinogénesis) o no aleatorio (radiodermitis, cataratas, esterilidad). Los efectos genéticos son los que se manifiestan en la descendencia del irradiado, produciendo de forma aleatoria mutaciones genéticas y aberraciones cromosomáticas.

Las radiaciones ionizantes se pueden clasificar en radiación de partículas y radiación electromagnética. En el amplio espectro electromagnético se encuentran las ondas de radio y TV, las microondas, la luz visible, la infrarroja, la ultravioleta, la radiación electromagnética (x y gamma), etc. La capacidad de ionizar la materia es la principal diferencia de la radiación electromagnética con el resto del espectro.

Partículas	Alfa Beta Protón Neutrón	Núcleos pesados Núcleos radioactivos producido en aceleradores Núcleo atómico
Electromagnética	Rayos gamma Rayos x	Núcleos radioactivos Nube electrónica

3. FORMAS DE TRANSMISIÓN DE LA ENERGÍA

La energía es la capacidad de un sistema para realizar un trabajo, es una magnitud física con las propiedades de conservarse y permanecer invariable desde el origen del universo, aunque puede transmitirse de unos cuerpos a otros. Al igual que la materia puede presentarse de diversas formas, la unidad de energía en el s.i. es el Julio.

Cuando un cuerpo está en movimiento tiene más energía que cuando está en reposo, ese incremento de energía se denomina energía cinética, cualquier cuerpo que esté en movimiento tiene energía cinética. Si un cuerpo se encuentra a más altura que otro, se dice que tiene más energía, ya que se tuvo que realizar un trabajo para elevarlo hasta esa altura, por tanto tendrá más energía potencial (debido a la posición). Cuando un cuerpo cae en caída libe va perdiendo energía potencial que gana en forma de energía cinética.

Otra forma de manifestación de la energía es aquella que se libera o absorbe en una reacción química y que se denomina energía química.

Denominamos energía eléctrica a la que poseen los electrones que circulan por un conductor de electricidad.

Otra expresión de la energía es el calor, energía térmica.

La energía contenida en el núcleo de los átomos, es la energía nuclear. La liberación y el uso de esta energía se controlan en las centrales nucleares.

La energía electromagnética es la más difícil de comprender y quizá la forma de energía menos conocida, aunque desde el punto de vista de la radiología es la más importante.

Según Einstein en su teoría de la relatividad, la masa y la energía se pueden transformar la una en la otra, la equivalencia entre ambas viene dada por la expresión $E= mc^2$. Esta conversión de masa en energía se ha podido comprobar en las reacciones nucleares.

4. CAMPOS ELECTROMAGNÉTICOS

La fuerza de atracción (cargas de signo contrario) o repulsión (cargas del mismo signo) entre dos cargas eléctricas puntuales, es directamente proporcional al valor de dichas cargas, e inversamente proporcional al cuadrado de la distancia que las separa, y depende del medio en el que dichas cargas están situadas.

Se define el campo eléctrico (E) como la región del espacio en la que se ejercen fuerzas atractivas-repulsivas originadas por cualquier carga q con la partícula que genera el campo.

5. ONDAS ELECTROMAGNÉTICAS

Una carga que se mueve cíclicamente genera un campo eléctrico y otro magnético que varían de forma cíclica en el tiempo. Así podemos decir que el campo electromagnético se transmite en forma de onda con una velocidad determinada. Se define una onda como la perturbación que se propaga de forma cíclica desde un punto a otros de un mismo medio.

La radiación electromagnética (EM) se puede considerar como una onda doble, que describe las variaciones de los campos eléctrico y magnético, y que se propaga sin necesitar un medio específico, ya que pude hacerlo en el vacío.

6. RADIACIÓN ELECTROMAGNÉTICA

Considerar la radiación electromagnética como ondas, es muy útil para poder describir los fenómenos de difracción- refracción, interferencia y polarización, ya que con la imagen ondulatoria quedan todos explicados, de hecho, nos ofrece un modelo totalmente válido para las ondas de baja energía como pueden ser la radio y tv o las microondas.

Tenemos dos tipos de radiaciones ionizantes electromagnéticas que son los rayos x y los rayos g, viajan a la velocidad de la luz en el vacío y pueden considerarse como alteraciones energéticas en el espacio. Los rayos x se producen en las capas electrónicas, los g son emitidos por el núcleo de un átomo radioactivo y se suelen asociar a la emisión de partículas alfa o beta.

Ambos una vez emitidos atraviesan el aire produciendo una ionización de hasta 500 átomos por cm de aire recorrido. En el aire tienen un alcance de hasta 100 m. y en los tejidos blandos de hasta 30 cm.

La ionización de un átomo de carbono mediante un rayo x, deja al átomo con una carga eléctrica de +1. El conjunto formado por el átomo ionizado y el electrón liberado se llama par iónico.

7. ESPECTRO DE LA RADIACIÓN ELECTROMAGNÉTICA

La frecuencia de las radiaciones electromagnéticas que conocemos se extiende desde los 10 Hz hasta 10elevado a 24 Hz. Las longitudes de onda de los fotones asociados con estas radiaciones van desde 10 elevado a 7 hasta 10 elevado a menos 16 m. La energía contenida en cada fotón es directamente proporcional a la frecuencia.

En conjunto todas estas radiaciones forman lo que denominamos espectro electromagnético, que sería la representación gráfica obtenida como resultado del desdoblamiento de la radiación electromagnética en sus distintos componentes de diferente longitud de onda.

Los rayos x están asociados a interacciones atómicas y se encuentran en la zona de altas energías, altas frecuencias y pequeñas longitudes de onda. La radiación gamma se encuentra en una zona muy parecida a los rayos x solapándose ambas en gran medida. Como hemos visto la diferencia entre ambos no se encuentra en su energía o longitud de onda, sino que en su origen. Los rayos x tienen su origen en la interacción de electrones con átomos mientras que la radiación gamma procede de interacciones nucleares, de ahí que el comienzo de la región de la radiación gamma corresponda a una longitud de onda un poco menor, debido al menor tamaño de los núcleos frente a las oscilaciones de un electrón de una órbita a otra.

8. RADIACIONES DE PARTÍCULAS

Hay dos tipos fundamentales de radiación ionizante de partículas, ambas asociadas con la desintegración radioactiva, que son las partículas alfa y beta.

9. INTENSIDAD Y ENERGIA DE LA RADIACIÓN

En un haz de fotones de radiación electromagnética, la intensidad de la radiación está asociada al número de fotones que transporta dicho haz.

10. IONIZACIÓN POR RADIACIÓN: RADIACIONES IONIZANTES

Desde el punto de vista de la protección radiológica, con sus repercusiones químicas y biológicas es, lo que va a caracterizar a las radiaciones. Así serán radiaciones ionizantes aquellas capaces de producir la ionización de un medio, en el caso de la radiación EM aquella que tiene una energía (energía de los fotones) superior a 1 KeV. Este rango de energía se corresponde en el espectro electromagnético con los rayos x, la radiación gamma y la radiación cósmica.

Además un haz de electrones o partículas beta puede interaccionar siempre con los electrones del medio, provocando ionizaciones y excitaciones. Dado que las energías de los protones y las partículas alfa son superiores a las de ligadura de los electrones en los átomos, ya que provienen de reacciones nucleares, siempre pueden interaccionar con los electrones del medio y pueden originar ionizaciones.

Cuando hablamos de haces de neutrones, debemos considerar que no tienen carga y no pueden interaccionar con los electrones o con los núcleos debido a la fuerza electromagnética. Su única interacción posible se da con los núcleos debido a las interacciones nucleares, que son efectivas a muy corta distancia, pero de gran intensidad. Entonces sus interacciones con el medio se deberán a interacciones con los núcleos, dando lugar a reacciones nucleares (fusión o fisión) o a la emisión de radiación gamma. Así en condiciones similares, el alcance de los neutrones y el daño biológico producido será superior al de las partículas cargadas. Como las partículas cargadas (electrones, partículas alfa y beta, protones) ionizan la materia con su sola presencia, se denominan radiaciones directamente ionizantes. Por el contrario, la radiación EM de alta energía (rayos x, radiación gamma) y los neutrones, se denominarán radiaciones indirectamente ionizantes.

11. FUENTES DE RADIACIÓN

Las fuentes de radiación se pueden clasificar en naturales y artificiales. Desde que los seres vivos aparecieron sobre la tierra, han estado sometidos permanentemente a un determinado nivel de radiación natural. Las causas de dicha radiación natural son fundamentalmente, la procedente del espacio exterior (rayos cósmicos) y la presencia en nuestro planeta de elementos radioactivos naturales. La exposición del hombre a estas fuentes varía de unos lugares a otros, dependiendo de la distribución asimétrica de los elementos radioactivos en la corteza terrestre.

El primero que se descubrió fue el radio-226 por Marie Curie en 1898, prácticamente la totalidad de los elementos radioactivos naturales proceden de la desintegración del U238 y del Th232 que después de sucesivas desintegraciones se van transformando en otros elementos hasta llegar a convertirse en Pb208 tras la emisión de partículas alfa, beta y gamma, que son los únicos modos de desintegración natural. Además de las series del uranio y del torio nos encontramos otros elementos radiactivos como son el potasio40 y el rubidio87. Los isótopos naturales con cierta abundancia en la naturaleza son el C-14 y el Rn-222.

Las fuentes de radiación artificial creadas por el hombre han aumentado considerablemente las dosis recibidas por la humanidad en general.

Las fuentes de radiación utilizadas en Medicina se pueden clasificar, dependiendo de la forma de presentación y de utilización del material radioactivo, en: generadores de radiaciones, fuentes encapsuladas y fuentes no encapsuladas.

11.1. Generadores de radiaciones ionizantes

Estas instalaciones están formadas por los equipos que conectados a una fuente de energía eléctrica, producen radiaciones ionizantes, como son los aparatos de rayos x (que producen este tipo de radiación) y los aceleradores de partículas (que producen electrones, protones y neutrones). Sus aplicaciones son: radiodiagnóstico, radioterapia con rayos x y radioterapia con aceleradores.

11.2. Fuentes radiactivas encapsuladas

Se define como fuente encapsulada todo material radiactivo herméticamente cerrado y sellado dentro de un contenedor de material no radiactivo y muy resistente que lo protege de todo contacto o fuga. Sus aplicaciones son: braquiterapia (fuentes de Iridio-192 y cesio137) y teleterapia (cobalto-60 y cesio137).

11.3. Fuentes radiactivas no encapsuladas

Son las que contienen sustancias radiactivas (sólidas, liquidas o gaseosas) que en operaciones normales se pueden extraer total o parcialmente de su contenedor hermético (pero no sellado) para ser manipuladas en el exterior. Están en este grupo los radioisótopos usados en los estudios morfológicos y funcionales de Medicina Nuclear y los empleados en las determinaciones analíticas in vitro.

Tema 23

Física de los rayos X. Equipos de radiología convencional. Tubo de rayos X. Haz de rayos X. Generador. Manejo de equipos: fijos, móviles y portátiles

eRodio ediciones

Índice esquemático

1. FÍSICA DE LOS RAYOS X

1.1. Introducción

El término rayos X revela la incertidumbre sobre el conocimiento, que de su origen, se tenía en un principio sobre este tipo de radiación. Cuando en 1895, Roentgen, su descubridor comprendió que el origen de los extraños fenómenos que empezaban a suceder al calor de sus experimentos con un tubo de rayos catódicos, se debía a la extraña acción a distancia que aparecía cuando él ponía en marcha sus experiencias, no tuvo más remedio que aceptar la evidencia y pensar que la luminiscencia que se revelaba en las placas de platinocianuro de bario al hacer funcionar su tubo de rayos catódicos, era debida a unos curiosos rayos que denominó X.

Estos rayos no solo hacían emitir luz a las mencionadas láminas, sino que se descubrió que podían impresionar las películas fotográficas e incluso que tenían la sorprendente capacidad de atravesar la materia. Impresionado por su descubrimiento, poco tiempo después comunicó sus hallazgos al mundo científico. En aquella época nació una nueva era para la física con el descubrimiento de la radioactividad del radio, y los posteriores éxitos de la nueva teoría cuántica.

Hoy en día ya se conoce bastante bien el origen y comportamiento de los rayos X, su naturaleza electromagnética y su comportamiento dual. Son numerosas sus aplicaciones tanto en la industria como en la medicina. En medicina no solo se usan para diagnóstico médico por medio de las maquinas de rayos X convencionales o la más novedosa técnica de tac, sino que se usan incluso para terapia, salvando vidas, como puede verse diariamente en un servicio de radioterapia.

De todas formas hay que ser muy precavido en el uso de los rayos X, todos sabemos los inconvenientes que provocó su uso incontrolado, cuando se descubrieron en un principio. La radiación se usó para satisfacer la curiosidad de cualquier persona que quería ver los huesos de su mano o incluso para que las madres se aseguraran que el zapato de su hijo ajustaba correctamente a su pie. Pronto nació el fantasma de sus peligros y los miedos exagerados que a la radiación se tiene aún hoy. El único escudo contra la radiación X es su conocimiento objetivo.

1.2. El principio de dualidad

El estudio y conocimiento de la radiación electromagnética ha sido siempre uno de los aspectos más apasionantes de la física.

Fue Maxwell el físico que recogió todos los trabajos que hasta entonces se habían publicado sobre el tema y no solo le dio el enfoque correcto sino que lo completó, sacando a la luz el estudio más importante hasta entonces de física.

A partir de entonces se creyó que el electromagnetismo era un tema zanjado pero a finales del S. XIX y principios del XX salieron a la luz nuevos fenómenos como el ya citado descubrimiento de los rayos X. A todos nos resulta evidente que la naturaleza es un misterio fabuloso y esto se hace patente también en la conclusión de este episodio de la ciencia. Fue Einstein quien hizo honor a la fama que aun hoy le precede y dio una solución a esta paradoja existente.

Einstein concluyó que cuando una onda electromagnética interactúa con cualquier otra partícula, la cantidad de ciertas magnitudes físicas, como por ejemplo la energía, que pueden intercambiarse en el proceso son las correspondientes a un fotón-

Se introduce el concepto de fotón, que es la partícula fundamental de la que está compuesta la radiación electromagnética.

1.3. Acción a distancia

Es importante resaltar que cuando decimos interacción nos referimos a acción a distancia.

El término inter-acción describe muy bien lo que realmente sucede.

1.4. Las cuatro interacciones

Hemos estado refiriéndonos a la interacción electromagnética sin que hasta ahora hayamos explicado que esta forma parte de un grupo muy reducido de fuerzas fundamentales a las que se reducen todas las interacciones de la naturaleza. Cualquier forma de interacción se reduce a una de las cuatro fuerzas fundamentales, éstas son:

- La fuerza fuerte (responsable de las fuerzas nucleares).
- La fuerza débil (responsable de la creación de la radiación beta).
- La fuerza electromagnética.
- La fuerza gravitatoria (responsable de la atracción entre las masas).

A nosotros y en lo que se refiere a la producción de rayos X nos interesa solo la fuerza electromagnética. Ésta se da entre partículas cargadas. Hoy en día se acepta que cuando entre dos partículas cargadas hay una interacción de este tipo, se envía un fotón de una de las partículas a otra, este es el responsable de la acción a distancia entre ambas.

1.5. Choques elásticos e inelásticos

Otro aspecto a tener en cuenta, antes de explicar las bases de la producción de rayos X, es el concepto de choque en física. Éste está íntimamente relacionado con todo lo dicho en el apartado anterior. No se puede pensar en el concepto macroscópico de choque y caer en el error de que se produce un contacto físico. Una vez comprendido eso, nos interesa conocer qué tipos de choques se dan en la naturaleza.

Generalmente, los choques se pueden clasificar en elásticos e inelásticos. Sin embargo para entender esta clasificación hay que conocer el comportamiento de una magnitud muy importante en física, la energía cinética, que es la energía asociada a toda masa en movimiento.

- Choques elásticos: un choque se dice que es elástico si se conserva su energía cinética de choque.
- Choques inelástico: si no se conserva su energía cinética en el choque.

1.6. Física de los rayos X

Los rayos X se producen en el interior de un tubo de vidrio, en el que se ha hecho un alto vacío y donde se aplica una diferencia de potencial de aproximadamente 50 a 150 KV entre sus polos positivo y negativo. El cátodo (polo negativo) se calienta cuando hacemos pasar una corriente entre sus extremos, para que se produzca una emisión de electrones por efecto termoiónico. Si aumentamos esta corriente (miliamperaje) aumenta el nº de electrones emitidos, es decir, la corriente que atraviesa el tubo. Los electrones emitidos por el cátodo encuentran un campo eléctrico que los atrae hacia el ánodo (polo positivo) debido a la elevada diferencia de potencial (kilovoltaje). Los electrones se dirigen hacia el ánodo (también denominado blanco) sin chocar en su trayectoria con partículas de polvo o aire, ya que el tubo se encuentra con un alto vacío, cediendo en él la energía que transporta básicamente de dos formas: por interacciones con los electrones corticales y por interacciones con los núcleos.

Las interacciones con los electrones corticales dan lugar a choques elásticos e inelásticos. En las colisiones elásticas no hay emisión de radiación electromagnética, pero sí producción de calor, que causa calentamiento en el ánodo. Las colisiones inelásticas provocan la promoción de algunos electrones corticales a capas superiores, que al caer a sus órbitas iniciales emiten energía EM, rayos X característicos, cuya frecuencia y energía están determinadas por el material del ánodo.

Cuando el electrón excitado o emitido desde el átomo (ionización) pertenece a una capa muy profunda la posterior vuelta al estado fundamental se realiza mediante la emisión de fotones muy energéticos denominados Rayos X.

Los Rayos x tienen una serie de propiedades que son:

- Poder penetrante: atraviesan la materia. La capacidad de penetración es tanto mayor cuanto mayor es el kilovoltaje, cuanto más baja es la densidad de la materia y cuanto menor es el nº atómico medio de dicha materia atravesada.
- Efecto biológico: la radiación se atenúa al atravesar la materia, lo que significa que parte de ella es absorbida, produciendo lesiones en los organismos vivos.
- Efecto luminiscente: producen fluorescencia en ciertas sustancias llamadas fósforos.
- Efecto fotográfico: impresionan y producen imágenes sobre las películas fotográficas.
- Efecto ionizante: pueden ionizar los gases.

2. EQUIPOS DE RADIOLOGÍA CONVENCIONAL

En el mercado nos encontramos distintas casa comerciales, cada una de ellas con diversos modelos de aparatos de radiología convencional.

Como norma general, un equipo convencional consta de: un tubo de Rayos X al vacio envuelto por una cubierta metálica con toma a tierra, una sección de baja tensión donde se encuentran los controles y la entrada de la red eléctrica, otra sección de alta tensión donde se realiza la transformación de los 220 v de la red en una tensión del orden de los 50-150 KV y un rectificador que transforma la corriente alterna en corriente continua.

El tubo de Rayos X está montado en una columna o en un dispositivo telescópico (suspensión de techo sobre raíles). Será necesaria una mesa radiológica o un pedestal vertical donde poder posicionar al paciente para la exploración radiológica, tras los que se encuentra el portachasis para alojar la película radiológica.

Como dispositivos asociados al tubo de Rayos X tenemos los filtros, limitadores del haz, rejillas antidifusoras que se utilizan para eliminar la radiación dispersa antes de que lleguen a la película. Están formadas por una serie de láminas absorbentes, de plomo o wolframio entre las que hay un material poco absorbente, fibra de carbono o aluminio. Además están diseñadas y focalizadas de forma que sólo permiten el paso de los rayos X alineados con el foco, eliminando el resto.

3. EL TUBO DE RAYOS X

El tubo de Rayos X consiste en una ampolla de vidrio (Pirex) en la que se ha hecho un alto vacio, que contiene en su interior un filamento con potencial negativo (cátodo) y un blanco con potencial positivo (ánodo).

Las partes principales de un tubo de rayos X son: cubierta metálica, blindaje de plomo, espacio para el aceite, ampolla de vidrio, taza de focalización, fuente de electrones (cátodo), ánodo y filtros.

La cubierta metálica se encuentra conectada eléctricamente a tierra, para conseguir un buen aislamiento eléctrico y evitar un posible accidente en caso de una fuga de alta tensión, recordemos que la diferencia de potencial entre ánodo y cátodo es muy elevada (50-150 KV) Disponer de una ventana de un material de nº atómico bajo para permitir la salida del haz de radiación directa e impedir irradiar en direcciones no deseadas.

El blindaje de plomo es útil para absorber la radiación no coincidente con el haz de rayos X que se va a utilizar.

El calor que se genera en el ánodo se disipa a través del aceite que rodea la ampolla, realizando un aislamiento tanto eléctrico como térmico. La refrigeración del ánodo es muy importante, ya que salvo la energía emitida en forma de radiación EM, el resto de la energía de los electrones que atraviesan el tubo es absorbida en el ánodo y transformada básicamente en calor.

El ánodo está formado generalmente por un metal con nº atómico muy elevado (wolframio), incrustado en una barra de cobre y refrigerada por aceite. Al tener un nº atómico alto, conseguimos que el frenado de los electrones sea muy elevado y se generen gran cantidad de fotones de bremsstrahlung que poseen un espectro continuo. Cuando los electrones que provienen del cátodo colisionan con los electrones ligados a algún átomo del ánodo, se pueden producir colisiones que consigan hacer saltar los electrones corticales de un orbital a otro de mayor energía, con lo que se emitirá radiación EM con un espectro discreto.

El ánodo puede ser estacionario, en este caso la zona de impacto de los electrones se recubre por una capa de cobre y otra de tungsteno para que los electrones secundarios generados en el blanco sean frenados en la capa de cobre, y loa fotones de frenado de baja energía producidos en la capa de cobre, se absorban en la capa de tungsteno. La zona de impacto de los electrones se llama foco térmico.

Posteriormente se diseñaron los ánodos rotatorios, que se utilizan cuando la carga del tubo es elevada y se requieren grandes corrientes en un breve intervalo de tiempo. El ánodo tiene un dispositivo (rotor) que lo hace girar mientras sobre él incide un haz de electrones, aumentando así la superficie impacto, evitando el sobrecalentamiento, son los más habituales en radiodiagnóstico. Los filtros se utilizan para eliminar los RX de mayor longitud de onda (blandos) que lo único que producen es el aumento de la dosis en superficie del paciente.

A este efecto en la ampolla de vidrio se encuentra una pequeña superficie circular donde el vidrio es más delgado que se denomina ventana de salida del haz.

El flujo de fotones que emerge del ánodo no es estrictamente homogéneo, ya que no todos los fotones se producen en el mismo punto y además se producen al atravesar los electrones diferentes espesores de material.

Este fenómeno se denomina efecto anódico o de talón.

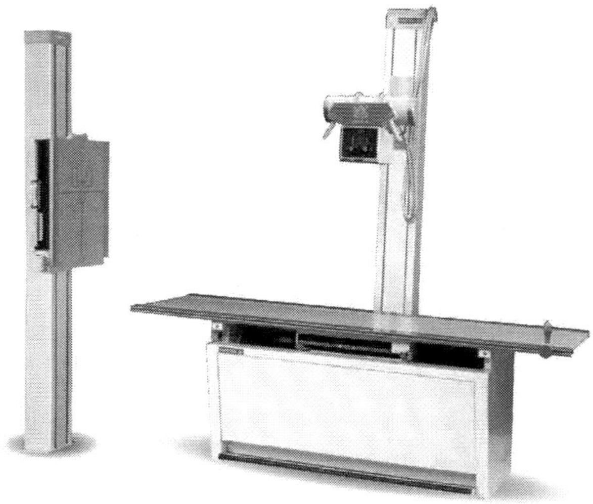

4. HAZ DE RAYOS X

El haz de rayos X generado en el ánodo contiene rayos X de frenado producidos al interaccionar los electrones con los núcleos del ánodo y rayos X característicos originados por el llenado de los orbitales vacantes provocados por los choques con los electrones corticales del ánodo. La calidad de un haz de RX se define como la habilidad de penetración de la radiación, se recurre a la capa hemirreductora para cuantificar la calidad de un haz de RX, la capa hemirreductora es el espesor de un filtro de una composición determinad necesario para atenuar la intensidad del haz del haz a la mitad.

El espectro anteriormente descrito corresponde al espectro a la salida del ánodo, si bien entre este y el paciente existe una serie de materiales que interactúan con el haz. Como la radiación de baja energía no contribuye a la imagen, pero si a la dosis del paciente, constituye un elemento indeseable del espectro de rayos X.

5. GENERADOR

El tubo de rayos X está conectado a la red eléctrica que funciona a 220 v en corriente alterna, el tubo de RX funciona a unos 50-150 KV, corriente continua. Así el circuito puede separarse en dos partes, una de alta tensión que alimenta al tubo y trabaja en DC y otra que alimenta la corriente del cátodo de baja tensión y de AC. Un pequeño cambio en la corriente del cátodo puede generar un gran cambio en la corriente del tubo.

6. OTROS COMPONENTES DEL EQUIPO

6.1. Colimadores

Un colimador está formado por un par de mandíbulas móviles dos a dos que impiden el paso de la radiación, permitiendo una gran variedad de campos cuadrados y rectangulares. Restringiendo la radiación al tamaño que se desee. Hacen lo mismo con el campo luminoso.

6.2. Rejillas

La rejilla antidifusora consiste en una serie de láminas de plomo sobre un material transparente a la radiación X y que sirve para mantener la estructura de plomo. El material transparente suele ser de aluminio o material orgánico, si bien, la rigidez estructural del aluminio es mejor para este propósito. Fue inventada en 1913 por el Dr. Gustave Bucky y también se conoce por el apellido de su autor.

6.3. Mesa de control

Desde la mesa de control se tiene acceso a la mayoría de los elementos que hasta ahora se ha explicado, así, desde esta se puede modificar, a conveniencia del operador de la sala, los elementos que interese para obtener una buena radiografía.

7. MANEJO DE EQUIPOS. FIJOS, MÓVILES Y PORTÁTILES

7.1. Equipos fijos

El panel de control de estos aparatos se encuentra situado fuera de la sala radiológica para asegurar la protección contra las radiaciones del operador. La sala donde se encuentra el paciente y la zona de control deben estar bien comunicadas, tanto acústica como visualmente. El contacto visual se realiza mediante la ventana con vidrio plomado que se encuentra en el tabique separador y el acústico directamente o mediante intercomunicadores. En el caso de que el pupitre de control esté en el interior de la sala donde se explora radiológicamente al paciente, se debe contar con una mampara protectora con plomo y ventana de vidrio al plomo.

Dentro de los equipos fijos, podemos encontrar gran diversidad de marcas y modelos, cada uno con diferentes prestaciones, pero como norma general tendremos los siguientes tipos:

- Equipos con tableros no inclinables: pedestales verticales (tablero de pared vertical con rejilla antidifusora fija y tablero de pared bucky) y pedestales horizontales (mesa de tablero fijo o flotante).
- Equipos con tableros inclinables: equipos con el tubo fijo a la mesa, equipos con el tubo unido a una columna, equipos con dos tubos, unidades suspendidas del techo y unidades con mando a distancia (telemando).
- Pedestales especiales: equipos tomográficos. TAC, equipos para exámenes neurológicos, equipos especiales para estudios gastroduodenales (telemando), urología, angiocardiografía, mamografía, ortopantomografía.

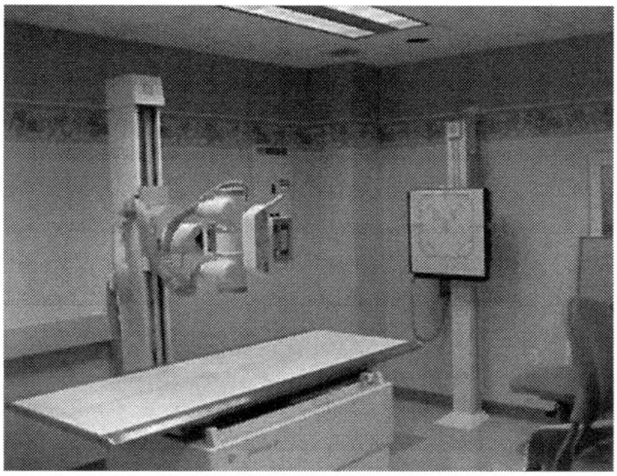

7.2. Equipos móviles

Nos referimos en este apartado al intensificador de imágenes móvil. Este equipo consta de una base sobre ruedas donde se encuentran el panel de control y la unidad de alimentación para el intensificador de imagen. Unido a esta base tenemos el brazo en C con el tubo de rayos x en un extremo y el intensificador de imagen con la cámara de tv en el otro. Por otro lado está el soporte móvil sobe el que se encuentra el monitor y los controles de televisión.

Este aparato se suele utilizar para controlar mediante la observación de las imágenes que aparecen en el monitor de tv: dilatación de una estenosis de esófago, la reducción de fracturas, la colocación del electrodo de un marcapasos provisional, etc.

7.3. Equipos portátiles

Los equipos portátiles son aparatos algo pesados que se transportan empujándolos o por medios mecánicos (motor). Básicamente, constan de una base sobre ruedas en las que se encuentra el pupitre de control donde se seleccionan los parámetros de la exposición, una columna y un brazo deslizante cuyo extremo va unido al tubo de RX, pudiendo adoptar éste cualquier posición para adaptarse a la exploración. En estos aparatos podemos elegir entre una gama limitada de kilovoltios (por lo general hasta 90 Kv).

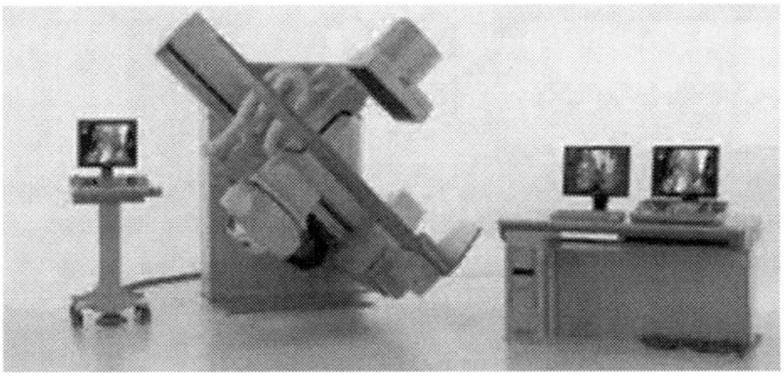

La protección radiológica es muy importante en la exploración con equipos portátiles ya que estos aparatos se manejan fuera del departamento de RX y además de que el operador accione los controles en la misma habitación, se corre el riesgo de exponer a la radiación no solo al paciente sino también al personal de alrededor.

Los estudios realizados con el equipo portátil desde RX deben restringirse a los pacientes que por su estado de salud no puedan ser trasladados al Servicio de Diagnóstico por la Imagen.

Aunque se pueden realizar la mayoría de las exploraciones radiológicas convencionales, la radiologia con portátil se dedica fundamentalmente a la radiografía AP de tórax para estudios postoperatorios, valorar la evolución del paciente, control de marcapasos o catéteres.

En quirófano también es frecuente usar el equipo portátil, por lo general existe una unidad para uso quirúrgico.

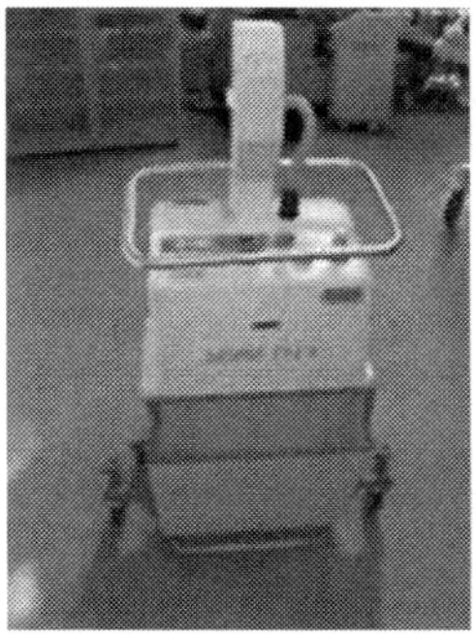

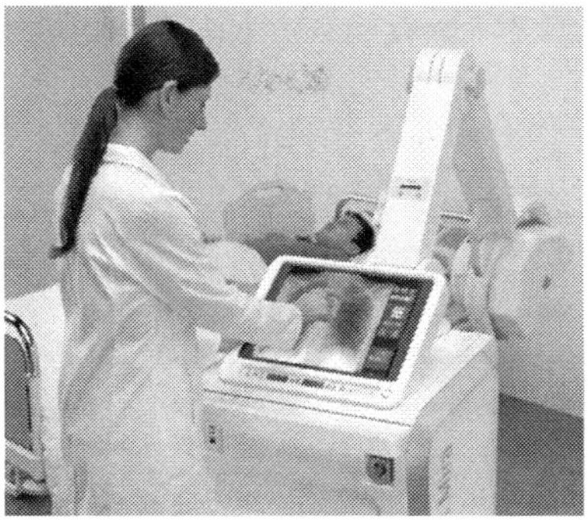

Tema 24

Factores que intervienen en la exposición. Relación entre ellos. Cálculo de los cambios de los factores de exposición. Control automático de la exposición

Rodio ediciones

Índice esquemático

1. FACTORES QUE INTERVIENEN EN LA EXPOSICIÓN. RELACIÓN ENTRE ELLOS

Una adecuada exposición del paciente a los rayos X es fundamental para obtener una radiografía diagnóstica y de calidad. Las técnicas de exposición son múltiples y variadas, dependiendo del tipo de examen y objetivos marcados en el mismo.

No obstante estas técnicas siempre son subjetivas y permiten obtener una calidad de imagen a través de diferentes parámetros, por tanto, no vamos a dar tablas de exposición porque cada caso y cada paciente requieren su propia técnica, así pues nos limitaremos a describir la influencia y los efectos de cada uno de los agentes que intervienen.

1.1. Kilovoltaje

Es el responsable de la calidad de los rayos X, y por tanto, de su capacidad de penetración. También lo es de la radiación directa que llegará a la película, de la radiación dispersa y de la radiación que será absorbida, por tanto influye en la densidad y el contraste radiográfico. En consecuencia serán los que marquen la escala de contraste de una radiografía.

De todas formas, el número de KV es primordial, pues un error en su cuantía no podrá ser compensado jamás con una variación de los mAs. El grado de ajuste o de compensación depende si se utilizan pantallas de refuerzo o no.

En la práctica se utilizan los kilovoltajes siguientes:

- De 40 a 45 kilovoltios para las extremidades.
- De 50 a 60 kilovoltios para los miembros.
- De 60 a 90 kilovoltios para una columna lumbar.
- 80 kilovoltios para un abdomen.
- 130 kilovoltios para el pulmón o las exploraciones digestivas con alto kilovoltaje.

1.2. Miliamperaje y tiempo de exposición

La corriente determina y controla la cantidad de rayos X que se producen. Existe una relación proporcional entre el número de electrones que circulan por el tubo y el número de rayos X que se producen. Por tanto la modificación de la corriente afecta proporcionalmente a la cantidad de rayos X pero no afecta a la calidad de los mismos (energía, poder de penetración).

Sin embargo la intensidad de los rayos X es equivalente al producto de la intensidad de la corriente por el tiempo que se mantiene esa corriente. Hay que hacer hincapié en que los tiempos deben ser lo más cortos posibles, ya que ello evita la dosis de radiación al paciente y posibles movimientos de éste con el consiguiente riesgo de repetición de radiografías.

En definitiva, el producto mAs es el parámetro que controla la cantidad de rayos X del haz y tiene una influencia directa en la densidad óptica de una radiografía.

El mAs se puede obtener mediantes diferentes combinaciones, en tanto que un aumento de los mAs supone una reducción de tiempo (t) para obtener el mismo producto y viceversa. No obstante el mismo valor de mAs no proporciona el mismo efecto en la película, dependiendo de cuál sea el factor dominante, los mAs o el tiempo, produciendo mayores o menores intensidades de luz fluorescente y por tanto diferencias en la representación de dos densidades. Esto se denomina fallo de reciprocidad.

Hay aparatos que no permiten manipular de forma independiente estos factores y asignan automáticamente los mAs y el tiempo para un producto dado.

1.3. Otras variables

A) El paciente

En primer lugar hay que analizar el tipo de paciente, qué estructuras interesan radiografiar, el grosor de la parte a estudiar y composición de la misma (densidad de las estructuras, número atómico, etc,). Si hay movimiento voluntario o involuntario (vísceras abdominales, corazón) y grado de cooperación del paciente. Por tanto la estructura del paciente es el primer agente que condiciona los factores de exposición que habrá que seleccionar y consecuentemente el nivel de interacción Compton (radiación dispersa) o fotoeléctrica (absorción). Al mismo tiempo estos datos de exposición, condicionan el tamaño del foco, el nivel de utilización de métodos antidifusores y el material radiográfico.

El tórax y el abdomen puede que tengan el mismo grosor, pero utilizan técnicas totalmente diferentes para su exploración. Lo mismo ocurre con una radiografía del cuello, es distinto si se quiere estudiar la columna que si se quieren estudiar partes blandas, etc.

B) Distancia

La distancia afecta a la exposición de acuerdo con la ley del inverso de los cuadrados. La distancia foco- objeto- película para una distancia dada en una radiografía, condiciona la intensidad del haz de rayos X. Normalmente se suele trabajar con distancias estándar, en base a la localización de la parrilla antidifusora y a los parámetros KV, mAs, para facilitar la selección de estos factores. Debemos de recoger también su influencia en la geometría de la formación de la imagen (borrosidad geométrica y ampliación).

C) Los limitadores del campo de radiación y los métodos antidifusores

La utilización de cualquiera de estos métodos o de todos ellos simultáneamente, influye en la calidad y cantidad de los rayos X, por tanto afectan directamente a los datos de exposición KV, mAs y por otro lado repercuten en el contraste y la densidad de la radiografía.

D) Tamaño del foco

Tampoco se puede olvidar que los datos de exposición guardan una relación directa con el tamaño del foco. Independientemente de su influencia como agente geométrico en la formación de la imagen, su capacidad calórica y las características que lo rodean, condicionará los datos de exposición sobre todo los mAs. Un foco grueso admite técnicas de exposición más altas y más cantidad de rayos X pero tiene un efecto más negativo en la formación de la imagen que un foco pequeño. Dependiendo de la zona a radiografiar, de la intensidad de rayos X que sea necesaria y del grado de definición de la radiografía, habrá que seleccionar en cada caso el tamaño de foco que más interese.

E) Generadores

Estos elementos no podemos elegirlos o seleccionarlos en cada ocasión ya que es una parte integrante al aparato, si es conveniente saber los efectos que tienen, dependiendo con qué tipo de generador estemos trabajando. Los generadores de alta tensión influyen directamente en la calidad y cantidad de los rayos X.

Los que contienen rectificadores de media onda generan la misma calidad de rayos X que los de escala completa, pero menos cantidad, por tanto, tienen una influencia directa en los mAs. Los de alimentación trifásica producen mayor cantidad de rayos X y de mejor calidad, por tanto tienen además una influencia en los KV.

Los de alta frecuencia tienen una forma de onda casi menos energética y producen mejor y mayor cantidad de rayos X que los anteriores. Se espera que se impongan en un futuro para todo tipo de aparatos.

2. CÁLCULO DE LOS CAMBIOS DE LOS FACTORES DE EXPOSICIÓN

De modo similar a como se pueden hacer variaciones del valor de mAs sin alterar la calidad radiográfica (40 mAs= 1/ 10 s x 400 mA = 2/10 s x 200 mA), también se pueden introducir cambios en mAs y KV, que en conjunto determinan el valor de exposición (E). Para cada exposición se tienen varias combinaciones de KV y mAs, que producen una calidad de imagen prácticamente idéntica. Una simple prueba nos demostrará que la influencia de KV es mucho mayor que la de mAs. Por ejemplo, si se aumenta la tensión un 10 por 100 y se reduce mAs en ese mismo 10 por 100, se obtiene una radiografía muy sobreexpuesta. Para conseguir una exposición correcta hay varias reglas nemotécnicas que se pueden utilizar en la práctica.

2.1. Para un aumento de 10 KV reducir a la mitad los mAs

La primera de estas reglas es que si se aplican 10 KV más hay que reducir a la mitad el valor de mAs (cada vez que se incrementen esos 10 KV). Si se toman 10 KV menos, el producto mAs se duplicará. Esta regla, aunque bastante inexacta, da los mejores resultados en la zona de 60 a 90 KV, fuera de ella resulta menos satisfactoria.

Ejemplo: Una radiografía producida con 80 KV y 10 mAs se puede obterner también con 90 KV y 5 mAs, o con 70 KV y 20 mAs, o 60 KV y 40 mAs.

2.2. Para un aumento de tensión del 15 por 100, reducir a la mitad los mAs

Una mejor aproximación a la relación entre KV y mAs para las regiones superiores de mAs es la que dice que a un aumento del 15 por 100 de la tensión le corresponde una disminución del producto mAs del 60 por 100. Una reducción del 15 por 100 de la tensión implicaría un aumento de mAs al doble.

Ejemplo: Una radiografía producida con 80 KV y 10 mAs se puede conseguir asimismo con 80 + 15 % = 92 Kv y 5 mAs, o con 68 KV y 20 mAs, o 58 KV y 40 mAs.

Si se comparan entre sí estas dos reglas se observa que son prácticamente equivalentes en la zona de 60 a 80 KV. Por lo tanto, el cambio de 60 a 70 KV, según la primera regla, se puede comparar con el de 60 a 60 + 15 % = 69 KV de la segunda. De modo similar, el cambio de 70 a 80 KV corresponde de 70 a 80.5 KV, lo que da una buena aproximación.

Fuera de esta zona, los valores empiezan a divergir. Por ejemplo, el valor mAs se reduce a la mitad cuando los 40 KV pasan a 50 KV, y los 100 KV se convierten en 110 KV cuando se sigue la primera regla, en tanto que tomando la segunda este caso indica valores de 40 a 46 KV y de 100 a 115 KV. Por eso no se puede aplicar la primera regla en estas gamas. La segunda produce mejores resultados, aunque tampoco sean óptimos.

2.3. Influencia de KV según el exponente p

Los experimentos intensivos llevados a cabo han determinado con exactitud la relación entre los kilovoltios y el producto mAs para igual exposición (el mismo valor de exposición). Esta relación entre KV y mAs se puede determinar para ciertas condiciones de exposición (espesor a atravesar, rejilla, pantalla intensificadora, distancia foco-piel), por un valor constante que exprese así el valor de exposición. La formula establece entonces:

Valor de exposición (E) = KVp x mAs = constante

La determinación del exponente p ha dado el valor p = 5 con lo que (siempre dentro de ciertas condiciones de exposición) KV elevado a 5 x mAS tiene que ser constante.

Ejemplo: Si una exposición determinada es satisfactoria con 70 KV y 20 mAs y se cambia a 80 KV, el nuevo producto mAS podrá calcularse con 70 elevado a 5 x 20 = 80 elevado a cinco x X, de donde se podrá deducir el valor de X (10.3 mAs).

De esto se deduce la utilidad de las reglas primera y segunda en esta zona de kilovoltajes.

2.4. Valor del exponente p (6-3)

El exponente p ha demostrado que no es constante. Aunque al principio era práctica común tomar p = 5 en toda la gama de tensiones usadas en diagnóstico, el uso normal de tensiones menores, mayores y mucho mayores obligó a realizar algunas correcciones en determinados casos. Si bien no hay transiciones bruscas, como es lógico, sino que se trata de pasos graduales, el valor p = 6 se ha elegido por lo general para las tensiones hasta 40 KV, tomando el p = 5 para la gama de 40 a 100 KV. Por lo que se refiere a la gama de 100 a 125 KV, el valor de p se toma como 4 y en tensiones superiores a los 125 KV se le da el valor de 3.

Valor del exponente p	Gama de tensiones (KV)
3	>125
4	100 a 125
5	40 a 100
6	< 40

Este valor bajo de p=3 es el que tiene que usarse también en exposiciones sin pantallas intensificadoras y en fotofluorografía. El valor 3 es más satisfactorio cuando se trata de objetos finos en tanto que se necesita el de 5 cuando se radiografíen objetos gruesos. El que las radiografías producidas con radiación más blanda tengan un mayor contraste que las hechas con tensiones más altas es inevitable. No obstante la práctica nos demuestra que se pueden conseguir radiografías casi iguales con mayores o menores tensiones de las especificadas en una tabla de exposición básica, siempre que los cambios de tensión no sean muy grandes y se mantengan igual el valor de exposición.

La conservación del valor correcto de exposición parece ser en este sentido mucho más importante que una precisión exacta en la elección de los kilovoltios.

Con una dispersión escasa (por ejemplo limitando el haz muy cuidadosamente y con un alto contraste de radiación, usando bario) apenas se pueden encontrar diferencias entre radiografías producidas con 60, 70,80, 90, 100 y 120 KV.

3. CONTROL AUTOMÁTICO DE LA EXPOSICIÓN

3.1. Principios de los exposímetros automáticos

El ennegrecimiento de una película depende de dos parámetros: la exposición a los rayos X y el procesamiento fotográfico.

El revelado automático de la película radiográfica no deja libertad para influir en el tiempo de revelado. Quedando fijado así uno de los parámetros, para obtener un ennegrecimiento correcto de la película se necesita una elección adecuada de las características técnicas.

El exposímetro automático mide la dosis de exposición de la película después de que la radiación atraviese al paciente. Detiene el funcionamiento del generador cuando se ha alcanzado la cantidad suficiente. Esta cantidad, que ha sido predeterminada, es la necesaria para obtener un ennegrecimiento correcto.

Para obtener un buen resultado de un exposímetro automático es necesario que esté en las mismas condiciones que la película, que mida esencialmente la radiación útil y que no esté influido por la radiación difusa. Habitualmente se encuentra colocado detrás de la parrilla antidifusora.

Si el exposímetro está colocado por delante del chasis, no debe dar sombra visible en la película. Tiene el inconveniente de aumentar ligeramente la distancia objeto-película.

Si el exposímetro se encuentra situado detrás del chasis, estará más lejos de la parrilla y será influido por la radiación retrodispersa. Como la medida se realiza después de atravesar el chasis, será preciso utilizar siempre el mismo tipo de chasis y sin la parte posterior plomada.

Se pueden utilizar dos tipos de detectores como exposímetros automáticos:

- Pantalla luminiscente: Una minipantalla de escopia se sitúa en el haz de rayos X. La luz que produce es captada por un fotocátodo que emite electrones que son multiplicados por un fotomultiplicador, lo que permite registrar una corriente.
- Cámara de ionización: Los rayos X atraviesan el aire que se encuentra situado entre las placas y producen una ionización proporcional a la intensidad del haz.

En los dos casos, la corriente creada va a descargar un condensador previamente cargado. Cuando la descarga alcanza un cierto valor se corta la exposición.

El exposímetro automático debe dar una respuesta satisfactoria sea cual sea la tensión de utilización. En función de los kilovoltios, la respuesta de las pantallas y de las cámaras de ionización no es rigurosamente proporcional.

Estos problemas se evitan porque habitualmente en los generadores hay un sistema de corrección en función de los kilovoltios.

3.2. Utilización de los exposímetros automáticos

Al seleccionar los kilovoltios el operador determina el contraste y la penetración, y fija aproximadamente el orden del tiempo de exposición que será determinado por el exposímetro automático.

Sólo los fotones X útiles (los que han atravesado al paciente) y la parrilla antidifusora cuentan para el ennegrecimiento de la película. Por el contrario, es el nivel alcanzado en el exposímetro automático el que detendrá el generador.

Un dispositivo de regulación en el pupitre de control del generador permite modificar la sensibilidad del exposímetro. Esta regulación significa, en relación con la posición neutra, un 25-40 % del ennegrecimiento en más o en menos. La regulación de la sensibilidad permite adaptar el exposímetro a las condiciones de trabajo particulares para compensar la importancia de la radiación difusa o de una localización excesiva.

Si el exposímetro automático está bien regulado, el resultado obtenido es un gris medio en la superficie de la película en relación con el campo de la célula utilizada. Habitualmente hay una célula central y dos células laterales simétricas.

3.3. Precauciones de uso de los exposímetros

Salvo casos particulares, utilizar la célula central y situarla sobre la zona a estudiar.

Para los pulmones de frente utilizar las dos células laterales. En caso de diferencia importante de la transparencia pulmonar entre los dos campos, hacer dos placas utilizando sucesivamente cada una de las células por separado.

No descubrir nunca, ni siquiera ligeramente, la superficie sensible del exposímetro, que podría rayos X directamente. Encaso de radiografías localizadas, cuando la superficie expuesta es inferior a la del campo de la célula, hay un dispositivo que disminuye la cantidad de fotones y aumenta el tiempo de exposición, con lo que corremos el riesgo de obtener una placa demasiado negra.

Utilizar siempre las mismas películas, las mismas pantallas de refuerzo y las mismas temperaturas de revelado. Controlar periódicamente la eficacia de la capa de corrección del ennegrecimiento.

Tema 25

La imagen radiológica: concepto de imagen analógica e imagen digital. Receptores de imagen. Procesamiento de la imagen. Imagen fluoroscópica/radioscópica, características de la imagen. Intensificador. Receptores de imagen. Cinefluorografía

eRodio ediciones

Índice esquemático

1. LA IMAGEN RADIOLÓGICA: CONCEPTO DE LA IMAGEN ANALÓGICA Y DIGITAL. RECETORES DE IMAGEN. PROCESAMIENTO DE LA IMAGEN

1.1. Concepto de imagen radiológica e imagen digital

Imagen analógica es la imagen convencional que estamos actualmente obteniendo sobre soporte duro (película radiográfica) o soporte blando (fluoroscopia convencional). Es la imagen que después de haber sido obtenida, no puede ser manipulada ni modificada.

La imagen analógica se obtiene cuando un haz de rayos X atraviesa una parte del cuerpo, produciéndose diferentes atenuaciones en función del espesor y de la densidad electrónica de los distintos tejidos del organismo, con lo que obtenemos una representación de las estructuras exploradas.

Esta imagen se puede obtener colocando una placa radiográfica tras el paciente para que sobre ella interaccionen los rayos X que han atravesado a dicho paciente, posibilitando así, la formación de la imagen para su posterior visualización. O bien, se puede obtener mediante fluoroscopia a través de un monitor de televisión que va a reproducir directamente las atenuaciones sufridas por el haz de radiación después de atravesar las estructuras anatómicas objeto del examen.

Tanto la digitalización de la imagen como la informatización en los Servicios de Diagnóstico por la imagen suponen una innovación revolucionaria en el mundo de la radiología.

Se denomina imagen digital a la imagen formada por un conjunto de pixel que pueden codificarse en un sistema binario (1 y 0) que es procesado por un ordenador.

1.2. Receptores de imagen. Procesamiento de la imagen

Los receptores de imagen y el procesamiento de la misma, será tratado en profundidad en el tema correspondiente a imagen analógica, película radiográfica e imagen radiológica digital.

2. IMAGEN FLUOROSCÓPICA/ RADIOSCÓPICA. CARACTERÍSTICAS DE LA IMAGEN. INTENSIFICADOR. RECEPTORES DE IMAGEN. CINEFLUOROGRAFÍA

2.1. Imagen fluoroscópica/radioscópica, características de la imagen

Su principal utilidad es la realización de exámenes dinámicos, es decir la fluoroscopia se utiliza para visualizar el movimiento de estructuras y líquidos internos.

Si el técnico en radiología observa algo durante el estudio que considera debe grabar para un estudio posterior más minucioso, se puede realizar una radiografía con interrupción mínima de la fluoroscopia, es lo que se conoce como seriorradiografía.

La fluoroscopia es en la actualidad una exploración rutinaria, excepto cuando se utiliza para visualizar los vasos sanguíneos, lo que recibe el nombre de angiografía. Las dos principales aplicaciones de la angiografía corresponden a la neurorradiología y la radiología vascular, también pudiéndose obtener seriorradiografias.

En los equipos de fluoroscopia el tubo de rayos X suele estar debajo de la camilla del paciente. Sobre la camilla se encuentra el intensificador de imágenes y otros dispositivos de detección. Algunos equipos de fluoroscopia tienen el tubo de rayos x colocado sobre la camilla, con el intensificador de imagen bajo la misma. Otros equipos se controlan a distancia desde el exterior de la sala de exploración.

Durante la fluoroscopia con intensificador de imagen esta se recibe en un monitor de TV.

En fluoroscopia la corriente del tubo es inferior a 5 mA, los valores normales son de 2 a 4 mA por tanto la dosis que recibe el paciente durante el examen continua siendo elevada.

La tensión de pico depende exclusivamente de la parte del cuerpo que se debe examinar. Los modernos equipos de fluoroscopia permiten al técnico seleccionar un nivel de brillo, variando automáticamente la tensión de pico, la corriente o ambas, en caso necesario. Un equipo de fluoroscopia con estas características se dice que tiene: control automático de brillo (ABC), estabilización automática del brillo (ABS), control automático de Exposición (AEC) o control automático de ganancia (AGC)

2.1.1. Consideraciones visuales

Dado que la fluoroscopia es un proceso dinámico, el técnico deberá acostumbrarse a las imágenes en movimiento, requiriendo ciertos conocimientos sobre iluminación de imágenes y fisiología visual.

2.1.1.1. Iluminación

La principal ventaja que tiene el equipo de fluoroscopia con intensificador es el mayor brillo de la imagen. Del mismo modo que es más difícil leer un libro bajo luz débil que luz brillante, también es mucho más fácil interpretar una imagen fluoroscópica brillante que una débil. El nivel de iluminación se mide en lamberts (L) y mililamberts (mL).

Las radiografías se visualizan bajo niveles de iluminación de 10 a 1000 mL, los equipos de fluoroscopia con intensificador de imagen tienen niveles de iluminación similares.

2.1.1.2. Visión humana

Las estructuras oculares responsables de la visión son los conos y los bastones.

La luz que llega al ojo debe pasar primero a través de la córnea y después a través del cristalino, donde se enfoca la luz sobre la retina. Entre la córnea y el cristalino se encuentra el iris, que se comporta como el diafragma de una cámara fotográfica controlando la cantidad de luz que penetra en el ojo.

Si la luz exterior es muy brillante, el iris se cierra, dejando pasar sólo una pequeña cantidad. En la oscuridad, el iris se dilata, es decir se abre para que penetre más luz. En fluoroscopia digital hay un iris que funciona de forma similar, ubicado entre el tubo intensificador de imagen y el tubo de la cámara de televisión.

Cuando la luz alcanza la retina es detectada por los conos y los bastones. Los conos se concentran en el centro de la retina, en una zona denominada fóvea central. Los bastones son mucho más numerosos que los conos en la periferia de la retina y no hay ninguno en la fóvea central.

Los bastones son muy sensibles a la luz y se utilizan en caso de escasa iluminación. Los conos son menos sensibles, pero son capaces de responder a niveles intensos de luz, cosa que no pueden hacer los bastones. En consecuencia, los conos se utilizan para visión diurna, llamada visión fotópica, y los bastones para la visión nocturna o visión escotópica. La capacidad de los bastones para visualizar objetos pequeños es mucho menor que la de los conos, esta capacidad se llama agudeza visual.

Los conos también son más capaces que los bastones para detectar diferencias de brillo, esta propiedad se conoce por percepción de contraste, además son también más sensibles a la percepción de colores, mientras que los bastones son prácticamente ciegos a ellos.

2.1.2. Técnicas de fluoroscopia práctica

En fluoroscopia es necesario obtener el máximo detalle posible y, para conseguirlo, el nivel de brillo debe ser elevado. Esta es la principal razón para el empleo del intensificador de imagen, ya que estos dispositivos van a elevar los niveles de iluminación.

Antes de que se empleara la fluoroscopia con intensificador de imagen, los ojos de los profesionales de la radiología debían acostumbrarse a la luz débil al menos durante 15 minutos antes de la exploración.

El brillo de imagen en fluoroscopia depende de la estructura anatómica del paciente que se esté explorando, de la tensión de pico y de la corriente instantánea. La anatomía no puede ser controlada por el técnico pero sí la tensión y la corriente. Por lo general, es preferible utilizar tensiones de pico elevadas y miliamperajes bajos. La técnica adecuada en cada caso la decidirán la experiencia y el entrenamiento del radiólogo y el técnico en radiología.

2.2. Intensificador

2.2.1. Tubo intensificador de imagen

Es un dispositivo que consigue amplificar electrónicamente la luminosidad de la imagen remanente. Es un tubo electrónico de vidrio en el que se ha hecho el vacio, al instalarlo se monta dentro de un armazón metálico para protegerlo del trato brusco y evitar su rotura.

Los rayos X que salen del paciente e inciden sobre el tubo intensificador de imagen se transmiten a través de la envoltura de vidrio e interaccionan con el elemento fosforescente de entrada, que es yoduro de cesio (ICs). Entonces los rayos X se transforman en fotones de luz visible como sucedía con las pantallas intensificadoras en radiografía.

El siguiente elemento activo del tubo intensificador de imagen es el fotocátodo, que está unido al elemento fosforescente de entrada mediante una fina y transparente capa adhesiva. El fotocátodo es una fina capa de metal compuesta por cesio y antimonio, que responde a la estimulación de luz, emitiendo electrones. Este proceso se denomina fotoemisión. El número de electrones emitidos por el fotocátodo es directamente proporcional a la cantidad de luz que incide en el mismo, por lo tanto el número de electrones es proporcional a la cantidad de rayos X incidentes.

El tubo intensificador de imagen mide unos 50 cm de largo. Entre el fotocátodo y el ánodo se mantiene una ddpp de 25000 V para que los electrones emitidos por el fotocátodo se aceleren hacia el ánodo. Cerca del ánodo se encuentra el elemento fosforescente de salida, donde los electrones al chocar producen una ráfaga de luz. El elemento fosforescente de salida está formado por cristales de sulfuro de cinc (SZn) y cadmio (Cd). Cada electrón que llega al elemento fosforescente de salida produce al chocar con él de 50 a 75 veces más fotones de luz de los que fueron necesarios para crearlo.

Se denomina ganancia de flujo al cociente entre el número de fotones de luz que se producen en el elemento fosforescente de salida dividido entre el número de fotoelectrones de luz que se producen en el elemento fosforescente de entrada.

El aumento de iluminación se debe a:

- Al aumento de fotones de luz producidos en el elemento fosforescente de salida comparándolo con el número de fotoelectrones del elemento fosforescente de entrada.
- A la disminución de la imagen que se produce entre el elemento fosforescente de entrada y el de salida, este fenómeno se conoce por ganancia de reducción. Es el cociente de entre el cuadrado del diámetro del elemento fosforescente de entrada y salida.
- La ganancia de brillo es la capacidad del tubo intensificador para aumentar el brillo, y es el producto de la ganancia de reducción por la ganancia de flujo.
- La ganancia de brillo de los intensificadores de imagen es de 5000 a 20000 y disminuye con la utilización y con la edad del tubo.
- El tamaño del diámetro del elemento fosforescente de salida es bastante estándar entre 2.5 y 5 cm. El tamaño del elemento fosforescente de entrada oscila entre 10 y 35 cm de diámetro, este último es que se utiliza para identificar los tubos intensificadores de imagen.

La imagen fluoroscópica obtenida necesita de un sistema para poder visualizarla, ya que esta imagen es de menor tamaño, más brillante e invertida: sistema óptico de espejos para visualización directa, monitor de TV, cámara de cine (cinerradiografía) y cámara de seriografía.

2.2.2. Intensificador de imagen multicampo

También se denomina tubo de doble foco o trifoco. Proporciona bastante más flexibilidad en los exámenes fluoroscópicos y son estándar en fluoroscopia digital. Los más usados son: Doble foco 25 cm-17 cm (25/17) y los tubos trifoco 25/17/12 o 23/15/10. Estos números se refieren al diámetro del elemento fosforescente de entrada del tubo intensificador de imagen.

En modo 25 cm, todos los fotoelectrones que se producen en el fotocátodo chocan con el elemento fosforescente de salida.

Si se cambia a 17 cm aumenta el potencial de las lentes electrostáticas lo que hace que el punto focal de los electrones se separe del elemento fosforescente de salida y sólo los fotoelectrones centrales chocan contra el elemento fosforescente de salida. Las consecuencias de este cambio de punto focal son la disminución del campo y el aumento de la imagen.

El factor de aumento está directamente relacionado con el cociente del diámetro de los tubos. En un tubo de 25/17, si utilizamos el modo 17 la imagen que se obtiene aumenta 1.5 veces más sobre la que se obtiene con 25.

Los inconvenientes de utilizar el modo 17 son:

- Al ser la ganancia en reducción más pequeña, el brillo total es menor, con lo cual la imagen es más tenue, menos luminosa.
- Para mantener el nivel de contraste (de luminosidad) se aumenta automáticamente la corriente con lo que aumentamos la dosis de radiación que recibe el paciente.
- Otro inconveniente es que la parte periférica de la imagen queda desenfocada y sufre degeneración en los bordes.

La principal ventaja sería la ampliación de la imagen.

2.3. Receptores de imagen. Cinefluorografía

2.3.1. Monitorización óptica

Es un sistema óptico de lentes y espejos que aumentan la imagen del elemento fosforescente de salida y la muestra en una pantalla de cristal. También recibe el nombre de sistema de espejos ópticos.

Las principales desventajas de este sistema son que el campo de visión es muy pequeño y sólo lo puede utilizar una persona cada vez; y también que se pierde mucha luz, por lo cual no se aprovechan las características del tubo intensificador.

2.3.2. Monitor de televisión

El monitor de TV es el sistema utilizado más frecuente, aunque es más costoso. El elemento fosforescente de salida del tubo intensificador de imagen se conecta directamente al tubo de una cámara de televisión, el más utilizado es el Vidicón o plumbicón. Este tubo convierte la imagen luminosa en una señal eléctrica que se envía al monitor donde se reconstruye la imagen en la pantalla.

La cámara de televisión está formada por una carcasa cilíndrica de 15 cm. De diámetro y 25 de largo. Tiene una envoltura de vidrio que mantiene el vacio, un cátodo con un cañón de electrones que es un filamento caliente que suministra una corriente de electrones por emisión termoiónica.

Además tiene un conjunto de rejillas y de lentes electrostáticas que aceleran los electrones, en dirección del ánodo. Ese ánodo o blanco está formado por tres capas:

- La más externa se llama ventana y es de vidrio.
- La del medio se llama placa de señal yes de metal o grafito, es fina para poder transmitir la luz y suficientemente gruesa como para actuar de conductor eléctrico. De esta placa sale o se conduce la señal de video fuera del tubo.
- La capa más interna del ánodo es una capa fotoconductora, es decir, deja pasar los electrones cuando está iluminada y sino funciona como aislante, es de trisulfuro de antimonio.
- El acoplamiento de la cámara de televisión al intensificador de imagen se puede realizar de dos formas: mediante un haz de fibras ópticas o mediante lentes.
- El haz de fibras ópticas es un método sencillo y compacto que facilita la manipulación del tubo del intensificador y ofrece un acoplamiento fuerte. Aunque no permite añadir dispositivos adicionales como seria la cámara de cine o la de seriografía.
- El acoplamiento mediante lentes permite acoplar la cámara de cine y de seriografía a la vez, además ofrece la posibilidad de ver la imagen mientras se graba. Es más voluminoso que el anterior y debe ser tratado con cuidado. Las lentes y los espejos deben estar ajustados con total precisión porque si se mueven la imagen aparece borrosa.

La señal de video se amplifica y se transmite por cable hasta el monitor de televisión donde se transforma de nuevo en imagen visible. En el monitor de televisión solo existen dos controles: brillo y contraste.

El corazón del monitor es un tubo de imagen, es decir, tubo de rayos catódicos (C.R.T.) con un cañón de electrones, bobinas de enfoque y dirección y un ánodo que es una pantalla fosforescente. El tubo recibe la imagen de video modulada cuya magnitud es directamente proporcional a la intensidad de luz que recibió del intensificador, la rejilla de control y las bobinas enfocan el haz hacia la pantalla fosforescente. Está compuesta de cristales lineales perpendiculares y una envoltura de cristal, los electrones al chocar contra esa capa producen luz, el movimiento del haz de electrones produce en la pantalla una retícula (red). Comienzan en el extremo superior izquierdo de la pantalla y van hacia el derecho creando una línea de luz con intensidad variable que se denomina trazo activo, se desconecta y vuelve horizontalmente hacia la parte izquierda (se llama retrazo horizontal) así hasta que llega al borde inferior derecho, entonces se desconecta y vuelve de nuevo hacia arriba, a esto se le llama "campo de televisión".

Cuando ha terminado un campo y vuelve de nuevo arriba se denomina "retrazo vertical" y describe otro trazo activo entre dos trazos activos del campo anterior, cuando termina tenemos dos campos entrelazados que es un cuadro.

Con la corriente alterna de 50 Hz, se realizan 50 campos/segundo o 25 cuadros/segundo.

El ojo humano no aprecia el parpadeo o la velocidad por encima de 20 cuadros/segundo. Los equipos pueden tener pantallas de 875 y de 1000 líneas. Cuantas más líneas poseen, mejor es la imagen obtenida.

2.3.3. Cinefluorografía

Aquí se sustituye el tubo de la cámara de TV por una cámara de cine, grabando la imagen en película para poder visualizarla posteriormente.

La cinefluorografía tiene su aplicación principal en técnicas angiográficas, sobre todo en el cateterismo cardiaco.

La dosis que recibe el paciente es mucho mayor que la administrada cuando se graba la imagen en cinta magnética o disco, pero la calidad también es mayor.

En cinefluorografía se utilizan cámaras de 16 a 35 mm, con esta última la exposición que recibe el paciente es mayor que la recibida con cámaras de 16 mm, pero la calidad es mayor.

Las cámaras de cine están controladas mediante motores sincronizados, alimentados a la tensión de línea que es de 60 Hz, por tanto las frecuencias de cuadro son: 7,5, 15,30 y 60 cuadros por segundo. Cuanto mayor sea la frecuencia mayor dosis recibirá el paciente.

Los estudios cardiacos requieren las frecuencias más altas. sin embargo en estudios intestinales solo de 7,5 cuadros por segundo.

Todos los sistemas actuales de cinefluorografía son sincronizados, es decir, que el tubo de rayos X sólo actúa en el tiempo en que la película está en posición para ser expuesta.

2.3.4. Seriografía

Se utiliza en fluoroscopia con intensificador de imagen. La película de seriografía se coloca entre el paciente y el intensificador de imagen.

Cuando se desea una seriografía con película en casete, se debe cambiar el funcionamiento del tubo de corriente de fluoroscopia baja a corriente radiográfica alta, con lo que aumente la dosis que recibe el paciente. Sin embargo las casetes grabadas con película de seriografía proporcionan al radiólogo un formato familiar y un nivel de calidad de imagen.

El uso de casete seriográfica está desapareciendo por el empleo de cámaras de seriografía de gran formato, pues tienen las siguientes ventajas:

- Reciben la imagen del elemento fosforescente de salida del tubo intensificador de imagen, y por tanto, la dosis que recibe el paciente es menor a la que producen las casetes de película de serigrafía.
- No obligan a interrumpir durante mucho tiempo el examen fluoroscópico.
- No se produce sobrecalentamiento del cabezal del tubo de rayos X.
- Las actuales cámaras de seriografía utilizan películas de 70, 90 y 105 mm, como regla general si se aumenta el tamaño de la película, aumenta la calidad de la imagen y la dosis que recibe el paciente. Sin embargo con las películas de seriografía incluso siendo de 105 mm el paciente recibe menos dosis de radiación que las producidas con los casetes.

Tema 26

Imagen analógica en radiología. Concepto. Formas de obtención. Calidad de la imagen. Sistemas de visualización y registro. La radiografía. La película radiográfica. Estructura. Tipos. Chasis. Pantallas de refuerzo. Técnicas del proceso de revelado

eRodio ediciones

Índice esquemático

1. IMAGEN ANALÓGICA EN RADIOLOGÍA. CONCEPTO. FORMAS DE OBTENCIÓN

Imagen analógica es la imagen que después de haber sido obtenida, no puede ser manipulada ni modificada.

La imagen analógica se obtiene cuando un haz de rayos X atraviesa una parte del organismo, produciéndose diferentes atenuaciones en función del espesor y de la densidad electrónica de los distintos tejidos del organismo, con lo que obtenemos una representación de las estructuras exploradas. Esta imagen se puede obtener colocando una placa radiográfica tras el paciente para que sobre ella interaccionen los rayos X que han atravesado a dicho paciente, posibilitando así, la formación de la imagen para su posterior visualización.

1.1. Formación de la imagen radiológica

Cuando hacemos incidir un haz de rayos X sobre un paciente, se producen diferentes atenuaciones en función del espesor y de la densidad electrónica de los distintos tejidos de dicho paciente. La radiación remanente que sale del paciente y llega a la película radiográfica, deposita energía en la emulsión por interacción fotoeléctrica con los átomos de los cristales de halogenuros de plata. Esa energía se deposita en un patrón representativo de la parte del cuerpo que se está radiografiando.

La imagen latente es el cambio invisible que se ha inducido en los cristales de los halogenuros de plata. Posteriormente, esta imagen latente se convertirá en imagen visible mediante procesos químicos (revelado).

Cuando la radiación incide sobre la película, casi toda la energía de los fotones se transfiere a la gelatina. La interacción de los rayos X con los átomos de plata y los halogenuros (AG, Br, I) crea la imagen latente.

La concentración de electrones en las proximidades de una partícula sensitiva, crea una zona de carga negativa. Conforme los átomos de halogenuros de plata desaparecen del cristal, los iones positivos de plata son atraídos electrostáticamente por las partículas sensitivas.

Los cristales con plata depositada en las partículas sensitivas, adquieren una coloración negra durante el revelado. Los cristales que no han sido irradiados continuarán transparentes e inactivos.

La información invisible contenida en los cristales de halogenuros de plata activados por la radiación constituye la imagen latente.

1.2. Atenuación de los rayos X por la materia viva

Los fotones de rayos X se pueden considerar como energía pura transportada. Estos fotones pueden excitar los electrones de los átomos, haciéndoles saltar a órbitas superiores o arrancarlos dejando así el átomo ionizado.

A la disminución del número de fotones que llegan a un detector después de atravesar un medio, lo llamamos atenuación. Sería la suma de los dos efectos, absorción y dispersión de fotones incidentes.

Como hemos visto, un haz de radiación electromagnética que interacciona con un material de un espesor determinado, resulta atenuado. De forma que si colocamos un detector de radiaciones ionizantes detrás del material irradiado, registrará menos fotones que los que tenía el haz primario. Entonces tenemos que el proceso de atenuación se puede medir. La Ley que somete a estudio este proceso se llama Ley exponencial del proceso de atenuación.

La materia viva se compone básicamente de agua y cadenas de carbono hidrogenadas, es decir, de compuestos con números atómicos equivalentes muy parecidos y cercanos a 5, por tanto las densidades másicas relativas tienen valores muy parecidos a las densidades electrónicas relativas y la atenuación relativa de un mismo haz de radiación por los distintos tejidos se puede relacionar indistintamente con la densidad electrónica relativa o con la densidad másica relativa, por lo que usualmente se hará uso de esta última.

1.3. Densidades radiológicas en el cuerpo humano

Cuando un mismo haz de radiación atraviesa dos tejidos distintos, la atenuación que sufre será distinta, ya que cada uno de ellos tendrá un espesor determinado y una densidad electrónica diferente. Así al atravesar un tejido con una densidad parecida al aire (pulmones), se atenuará mucho menos que la atravesar un tejido de alta densidad (hueso). Por ello, los tejidos de baja densidad, tendrán una imagen en un tono más oscuro que los tejidos de alta densidad.

Por tanto, el contraste entre dos tejidos para un mismo haz monoenergético depende básicamente de la diferencia relativa de densidades.

El contraste será mayor cuanto mayor sea la diferencia de densidades entre los diferentes tejidos. Así el contraste disminuye cuando aumentamos la tensión. Si el tejido que se desea observar es hueso, con una alta densidad y gran diferencia con el resto de los tejidos, se puede utilizar un kilovoltaje alto, si bien cuando se desea diferenciar grasa o músculo (tejidos blandos, mamografía) deben utilizarse tensiones bajas.

Para determinar el kilovoltaje que debemos utilizar influirán por tanto las diferencias de las densidades relativas y el espesor de la zona del paciente a explorar, ya que además de conseguir un contraste suficiente, se debe obtener una imagen con buena definición, es decir, que el haz que atraviese el paciente contenga un número suficiente de fotones. También debemos tener en cuenta, que al absorberse en mayor medida la radiación de baja energía, el paciente recibirá más dosis si se utiliza un kilovoltaje bajo en lugar de alto. Así, el kilovoltaje óptimo deberá ser lo suficientemente bajo para ofrecer un buen contraste y lo bastante alto como para que la dosis al paciente y el tiempo de exposición sean bajos.

Los distintos tejidos del organismo humano, en función de su densidad y número atómico medio, se clasifican desde el punto de vista de la radiología en los siguientes grupos o densidades radiológicas: aire, grasa, agua y calcio. La densidad de un tejido se mide en gramos por cc.

Densidad radiológica	Densidad en gr/cc	Representada por
Aire	0.00129	Pulmones, cavidad de la tráquea y aire intraluminal del tubo digestivo
Grasa	0.9	Grasa pericárdica, grasa perivisceral
Agua	1	Hígado, riñones, bazo, vasos e hilios pulmonares y mediastino.
Calcio	1.8	Huesos y calcificaciones normales.

2. CALIDAD DE LA IMAGEN

2.1. Introducción

Al hablar de calidad de imagen nos referimos a la fidelidad con la que aparecen en una radiografía las estructuras anatómicas examinadas. Hablamos de alta calidad cuando hay una reproducción fiel de las estructuras y lleva a diagnósticos seguros. Decimos que hay mala calidad cuando las imágenes son difíciles de interpretar y pueden conducir a errores diagnósticos o a la repetición del estudio.

Hay varios factores que afectan a la calidad de imagen, siendo la resolución (nitidez) y el ruido, las 2 características más importantes de ésta.

La resolución sería la capacidad para apreciar dos objetos separados y distinguirlos visualmente uno del otro. Sería la perfecta diferenciación de las estructuras visibles en la radiografía.

El ruido radiográfico es una fluctuación indeseable en la densidad óptica de la imagen. Tiene 3 componentes: la granulidad de la película, que hace referencia a los granos de los halogenuros de plata, a su tamaño y distribución: el moteado estructural que es similar al anterior pero referido al elemento fosforescente de la pantalla intensificadora. Estos dos componentes casi no contribuyen al ruido radiográfico: y el moteado de quantum que es principal contribuyente del ruido radiográfico. Se refiere a la forma en la que los rayos X interaccionan con el receptor de imagen. Si se produce una imagen con solo unos pocos fotones de rayos X, el ruido radiográfico será más alto que si la imagen se forma a partir de gran número de rayos X. Se observa como un aspecto granuloso de la imagen. El uso de pantallas muy rápidas aumenta el moteado cuántico (de quantum).

Estas dos características de la calidad de imagen, la resolución y el ruido, están unidas a la rapidez del receptor de imagen. De forma que: los receptores de imagen rápidos tienen ruido alto y resolución baja. La resolución alta, exige ruido bajo y receptores de imagen lentos.

2.2. Conceptos

- Nitidez: Es la capacidad para apreciar dos objetos separados y distinguirlos visualmente uno del otro.
- Densidad: Como veremos más adelante, densidad óptica es el grado de ennegrecimiento de la película después de su exposición y procesado.
- Hiperlucencia: Aumento importante de la claridad de la imagen contenida en la película radiográfica.
- Radiopacidad: Es la propiedad de un objeto de ser opaco a los rayos X.

2.3. Calidad de la imagen

2.3.1. Factores geométricos

2.3.1.1. Ampliación

Debemos comenzar recordando que todas las imágenes radiográficas son mayores que los objetos que representan, esto es lo que denominamos ampliación. En la mayoría de las exploraciones radiográficas es conveniente mantener la ampliación al mínimo, aunque hay determinados casos en los que, lo que se busca es precisamente la ampliación, esto se conoce como radiografía de ampliación.

La ampliación se puede medir y viene expresada por el denominado factor de ampliación (FA) que sería el cociente de dividir el tamaño de la imagen por el tamaño del objeto radiografiado. Depende de las condiciones del examen. Para las radiografías tomadas a una DFI de 1 m. el factor de ampliación es aprox, de 1.1. Para las radiografías tomadas a 1.80 m. el factor es de 1.05.

Para mantener la ampliación al mínimo posible, hay que seguir dos principios básicos: usar la mayor distancia posible entre la fuente y el receptor de imagen (DFI grande) y colocar el objeto lo más próximo posible al receptor de imagen (DOI pequeña).

2.3.1.2. Distorsión

Definimos distorsión como la ampliación desigual de proporciones distintas del mismo objeto. Hay dos factores que contribuyen a la distorsión de la imagen, que son el grosor y la posición del objeto.

Grosor del objeto

Los objetos gruesos resultan más distorsionados que los finos, evidentemente en un objeto grueso la DOI no es la misma en sus distintas partes. Si tomamos un objeto irregular como puede ser el cuerpo humano, al colocarlo fuera del eje central la distorsión es considerable.

Posición del objeto

Si el plano del objeto y el de la imagen son paralelos, la imagen no resultará distorsionada, pero si ambos planos no son paralelos, habrá distorsión.

Cuando objetos del mismo tamaño están situados a distancias diferentes de la película, se produce distorsión espacial, que sería la representación errónea en la imagen de la relación espacial real que hay entre dos objetos, observaríamos una imagen que representa la superposición de ambas. Esta distorsión es mínima para objetos situados a lo largo del haz central, pero si separamos el objeto del haz central, la distorsión puede ser significativa.

Borrosidad geométrica

En lo expuesto hasta el momento sobre los factores geométricos que afectan a la calidad de imagen, se había considerado que los rayos X eran emitidos desde un blanco puntiforme. En realidad la fuente es de tamaño variable entre 0.1 y 1.5 mm, dependiendo del tipo de tubo de RX.

La borrosidad del punto focal reduce la resolución y es mayor en el lado del cátodo de la imagen. Hay tres condiciones que dan lugar a borrosidad del punto focal alta: Punto focal efectivo grande, DFI (distancia foco- imagen) corta y DOI distancia objeto- imagen grande).

Para minimizar la borrosidad del punto focal se usan puntos focales pequeños y se coloca al paciente de forma que la parte del cuerpo a examinar esté cerca de la película. La DFI suele ser fija.

Factores geométricos	Ampliación Distorsión(grosor y posición) Borrosidad geométrica
Factores del sujeto	Contraste del paciente(grosor, densidad hística, nº atómico, forma, kilovoltaje) Borrosidad por movimiento
Factores de la película	Curva característica (densidad óptica, contraste, rapidez, latitud) Revelado

2.3.2. Factores del sujeto

2.3.2.1. Contraste del paciente

El contraste del paciente es difícil de determinar, los factores que lo afectan son: grosor del paciente, la densidad mística, el número atómico efectivo, la forma del sujeto y el kilovoltaje.

Grosor del paciente

Una sección corporal gruesa atenuará más los rayos X, que otra delgada. El grado de contraste del paciente es directamente proporcional al número de rayos X que atraviesan secciones corporales adyacentes.

Densidad hística

Secciones corporales adyacentes pueden tener el mismo grosor pero densidades distintas. La densidad mística es un factor importante que afecta al contraste del sujeto.

Número atómico efectivo

Es el número atómico medio de un tejido. Como sabemos, las interacciones Compton son independientes del número atómico y las fotoeléctricas varían en función del número atómico. Como el efecto fotoeléctrico tiene bastante importancia dentro del rango diagnóstico de energías de los rayos X, el contraste del paciente está muy influenciado por el número atómico efectivo del tejido radiografiado.

Forma

La forma de la estructura anatómica estudiada, influye en la calidad de imagen no solo por su geometría, sino también por su contribución al contraste del paciente. Así una estructura que tenga una forma que coincida con el haz de rayos X, nos daría el máximo contraste. Las demás formas disminuyen el contraste del sujeto debido al cambio de grosor que presentan a los fotones de rayos X incidentes. Esta característica del paciente, que afecta a su contraste, se llama borrosidad de absorción.

Kilovoltaje

El técnico no puede controlar los factores anteriores, pero sí el kilovoltaje, que tiene una influencia muy importante sobre el contraste del sujeto. El kilovoltaje bajo da lugar a un contraste del paciente elevado (en la imagen radiográfica aparecen pocos tonos de gris). Al contrario, un kilovoltaje alto proporciona un contraste del paciente escaso (obtenemos una amplia gama de grises). También tenemos que tener en cuenta que con un Kv bajo el paciente recibe más dosis de radiación.

2.3.2.2. Borrosidad por movimiento

El movimiento del paciente o del tubo durante la exposición producirá borrosidad en la imagen radiográfica. Esto es lo que se denomina borrosidad por movimiento. Como el movimiento del cabezal del tubo es nulo, al igual que el movimiento de la mesa, tenemos que la borrosidad por movimiento suele deberse al paciente, ya sea por movimientos voluntarios (pacientes nerviosos, niños, respiración) o involuntarios (peristalsis, latidos cardiacos).

Los siguientes factores sirven para reducir la borrosidad por movimiento: usar un tiempo de exposición lo más corto posible, restringir el movimiento del paciente mediante instrucciones o usando dispositivos de sujeción, usar una DFI grande y una DOI pequeña.

2.3.3. Factores de la película

La película de rayos X no expuesta y revelada aparece muy translúcida, transmite con facilidad la luz pero no contiene imágenes. La película expuesta y revelada, muestra diversos tonos de grises (si se expone intensamente aparece negra). El estudio de la relación entre la intensidad de la exposición de la película y el color negro después del revelado se llama sensitometría.

2.3.3.1. Curva característica

Las mediciones relacionadas con la sensitometría son la exposición de la película y el porcentaje de luz transmitida a través de la película revelada. Se utilizan para describir la relación entre densidad óptica (grado de ennegrecimiento de la película) y exposición. Esta relación se llama curva característica.

Cuando usamos niveles de exposición altos y bajos, las grandes variaciones en la exposición solo producen pequeños cambios en la densidad óptica. Así, los niveles de exposición altos se corresponden con la zona de la curva denominada "hombro" y los niveles de exposición bajos con la zona denominada "puntera". En los niveles de exposición intermedios (porción recta de la curva característica), los pequeños cambios de exposición producen grandes variaciones en la densidad óptica. Es la zona apropiada para obtener una exposición correcta.

Densidad óptica

Sería el grado de ennegrecimiento de una película radiográfica, de forma que un área clara tiene densidad óptica baja y un área negra tiene densidad óptica alta.

La película radiográfica tiene densidades ópticas variables desde casi 0 (claro) hasta 4 (negro). La película no expuesta transmite el 80 % aprox. De los fotones luminosos incidentes. Así, un cristal de alta calidad, tiene una DO de 0 ya que transmite toda la luz.

El rango útil de densidades ópticas es de 0.25 a 2.5 aprox. De todas formas, casi todas las radiografías tienen patrones de imagen en el rango de densidades ópticas de 0.5 a 1.25.

Contraste

El contraste radiográfico es la diferenciación comparativa de la luz transmitida entre las partes más claras y más oscuras de la radiografía. Son diferencias de la densidad óptica.

Así hablamos de alto contraste cuando hay diferencias nítidas en la densidad óptica y decimos que hay bajo contraste cuando las diferencias en la DO son pequeñas y no claras.

El contraste radiográfico es el producto de 2 factores. El contraste de la película es inherente a la misma y puede ser afectado por el revelado y la DO. Las imágenes de películas de pantalla tienen siempre mayor contraste que las de exposición directa. Y el contraste del paciente que viene determinado por el tamaño, la forma y las características de la atenuación de los rayos X del sujeto explorado.

Rapidez

La capacidad de una película radiográfica para responder a cantidades mínimas de exposición a los rayos X, es una medida de su sensibilidad o rapidez. La curva característica de una película también nos sirve para identificar su rapidez.

Latitud

Es otra característica de la película que se puede obtener de la curva característica. Es el rango de exposiciones sobre el que la película responderá con densidades ópticas dentro de la gama útil para el diagnóstico.

Una película con latitud amplia, tiene una escala de grises larga. Una película de latitud estrecha, tiene una escala de grises corta. La latitud y el contraste son inversamente proporcionales, de forma que una película de contraste alto tiene una latitud estrecha y la de contraste bajo tiene latitud amplia.

2.3.3.2. Revelado

Para obtener un buen contraste, hace falta un revelado correcto de la película, sobre todo porque el grado de revelado tiene un efecto significativo sobre el nivel de velo y la densidad óptica obtenidos con una determinada exposición. Los factores que afectan el grado de revelado son: la composición de la sustancia química empleada, el grado de agitación de la película durante el revelado, el tiempo y la temperatura de revelado.

2.4. Radiografías defectuosas

La radiografía es un proceso delicado y quien interviene en él debe tratar con sumo cuidado todos los elementos: películas, pantallas de refuerzo, chasis, preparación de los líquidos de revelado, etc.

En la fabricación de las películas la tecnología experimenta un continuo proceso de investigación y perfeccionamiento en cuanto a la calidad de las emulsiones y en evitar errores de manipulación. Sin embargo, simultáneamente se exigen cada vez sensibilidades más altas, lo que implica mayor sensibilidad a los golpes, arañazos, pliegues y presiones.

La película radiográfica nunca se debe almacenar a temperaturas superiores a 20 º C y la humedad elevada (más del 60 %) también reduce el contraste y aumenta el oscurecimiento. En resumen se deben almacenar en un lugar fresco y seco.

Las radiaciones ionizantes que no sean las del haz útil aumentan el velo.

La fecha de caducidad suele ser aproximadamente de 1 año después de la fabricación, si la placa se usa después de esta fecha, se perderá velocidad y contraste y se aumentará el velo.

Recordar que las cajas de películas se deben almacenar en posición vertical, y con la fecha de caducidad visible, ya que si las colocamos apiladas en posición horizontal, se corre el riesgo de que se puedan arquear y pegar por el peso de unas cajas sobre otras.

Tanto su manipulación como su almacenamiento se debe realizar en la oscuridad, por tanto el cuarto oscuro y el armario donde se guadan las películas sin exponer, deben ser totalmente estancos a la luz.

Los defectos por una mala manipulación son los siguientes:

- Huellas dactilares
- Pliegues tipo uña.
- Cuerpos extraños y pedacitos de esparadrapo.
- Falta de fijado.
- Impresión en la película virgen por presión externa.
- Velo gris de luz.
- Falta de definición local.
- Velos de borde.
- Falta de nivel de revelador.
- Juegos de rodillos sucios.
- Conocer los criterios de calidad radiográfica, así como los defectos y sus causas, contribuye a mejorar la calidad y la pulcritud de nuestro trabajo, y a la vez redunda en la protección del paciente frente a la mala utilización de las radiaciones ionizantes. Si evitamos realizar una radiografía defectuosa, estamos evitando radiación innecesaria al paciente, a nosotros mismos y al público en general.

3. SISTEMAS DE VISUALIZACIÓN Y REGISTRO. LA RADIOGRAFIA. LA PELÍCULA RADIOGRÁFICA. ESTRUCTURA. TIPOS

3.1. Introducción

Imagen radiológica puede ser visualizada y registrada en soporte duro (película radiográfica) o soporte blando (fluoroscopia/radioscopia).

La imagen de rayos X que se capta en una película radiográfica, proporciona un sistema de estudio estable, que se puede archivar. Nos da información que puede ser utilizada y comparada con estudios posteriores para valorar la evolución de un determinado paciente.

La película radiográfica es el soporte de imagen más utilizado en radiología. Existen diversos ipos de película radiográfica que veremos más adelante, pero la mayor parte de las películas usadas en diagnóstico médico tienen emulsión por las dos caras, se las denomina películas de doble emulsión.

3.2. Estructura de la película radiográfica

Las partes fundamentales de la película radiográfica son la base y la emulsión. Entre ambas hay una fina capa de un material adhesivo, llamada capa adhesiva o substrato que sirve para conseguir la adherencia uniforme de la emulsión a la base.

La emulsión está protegida en su cara exterior por una capa de gelatina, llamada superrecubrimiento o superestrato que la protege de arañazos, presión y contaminación durante su uso y revelado.

El grosor de la película de doble emulsión suele ser de entre 0.2 a 0.25 mm.

3.2.1. Base

La finalidad de la base es proporcionar una estructura rígida sobre la que se pueda depositar la capa de emulsión. Es flexible para poder manejarla fácilmente, pero también es lo suficientemente rígida como para mantenerse en el negatoscopio. Además tiene la propiedad de ser estable dimensionalmente, con lo que mantiene su forma y tamaño durante su uso y procesado para que la imagen no se distorsione.

Durante su fabricación se añade colorante que la tiñe ligeramente de azul, así se consigue paliar en gran medida la fatiga visual causada por el estudio de imágenes radiográficas en sesiones continuadas.

La base original era una placa de cristal de alta calidad, que se usó hasta los años 20, a continuación se introdujo el nitrato de celulosa, material muy inflamable, lo que hizo que se sustituyera posteriormente por triacetato de celulosa, similar al anterior pero con la ventaja de no ser inflamable. A comienzo de los años 60 se comenzó a usar el poliéster que era más resistente, tenía mayor estabilidad dimensional y no presentaba problemas durante el proceso de revelado en las máquinas automáticas.

3.2.2. Emulsión

Es el material con el que interaccionan los rayos X o mediante el que los fotones de luz de las pantallas transfieren la información.

Está formada por una mezcla homogénea de gelatina y cristales de halogenuros de plata. La gelatina es transparente (transmite la luz) y porosa (deja que los compuestos químicos penetren durante el revelado hasta alcanzar los cristales de halogenuros de plata). Ofrece un soporte físico para el depósito uniforme de los cristales de halogenuros de plata. Estos cristales en una emulsión corriente son en un 95% de bromuro de plata y en un 5% de yoduro de plata.

La interacción de los rayos X y los fotones de luz con estos átomos de número atómico elevado, es lo que produce la imagen radiográfica.

La concentración de cristales de halogenuros de plata es el principal determinante de la rapidez de la película. La película de exposición directa tiene una capa de emulsión mucho más gruesa y con más cristales de halogenuros de plata que la película de pantalla.

3.3. Tipos

3.3.1. Películas de pantalla

Son las películas más utilizadas en radiología. Existen en distintos tamaños, los más utilizados en diagnóstico médico son: 13x18, 18x24, 24x30, 30x40, 35x35, 35x43 y 30x90.

Al elegir una película debemos tener en cuenta características como el contraste, la rapidez y la absorción espectral.

3.3.1.1. Contraste

En el mercado se encuentran películas de pantalla con diferentes niveles de contraste (medio, alto y superior). La diferencia está en tamaño y distribución de los cristales de halogenuros de plata. Así una emulsión de alto contraste, tiene los granos más pequeños y de tamaño relativamente uniforme y en una emulsión de bajo contraste el grano será mayor y de diferentes tamaños.

3.3.1.2. Rapidez

Al igual que ocurre con el contraste, existen películas de diferente rapidez, como consecuencia del tipo de emulsión usada. Las emulsiones de grano grueso son más sensibles que las de grano fino. Además, cuanto más gruesa es la emulsión, más sensible es la película y por tanto más rápida. Las películas de pantalla siempre suelen ser de doble emulsión, esto nos da una rapidez doble a la obtenida con películas de emulsión sencilla.

3.3.1.3. Absorción espectral

Esta es quizá la característica más importante. Desde la aparición delas pantallas de tierras raras, se debe tener cuidado para utilizar una película cuya sensibilidad a los varios colores de la luz (respuesta espectral), esté correctamente emparejada con el espectro de luz que emite la pantalla. Así una pantalla de tungstenato de calcio que emite luz azul violeta, se utilizará con una película standard de halogenuros de plata (películas sensibles al azul) y una pantalla de tierras raras que emite luz azul-verde, se emparejara con una película ortocromática (película sensible al verde).

Si no se usa la película correspondiente a cada pantalla, la rapidez del receptor de la imagen se verá muy reducida, debiendo aumentar la dosis.

Respecto a las luces de seguridad del cuarto oscuro debemos tener en cuenta que las películas sensibles al azul se deben manipular bajo una luz con filtro ámbar (velará el verde) y las películas sensibles al verde se manipulara con un filtro rojo (no velará el azul).

3.3.2. Películas de exposición directa

La emulsión de la película de exposición directa es mucho más gruesa que la película de pantalla y además tiene una concentración de cristales más elevada, con objeto de mejorar la interacción directa de los rayos X, ya que en este caso no se utilizan pantallas de refuerzo y por tanto no tenemos fotones lumínicos para que interaccionen con los cristales de halogenuros de plata. Se presentan en envoltorios individuales de papel.

3.3.3. Películas para mamografías

Inicialmente eran películas de exposición directa y doble emulsión, consecuentemente la dosis de radiación que recibía la paciente era muy elevada. Hoy día son películas de grano fino y monoemulsión para ser usadas con pantallas intensificadoras sencillas.

3.3.4. Películas de video

Este tipo de película se usa en el tac, radiografía digital, ecografía y RNM.

En el caso de las técnicas que implican el uso de radiaciones ionizantes (TAC y Radiología digital), la imagen se forma mediante análisis electrónico (asistido por ordenador) de la radiación detectada por medio de una serie de detectores colocados al efecto. La imagen se muestra después en un monitor de TV.

Posteriormente, para obtener una imagen permanente, se hace un negativo fotográfico de la imagen de video, también denominada imagen CRT. El tubo que se utiliza en la televisión es un tubo de rayos catódicos (CRT). Las imágenes se obtienen con lo que se conocen como fósforo CRT de punto azul o punto verde.

Estas imágenes se deben registrar en la película sensible al azul o al verde respectivamente, aunque en la práctica se utilizan de forma general películas ortocromáticas.

La película para imagen de video tiene solo una fina capa de emulsión. Su exposición se realiza a través de una cámara multiformato o una cámara laser. Se pueden grabar entre 1 y 16 imágenes en una misma película.

3.3.5. Películas de duplicación

Este tipo de películas tiene una sola capa de emulsión y deben ser expuestas a la luz ultravioleta. Se presentan en los mismos tamaños que las películas de pantalla. Existen aparatos especialmente diseñados para colocar en ellos la película de duplicación sobre la película original y hacer pasar la luz ultravioleta a través de ambas para obtener la copia.

3.3.6. Películas de sustracción

A veces se usan en angiografía. Son películas de alto contraste y monoemulsión. Existen 2 tipos: el primero se utiliza para preparar la máscara de sustracción y el segundo para recoger la imagen superpuesta de la radiografía original y la máscara de sustracción.

3.3.7. Películas de cine

La cinefluorografía es un tipo especial de examen reservado casi exclusivamente al laboratorio de cateterismo cardiaco. Estas películas se comercializan en carretes en dos tamaños diferentes, 16 y 35 mm. Se deben visualizar mediante un proyector.

3.3.8. Películas para seriografía

Son rollos de película de 70 ó 105 mm de ancho. Se emplean en seriografos y pueden visualizarse directamente en un negatoscopio.

El revelado es importante para una imagen de calidad, los carretes de seriografía se revelan en reveladoras automáticas, en cambio la película de cine se revela con un equipo especial.

3.3.9. Película para radiografía dental

La película de exposición intraoral tiene unas dimensiones de 32X41 mm, es doble emulsión, sin pantallas y se presenta en envoltorio individual con lámina de plomo en la parte posterior.

Las de exposición panorámica tienen un tamaño de 12.5x30 cm o 12.5x 35 cm, son monoemulsión, de pantalla y van montadas en chasis flexible o en chasis curvo rígido, según el modelo de ortopantomógrafo.

3.4. Almacenamiento y cuidados de la película radiográfica

La película radiográfica se debe manipular con las manos limpias (sin cremas), para evitar la aparición de artefactos (huellas, uñas, etc.). Además debemos procurar no doblar la película al manipularla, ya que, el doblez se traduciría tras el revelado en otro artefacto (raya negra).

Nunca se deben almacenar a temperaturas superiores a 20 ° C, ya que se reduce el contraste y se aumenta el velo. La humedad elevada (más de 60 %) también reduce el contraste y aumenta el ennegrecimiento. La humedad por debajo del 40% produce artefactos por electricidad estática. En definitiva se deben almacenar en un lugar fresco y seco.

Tanto su manipulación como su almacenamiento se debe realizar en la oscuridad, por tanto, el cuarto oscuro y el armario donde se guardan las películas sin exponer, deben ser totalmente estancos a la luz.

Las radiaciones ionizantes que no sean las del haz útil aumentan el velo. Por este motivo, el cuarto oscuro debe estar protegido contra las radiaciones (tabiques plomados). El nivel de radiación que vela una película sin revelar es de 0,2 mR.

La fecha de caducidad suele ser aproximadamente de un año después de la fabricación, si la placa se usa después de esta fecha, se perderá velocidad y contraste y se aumentará el velo.

Por último, recordar que las cajas de películas se deben almacenar en posición vertical, y con la fecha de caducidad visible, ya que si las colocamos apiladas en posición horizontal, se corre el riesgo de que se puedan arquear y pegar por el peso de unas cajas sobre otras.

4. CHASIS

El chasis es la armadura sólida que contiene la pantalla de refuerzo y la película. Debe asegurar un perfecto contacto entre película y pantallas, debe proporcionar una perfecta protección de la película (estanqueidad a la luz), y además debe ofrecer un sistema de identificación del paciente.

La superficie delantera(cara orientada al tubo) debe estar fabricada de un material con un número atómico bajo (plástico, cartón), será lo más fina posible, pero a la vez resistente.

Entre cada pantalla de refuerzo y la carcasa del chasis, encontramos un elemento de compresión (goma, fieltro), para asegurar el buen contacto película-pantalla con el chasis cerrado.

La tapa posterior debe ser de un material pesado para absorber los rayos X que han atravesado el conjunto. Si se usa un material cuyo número atómico es pequeño, los rayos X podrían atravesar el chasis y rebotar en algún elemento cercano, pudiendo llegar otra vez a la película. Esto se conoce como radiación retrodispersa y reduce el contraste de la película.

Los chasis se fabrican en tamaño standard para cada tamaño de película. En la actualidad se utiliza para la fabricación fibra de carbono que es un material muy resistente y pesa un 25 % menos que el aluminio, además reduce la dosis que recibe el paciente. Un chasis con una tapa superior de fibra de carbono absorbe la mitad de radiación que otro que sea de aluminio o cartón.

5. PANTALLAS DE REFUERZO

En la mayoría de las radiografías que se realizan en la actualidad, se utilizan las pantallas de refuerzo junto con la película radiográfica, con lo que le reduce considerablemente la dosis que recibe el paciente.

La pantalla de refuerzo convierte el haz de rayos en luz visible, que será la que forme la imagen latente sobre la película (tan solo el 1% del haz de rayos X que llega a la película, interacciona con ella para formar la imagen latente).

Las pantallas de refuerzo son unas láminas de plástico flexibles, que se comercializan en los mismos tamaños que las películas y de forma que sean compatibles entre sí. Se deben usar los tipos de películas para los que está diseñada una determinada pantalla. Como norma general, se usan 2 pantallas de refuerzo, entre las cuales se encuentra la película de doble emulsión, así cada pantalla expone la emulsión con la que está en contacto.

5.1. Estructura

En las pantallas de refuerzo se pueden distinguir 4 partes: la capa protectora, el elemento fosforescente, la capa reflectante y la base.

5.1.1. Capa protectora

Es la parte más próxima a la película, es transparente, su grosor es de 15- 25 mm, protege la pantalla de una manipulación inadecuada, ayuda a eliminar electricidad estática y nos proporciona una superficie para poder limpiar la pantalla sin dañarla.

5.1.2. Elemento fosforescente

El elemento fosforescente es la parte de la pantalla de refuerzo que emite luz al ser estimulado por el haz de rayos X, su grosor oscila dependiendo del tipo de pantalla.

La finalidad del elemento fosforescente es transformar la energía del haz de rayos X en luz visible.

5.1.3. Capa reflectante

Cuando la radiación X interactúa con el elemento fosforescente, se emite luz con la misma intensidad en todas direcciones, en realidad, en dirección a la película se emite menos de la mitad de la luz. La capa reflectante aumenta la eficiencia de la pantalla de refuerzo, duplicando el número de fotones que alcanzan la película, ya que la luz que llega a dicha capa, es reflejada de nuevo hacia la película. Se encuentra entre el elemento fosforescente y la base, tiene un grosor aproximado de 25 nm y es de óxido de magnesio o de dióxido de titanio.

5.1.4. Base

Es la capa más alejada de la película, con un grosor de 1mm, es el soporte para el elemento fosforescente.

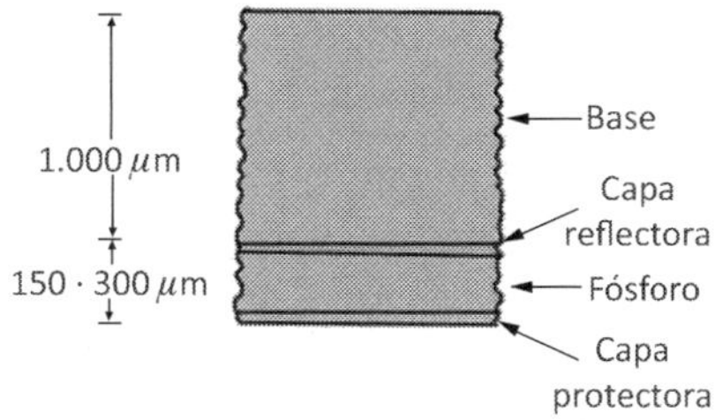

5.2. Luminiscencia

Cuando un material emite luz como respuesta a una estimulación exterior, se denomina material luminiscente o elemento fosforescente, y la luz emitida se llama luminiscencia.

Es un proceso análogo a la emisión característica de rayos X , afecta a los electrones de la capa externa del átomo, de forma que cuando se estimula un material luminiscente, los electrones de la capa externa pasan a niveles de energía excitados dejando un hueco en dicha capa electrónica. El átomo vuelve a ser neutro cuando los electrones vuelven a sus niveles energéticos normales, emitiendo energía electromagnética en forma de un fotón de luz visible.

Encontramos dos tipos de luminiscencia: la fluorescencia, cuando solo se emite luz visible durante la estimulación del elemento fosforescente (las pantallas de refuerzo son fluorescentes) y la fosforescencia si el elemento fosforescente continua emitiendo luz después de recibir el estímulo.

5.3. Características de las pantallas

Hay dos características importantes en las pantallas de refuerzo: el factor de intensificación y la resolución

5.3.1. El factor de intensificación

Mide la velocidad o rapidez de la pantalla. La velocidad de la pantalla es un número que se utiliza para conocer la eficiencia de la pantalla para convertir rayos X en luz visible.

Las pantallas de alto contraste y las de velocidad nivelada tienen como elemento fosforescente tungstenato de calcio, las primeras poseen una velocidad aproximada de 50 y a las segundas se les asigna el valor 100. El factor de intensificación en las de alto contraste es de 20 a 35, siendo de 30 a 60 en las de velocidad nivelada. Por último las de alto contraste tienen una resolución de 15 pl/mm, frente a 10 pl/mm en las de velocidad nivelada.

Las pantallas de alta velocidad tienen como elemento fosforescente tungstenato de calcio o sulfato de bario y plomo, su velocidad es de entre 200 y 300, el factor de intensificación varía de 80 a 100 y la resolución es de 7 pl/mm.

Las pantallas de tierras raras tienen como elementos fosforescente oxisulfuro y oxibromuro de itrio, lantano y gadolinio. Su velocidad oscila entre 200 y 1200, el factor de intensificación es de 80 a 400 y la resolución de 7 a 10 pl/mm.

Las siguientes propiedades afectan al factor de intensificación y no pueden ser controladas por el técnico. En orden de importancia son:

a) Composición del elemento fosforescente.
   - Tungstenato de calcio: gran eficacia para transformar rayos X en luz visible.
   - Tierras raras: eficacia aun mayor.

b) Grosor del elemento fosforescente.
   - Cuanto más gruesa sea la capa de elemento fosforescente, mayor será el número relativo de rayos X que se transforma en luz visible.
   - Pantallas de alta velocidad: Capas gruesas.
   - Pantallas de alto detalle: Capas finas.

c) Capas reflectantes.
  - ▷ Aumenta la velocidad y disminuye la resolución.

d) Tinción
  - ▷ Algunos elementos fosforescentes se les añaden colorantes para controlar la dispersión de la luz.
  - ▷ Estos colorantes aumentan la resolución y disminuyen la velocidad.

e) Tamaño de los cristales.
  - ▷ Cuanto mayor sea el tamaño de los cristales, mayor es la emisión de luz por rayo X.

f) Concentración de cristales del elemento fosforescente
  - ▷ Cuanto mayor sea la concentración de cristales, mayor será la velocidad de la pantalla.

5.3.2. Factores que afectan a la velocidad de la pantalla

Los factores que afectan a la velocidad de la pantalla y que están bajo el control del técnico son:

a) Calidad de la radiografía.

Cuanto mayor sea el potencial del tubo, mayor será el factor de intensificación.

b) Temperatura.

Las pantallas de refuerzo emiten más luz por cada rayo X recibido a baja temperatura que por cada uno recibido a alta temperatura.

c) Revelado de la película.

En las películas de pantallas si aumentamos el tiempo de revelado, disminuye el factor de intensificación.

5.3.3. Resolución

Resolución es la capacidad de una pantalla para reproducir un objeto de forma clara y nítida. La resolución se mide por la distancia mínima entre dos líneas que es capaz de detectar y registrar, se expresa en pares de líneas por mm (pl/mm), de forma que cuanto mayor es el número de pares de líneas por mm registrado, mayor es la resolución y mayor fiabilidad tenemos para reproducir objetos de menor tamaño.

Las condiciones que aumentan el factor de intensificación reducen la resolución. Así, las pantallas de alta velocidad tienen baja resolución y por ende, las de alta resolución son de baja velocidad.

La resolución aumenta cuando disminuimos el tamaño de los cristales y disminuimos el grosor de la capa de elemento fosforescente.

5.4. Pantallas de tierras raras

El elemento fosforescente más utilizado en la fabricación de pantallas intensificadoras para diagnostico medico hasta 1970, era el tungstenato de calcio (WO4Ca). En la actualidad se han introducido nuevos elementos fosforescentes para las pantallas intensificadoras, todos son tierras raras excepto en las pantallas de fluorocloruro de bario. Los elementos usados en las pantallas más modernas son: gadolinio (Gd), Lantano (La), e Itrio (Y). La composición de los 4 elementos de tierras fosforescentes de tierras raras más importantes son:

Oxisulfuro de gadolinio, Oxisulfuro de lantano, Oxisulfuro de Itrio y Oxibromuro de lantano.

Oxisulfuro de gadolinio	(Gd2O2S:Tb) Activado por Terbio
Oxisulfuro de lantano	(La2O2S:Tb) Activado por Terbio
Oxisulfuro de Itrio	(Y2O2S:Tb) Activado por Terbio
Oxibromuro de lantano	(LaOBr)

Las pantallas de tierras raras son el doble de rápidas que las de tungstenato de calcio, sin perder resolución. Al ser mas rápidas, se emplean técnicas radiográficas menores con lo que se reduce la radiación que recibe el paciente y se prolonga la vida del tubo.

Las pantallas de tierras raras obtienen su mayor sensibilidad gracias a una mayor absorción de rayos X y a una conversión más eficaz de los rayos X en luz visible.

La luz que emiten es distinta a la que emiten las de tungstenato de calcio, por este motivo debemos utilizar una película radiográfica adecuada a dicha luz.

5.5. Cuidado de la pantalla de refuerzo

Las pantallas deben estar bien cuidadas para obtener radiografías de calidad, cualquier arañazo puede producir artefactos en la imagen final, con lo que tendremos una disminución de la calidad de la radiografía. De hecho, solo deben tocarse cuando se instalan en los chasis o para limpiarlas.

La frecuencia en la limpieza de las pantallas depende de cuánto se usan y del grado de limpieza del aire donde se utilizan. Como norma general, se limpiaran una vez al mes, utilizando los líquidos que se comercializan al efecto (Compuestos antiestáticos), o bien usando agua y jabón suave (enjuagándolas y secándolas después con cuidado).

La interacción de los rayos X con el elemento fosforescente no las desgasta, solo hay que cambiarlas por manejo o mantenimiento inadecuado.

6. TÉCNICAS DEL PROCESO DE REVELADO

6.1. Introducción

Se define revelado como el proceso mediante el que la imagen latente se convierte en imagen visible.

Cuando el revelado del revelado latente se realizaba de forma manual, el proceso de prolongaba durante más de 1 hora y constaba de los pasos siguientes:

Humectación 15 segundos, revelado 5 minutos a 20ºC ,baño de paro 30 segundos, fijado 15 minutos, lavado 20 minutos y secado 30 minutos.

El primer equipo de revelado automático (1942), mediante un sistema de colgadores, redujo el tiempo de revelado a 40 minutos. Más adelante, en 1956 apareció en el mercado el primer equipo automático de revelado con transporte de rodillos, el tiempo de procesado se redujo a 6 minutos. En 1965 se creó el equipo de revelado rápido (90 segundos) capaz de procesar 215 películas a la hora.

Los líquidos de revelado manual y automático son los mismos. Solo que en el revelado automático los tiempos son más cortos y la concentración, y temperatura de los líquidos es más elevada.

Los pasos en el proceso de revelado automático de 90 segundos son los siguientes: revelado 22 segundos, fijado 22 segundos, lavado 20 segundos y secado 26 segundos.

6.2. Procesos químicos de la técnica de revelado

6.2.1. Humectación

La misión del humectante, agua, es hinchar la gelatina de la emulsión de la película radiográfica, haciendo que se expanda para que los compuestos químicos penetren hasta la emulsión. En los equipos de revelado automático, el humectante está en el revelador.

6.2.2. Revelado

La principal acción que ocurre durante el revelado es la transformación de iones de plata en plata metálica y su concentración en torno a las partículas sensitivas. Esto lo hace una solución química llamadas baño revelador, que contiene como ingredientes básicos: Disolvente, revelador, activador, restringente, preservador y endurecedor.

6.2.2.1. Disolvente

Como disolvente tenemos el agua. Se define disolvente como un liquido en el que se pueden diluir diversos sólidos o polvos, el agua es el disolvente universal que se usa en todos los procesos de revelado de película radiográfica.

6.2.2.2. Revelador

Para transformar la plata iónica en plata metálica, el ion (Ag+) debe absorber un electrón. Cuando el revelador cede un electrón para neutralizar un ion positivo, se a producido una reducción. El ion de plata se ha reducido a plata metálica y el compuesto químico responsable de ello se llama reductor. El término opuesto a la reducción se llama oxidación. Se producen de forma simultánea y combinación de ambas se llama Redox.

Se compone de hidroquinona y fenidona de forma que la hidroquinona actual muy lentamente y responsable de las partes más oscuras de la placa. Y la fenidona actúa rápidamente siendo responsable de los tonos de grises.

El proceso de revelado no es perfecto y algunos cristales expuestos quedan sin revelar y algunos no expuestos pueden ser revelados. Esto reduce la calidad de imagen. El revelado es básicamente un proceso químico controlado por tres parámetros físicos.

Tiempo

Si aumentamos el tiempo de revelado, aumenta el número de cristales que se reducen y la cantidad de Ag que se deposita en cada cristal.

Temperatura

Si aumentamos la temperatura del revelador pasa lo mismo que si aumentamos el tiempo de revelado.

Concentración del revelador

Si se aumenta la concentración del revelador, aumenta su poder y penetra con mayor facilidad en los cristales tanto expuestos como no expuestos.

6.2.2.3. Activador

Carbonato de sodio o Hidróxido de sodio. Potencia la acción del revelador, controlando su PH. Son corrosivos.

6.2.2.4. Restringente

Bromuro de potasio y yoduro de potasio. Limita la acción del revelador a los cristales de halogenuros de plata irradiados, sin restringente a los cristales no expuestos serian convertidos en plata metalica. Formando lo que se llama velo del revelado.

6.2.2.5. Preservador

Sulfito de sodio. Controla la oxidación producida por el aire. Si el revelador se ha oxidado, presenta un color rojizo, si no se ha oxidado es transparente. El revelador preparado dura dos semanas. Sin preparar dura un año.

6.2.2.6. Endurecedor

Glutaraldeido. Controla el hinchado y reblandecimiento de la emulsión. Si la película sale húmeda indica que se ha agotado el endurecedor.

Componentes del revelador	
Disolvente	Agua
Revelador	Hidroquinona y fenidona
Activador	Carbonato sódico o Hidróxido sódico
Restringente	Bromuro potásico y yoduro potásico
Preservador	Sulfito de sodio
Endurecedor	Glutaraldeido

6.2.3. Fijado

El fijado es el proceso mediante el que se trata la película para que la imagen permanezca estable y no se deteriore con el paso del tiempo, una vez se ha terminado el proceso del revelado. La imagen presentará siempre las mismas características, decimos entonces que tiene calidad de archivo.

El fijador se compone de las siguientes partes: activador, agente limpiador, endurecedor, preservador y disolvente.

a) Activador: es ácido acético.
  - ▷ Revelador manual: en la película queda revelador adherido a la emulsión, que sigue actuando. Para neutralizar los restos de revelador y detener su actividad se introduce la placa en el baño de paro.
  - ▷ Revelador automático: no se usa baño de paro, ya que el sistema de transporte exprime y limpia la película. El fijador contiene ácido acético que detiene la acción del revelador y neutraliza el pH de la emulsión.

b) Agente limpiador: es tiosulfato de amonio.

   Elimina de la emulsión los cristales de halogenuros de plata que no han sido revelados ni expuestos. Antes se usaba tiosulfato sódico, a este compuesto se le llamaba hipo. Cuando del agente limpiador queda retenido en la emulsión (hipo-retención), se combina con la plata y produce sulfuro de plata, esto hace que se deteriore la calidad de archivo y las placas con el paso del tiempo se vuelvan de color marrón.

c) Endurecedor: Es aluminato de potasio, cloruro de aluminio y aluminato de cloro. Al eliminar de la emulsión el bromuro de plata que no se ha reducido ni expuesto, la emulsión se contrae. El endurecedor acelera el proceso de contracción, aumentando así la rigidez de la emulsión. Así conseguimos que el traslado de la película al lavado y secado sea el correcto.

d) Preservador: Es sulfito de sodio. Mantiene el equilibrio químico debido al paso del revelador al depósito del fijador.

6.2.4. Lavado

La función del lavado es eliminar todos los residuos químicos que puedan quedar en la emulsión. Se usa agua. En el revelado automático la temperatura del agua debe estar 2.8 grados por debajo de la temperatura del revelador. Si no se lava bien la película, con el tiempo la imagen se vuelve rojiza-marrón.

6.2.5. Secado

Se hace mediante aire caliente por ambos lados de la película, cuando ésta pasa por la cámara de secado.

6.3. La reveladora automática

La variedad y la gama de capacidades de los modelos existentes permiten crear el servicio de revelado adaptado a cada situación. La automatización ofrece la ventaja de mantener constante, dentro de los estrechos márgenes, todos los factores físico-químicos que influyen en el revelado.

La reveladora automática es un dispositivo que consta de un conjunto de tanques para los baños del proceso. Un sistema de conducción de la película a través de los tanques, un secadero de la película y sistema de regulación de temperaturas, caudales de líquido y regeneración de baños. Las películas transportadas por rodillos, pasan sucesivamente por los tanques de revelado, fijado, lavado y secado.

La reveladora automática está compuesta por una serie de sistemas, que vamos a describir a continuación.

6.3.1. Sistema de transporte

Arrastra la película y controla el tiempo de revelado. Se compone a su vez de 3 partes: rodillos, bastidores de transporte y un motor para asegurar el movimiento de tracción del conjunto.

a) Rodillos.
   - ▹ Rodillos de transporte: 2.54 cm de diámetro. Conducen la película.
   - ▹ Rodillo principal o solar: 7.6 cm de diámetro. Está en el lugar donde la película describe una curva para cambiar de sentido.
   - ▹ Rodillos planetarios: Están alrededor del principal y entre ellos hay guías de metal y plástico.

   Al conjunto de rodillo principal, rodillos planetarios y guías se le llama conjunto de giro.

b) Bastidores de transporte

   Salvo los rodillos de entrada de la bandeja, todos los del sistema de transporte están colocados en el bastidor. Se pueden desmontar fácilmente para su limpieza. Cada etapa de transporte por un depósito, tiene un bastidor de transporte en el depósito respectivo. Hay un bastidor de cruce, que es pequeño y está formado por rodillos y guías. Su misión es guiar la película hasta el siguiente bastidor de transporte.

c) Tracción

Se realiza mediante un motor de potencia inferior a 1 CV, que tiene un sistema reductor que ajusta la velocidad de giro entre 10 y 20 r.p.m.

El tiempo de transporte de la película no puede variar en más de un mas-menos 2 % del tiempo especificado por el fabricante.

6.3.2. Sistemas de control de temperatura

Se debe controlar la temperatura de los 3 líquidos con exactitud. La temperatura del revelador debe ser de 35 º. La temperatura del agua debe ser 2,8ºC menor que la del revelador. Se usan elementos calefactores controlados por un termostato.

6.3.3. Sistema de circulación

El proceso requiere agitación constante del liquido de revelado, temperatura uniforme en el depósito y facilitar la exposición de la emulsión al liquido correspondiente. Para mantener la actividad del revelador, debe ser rellenado y recirculado a una velocidad de 12-20 l/min. La agitación la hace el sistema de circulación, que bombea constantemente revelador y fijador.

En el circuito de recirculación hay filtros de 100 micras que recogen los fragmentos de gelatina para que no se queden adheridos a los rodillos y puedan producir artefactos. En el fijador no es necesario realizar la fijación. El tanque del agua consta de un circuito abierto, entra agua por debajo y sale por arriba a una velocidad de 12 l/min.

6.3.4. Sistema de rellenado

Cuando se revela una película se gasta algo de los líquidos de revelado (revelador y fijador). El sistema de rellenado agrega a cada deposito la cantidad de liquido necesaria para mantener el volumen y la actividad química adecuados.

La tasa de renovación se calcula en función de la cantidad de película revelada, y suele establecerse por cada 35 cm de recorrido (película). La tasa de renovación es de 60 a 70 ml el revelador y de 100 a 110 ml el fijador. Si aumentamos la tasa de renovación se aumenta el contraste.

6.3.5. Sistema de secado

El sistema de secado consta de un ventilador, unos conductos de ventilación, los tubos de secado y el sistema de escape. El motor aspira aire de la habitación y lo envía a los tubos de secado a través de resistencias calefactoras. La temperatura del aire que llega a la cámara de secado se controla mediante un termostato. Los tubos de secado tienen una ranura longitudinal, dirigida a la película y expulsan el aire a ambos lados de la película.

Si una radiografía sale húmeda, puede ser problema del sistema de secado pero lo más frecuente es que sea déficit de glutaraldehído (endurecedor del revelador).

El secado es uniforme y esta ajustado teniendo en cuenta:

- La velocidad y el flujo de aire.
- La temperatura.
- Humedad relativa del aire.
- Contenido de agua de la película.
- Grado de dureza de la gelatina.
- El tiempo.

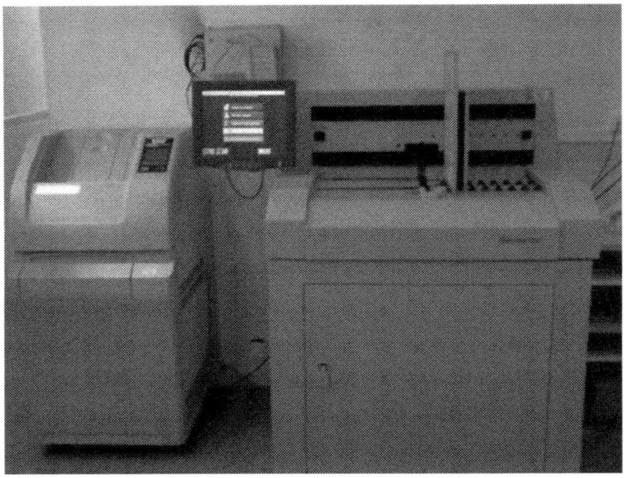

Tema 27

La imagen radiológica digital. Concepto. Producción y tratamiento de la imagen digital. Equipos digitales. Ventajas

eRodio ediciones

Índice esquemático

1. LA IMAGEN RADIOLÓGICA DIGITAL. CONCEPTO

Se denomina imagen digital a la imagen formada por un conjunto de pixel que pueden codificarse en un sistema binario (1 y 0) que es procesado por un ordenador.

Para obtener una imagen radiológica digital, la placa fotográfica se sustituye por un detector electrónico que genera la imagen por medios informáticos.

Esto supone dos importantes avances: El primero es que se puede reducir la dosis de radiación al paciente, en parte porque el detector es más sensible y sobre todo porque se elimina la repetición de exploraciones gracias a que el ordenador es capaz de recuperar información válida aún cuando las condiciones d realización no haya sido las correctas. El segundo avance es que facilita mucho la gestión de información, utilizando medos informáticos para almacenar las imágenes y permitiendo su transmisión electrónica a cualquier punto del hospital donde exista una estación de visualización.

2. PRODUCCIÓN Y TRATAMIENTO DE LA IMAGEN DIGITAL

2.1. Producción de la imagen digital

2.1.1. Sistemas de adquisición aplicables a radiología convencional

Para conseguir el paso de imagen analógica a digital existen varios sistemas de adquisición aplicables a la radiología convencional. La radiología digital indirecta IR: CR y digitalización de la imagen analógica. Y la radiología directa: sistemas basados en sensores CCD y detectores de panel plano FP o FPD.

2.1.1.1. Radiografía computerizada (CR)

Es el sistema que utiliza un soporte primario de imagen radiosensible, fotoestimulable y luminiscente (fósforo), que es leído y procesado por un ordenador obteniendo una imagen radiológica digital. Es interesante destacar que este sistema permite la utilización de los equipos radiológicos convencionales que existen actualmente. La actual película y chasis es sustituida por un receptor alojado en un chasis alojado en un chasis especial, aunque externamente tiene muy pocas diferencias, que al exponerse a la radiación adquiere una información en forma de niveles de energía. Este soporte es leído por un rayo láser fino y de alta potencia que provoca luminiscencia, que es recogida y transformada en señal eléctrica. Posteriormente esta señal a través de un digitalizador se transforma en dígitos que al procesarse nos dan la imagen digital.

2.1.1.2. Digitalización de la película radiográfica

A partir de la radiografía convencional ya adquirida sobre el soporte tradicional, mediante un lector láser se transforma en digital. La calidad de imagen obtenida dependerá de la calidad radiográfica que se procese, admitiendo poco rango de variabilidad en su calidad.

2.1.1.3. Fluoroscopia digital (sensores CCD)

Parte de la señal analógica de la cámara de televisión que se digitaliza para su posterior proceso. Sobre el intensificador de imagen convencional ya existente se incluye un tubo de cámara, un convertidor analógico-digital y la cadena de televisión. Este sistema se aplica en los telemandos y en los radioquirúrgicos de la última generación.

2.1.1.4. Radiografía digital mediante FP

El sistema consiste en la digitalización de la imagen modulando la atenuación producida en el haz de radiación al traspasar el paciente. Al realizar el disparo radiográfico pasa al ordenador la secuencia de datos numéricos, que éste transforma en imagen. Este sistema es actualmente utilizado el la obtención de la radiología torácica por el alto desnivel que presentan sus estructuras en densidad. Este sistema incluye dos detectores de imagen, uno entre el tubo de RX y el paciente y otro entre el paciente y la unidad que modula la intensidad.

2.1.2. Sistemas de visualización de la imagen digital

Cualquiera de los sistemas descritos puede visualizarse de dos formas: Monitor de televisión de alta resolución y película radiográfica.

2.1.2.1. Monitor de alta resolución, "estación de trabajo"

La característica especial de este sistema es que la imagen se puede modificar mediante un postproceso (brillo, contraste, magnificación, etc,) con el fin de mejorar la calidad en su conjunto o de algún área de interés, ayudando especialmente al diagnóstico.

El postproceso digital que requiere un sistema informático adecuado y monitores de alta resolución, crea una "estación de trabajo" para radiólogos y técnicos que dan nombre a estas pantallas de visualización.

2.1.2.2. Registro en copia dura: película radiográfica

En el ideal de un sistema PACS bien planificado e implantado con toda su red de apoyo de distribución de imágenes digitales, no requiere impresión de radiografías. En la vida real se ha demostrado que, incluso, en las mejores implantaciones de PACS, es necesario imprimir el 15 % de los estudios de radiología. Es por ello, que las estaciones deben poder ordenar la impresión de copias sobre película cuando ello sea necesario. Alguna de las causas son bien conocidas: traslado del paciente a otro centro, utilización en sesiones científicas (cada vez menos, con la aparición de los Video Proyectores Digitales de alta definición) y por último, los médicos que siempre desean disponer de copias en placa. Para la obtención de copias sobre soporte sensible (placas radiográficas) o papel, será necesario disponer, al menos, de una terminal de impresión. Esta terminal de impresión, permitirá realizar copias de radiografías y copias en papel. Lo normal, es tener impresoras estándares para copia de informes en papel, y las impresoras especializadas (pueden ser impresoras secas "Dryprinter" o impresoras térmicas.

Estos equipos permiten la presentación en multiformato de imágenes procedentes de distintas fuentes digitales (TC, RM, DIVAS, MN), y la presentación en formato real de gran tamaño (35x43 cm.). La resolución espacial de las copias obtenidas es muy elevada (hasta 4000x5000 puntos) con 4096 niveles de gris. En la conexión con los equipos PACS, se puede optar por ceder las tareas de formateo de las imágenes a la impresora o, por el contrario, enviar las imágenes ya compuestas en la estación de trabajo del PACS. Esta última opción puede abaratar el coste de las impresoras, y es factible con los equipos informáticos actuales. Las impresoras pueden conectarse a través de una estación de trabajo o del servidor, pero también, pueden estar conectadas directamente a la red. Esta última solución permite imprimir rápidamente desde cualquier estación del PACS.

2.1.3. Sistema de archivo y comunicación de imágenes (PACS)

Debido al crecimiento de las modalidades radiológicas digitales se ha hecho necesario desarrollar un sistema integrado de control de imágenes médicas que se conoce como PACS (Picture archiving and communication system. Sistema de archivo y comunicación de imágenes). Este sistema es un grupo de programas de ordenador mediante el que se pueden adquirir electrónicamente imágenes en un determinado CRT, transportarlas a diferentes lugares y archivarlas para uso posterior.

Los elementos básicos del sistema son: Transmisión y compresión, archivo y reproducción.

2.1.3.1. Transmisión y compresión

Se hace por el medio más rápido que en la actualidad se utiliza, que es la fibra óptica en el servicio de diagnóstico por la imagen, por la rapidez de transmisión y de cable coaxial hacia el resto del hospital. Para aumentar la rapidez de transmisión se utiliza la compresión de datos a través de dos técnicas, la compresión reversible (3;1) y la no reversible que puede llegar a 10:1, en esta última se ha comprobado que se pierde información, por lo que no se utiliza en la práctica clínica.

2.1.3.2. Archivo

Dentro de la configuración del PACS se contemplan tres tipos de archivos:

- Histórico: en el que se almacenan grandes volúmenes de información en periodos de tiempo muy largos.
- Vivo: donde las imágenes permanecen durante 5 o 10 días, generalmente el tiempo medio de hospitalización de un paciente, su nivel y rapidez de recuperación es muy alto.

- Local: se establece en el propio equipo, su capacidad normalmente se establece en un día de trabajo, el tiempo de acceso y recuperación es muy rápido ya que en él juega el postproceso.

2.1.3.3. Reproducción

Las imágenes del PACS se presentan en monitores de visualización o estaciones de trabajo. La integración completa se realizará cuando la relación entre PACS y los sistemas informáticos del hospital (HIS) y el propio servicio de diagnóstico por la imagen (RIS) sea total y bidireccional.

Estación diagnóstica (DWS)

La más importante y, por supuesto, la más cara de todas es la estación de diagnóstico. Por lo general, son estaciones de trabajo que se encuentran dentro del servicio de radiología, aunque pueden existir estaciones diagnósticas remotas, cuando se tienen servicios ubicados física y geográficamente separados.

La característica principal de estas estaciones de trabajo es la calidad de los monitores y el número de monitores utilizados. Como norma, están diseñadas con 2 o 4 monitores de alta resolución, pudiendo tener monitores de 25", monocromos, con resolución de 2560 x 3172 y 4096 niveles de gris.

Estaciones de revisión (RWS)

Son estaciones de trabajo que están disponibles en los servicios de radiología, generalmente en aquellos que poseen sistemas de Radiología computada o Digitalización de radiografías (CR, DR, FD). La función principal de este tipo de estación de trabajo es la captura de las imágenes digitales, su procesamiento primario, marcado y envío a los sistemas de archivo para que puedan ser informadas. Por lo general, son de menor coste que las de diagnóstico, y pueden tener uno o dos monitores monocromos de alta resolución desde 1200 x 1600 (19" y 4096 niveles de gris), hasta 2048 x 2500 (21" y 4096 niveles de gris).

Las funciones básicas deben estar disponibles en ambos tipos de estaciones, mientras que las funciones más avanzadas de procesamiento de imagen, deben incluirse en las estaciones de diagnóstico. La diferencia en la disponibilidad de estas funciones obedece al hecho de que, las estaciones de revisión no alteran las características fundamentales de las imágenes y sirven para mejorar el despliegue (presentación) de las mismas, mientras que las otras, las estaciones de diagnóstico, serán manejadas por expertos, que podrán generar nuevas imágenes con realce que, a su vez, estarán disponibles en los archivos radiológicos y que servirán para complementar la información previamente existente.

Estaciones de Trascripción de informes (TWS)

Son pequeñas estaciones de trabajo, cuya finalidad principal es la trascripción de los informes hablados por los radiólogos. En dicha estación de trabajo se tendrá acceso al sistema de gestión que rige al PACS, y a su vez, se intercomunica con el sistema RIS para el envío de informes a dicho sistema.

Estaciones de Consulta Remota (WWS)

Son estaciones de visualización de imágenes e informes radiológicos. Estas se encuentran, por lo general, ubicadas fuera de los servicios de radiología. Son estaciones de trabajo para ser utilizadas en servicios del hospital que requieran del despliegue de imágenes médicas (Uci, Quirófanos, Traumatología, Radioterapia, Odontología, etc.).

Tienen las características de ser estaciones de trabajo que, por lo general, utilizan monitores a color de alta resolución (uno o dos), y que pueden visualizar más de un estudio al mismo tiempo. También, sus sistemas de tratamiento de imágenes suelen tener herramientas especializadas, según el tipo de usuario y lugar de ubicación. Un ejemplo típico puede ser una estación de consulta ubicada en quirófanos para la planificación neuroquirúrgica. Estas estaciones de trabajo pueden estar ubicadas remotamente, y conectadas al sistema PACS por medio de la red telefónica. De todas formas, en las tres estaciones de trabajo (DWS, RWS y WWS), sus sistemas de tratamiento de imágenes médicas, deben poseer las siguientes herramientas mínimas de trabajo:

- Acceso a la información de las imágenes del paciente.
- Acceso a la información del paciente, considerada relevante para el informe médico y la consulta de imágenes (vía conexión con el RIS o el HIS del hospital, o algún otro sistema de base de datos que contenga dicha información).
- Manejo de diferentes modalidades de imágenes médicas.
- Posibilidad de mecanismos de interpretación de imágenes y diagnóstico de los estudios realizados. En el caso de las estaciones de consultas, solamente podrán agregar anotaciones al informe radiológico.
- Acceso a la organización de la información almacenada a corto y largo plazo.
- Intercambio de información entre dos estaciones de trabajo de la misma red.

2.2. Tratamiento de imágenes digitales

En los equipos con los que se realizan reconstrucciones de imágenes TAC, RM, Fluoroscopia digital, etc,) se utiliza un microordenador. Cuando en TAC se reconstruyen imágenes transversas en un plano coronal o sagital, éstas se envían de forma secuencial desde la memoria a la unidad aritmética lógica de la CPU, para su procesamiento. La imagen por RM utiliza el ordenador de forma muy similar a la tomografía computerizada.

En el caso de la ecografía, donde se utiliza la imagen en tiempo real y es necesaria una manipulación inmediata de los datos, se requiere hardware especial conectado al miniordenador.

En la actualidad, la fluoroscopia digital y la radiografía digital se utilizan en muchos centros sanitarios, debido al gran avance de los equipos informáticos. En el ordenador las imágenes digitales se representan como grupos de números, los cuales cambiarán mediante la aplicación de operaciones matemáticas, con lo que la imagen resultará modificada.

2.2.1. Intensificador de contraste

Se obtiene mediante la selección de ventana, que consiste en escoger un determinado rango de la escala de grises, para ser mostrado como una imagen. El resto de la escala de grises, situado fuera de la ventana es eliminado. El ancho de la ventana abarca el rango de densidades dentro de una imagen. Una ventana estrecha se utiliza para distinguir mejor diferencias más sutiles en la densidad del sujeto, aunque hay un aumento del ruido de la imagen y no se puede apreciar las densidades situadas fuera de esa ventana seleccionada.

2.2.2. Reconstrucción de la imagen. Filtrado digital

Un método de reconstrucción de la imagen se obtiene mediante el uso de filtrado digital, que se define como la acentuación o atenuación de las intensidades seleccionadas en la imagen. Los métodos de filtrado digital son:

2.2.2.1. Filtrado de convolución

Se obtiene automáticamente cuando el ordenador cuenta con transformaciones de Fourier rápidas. Se coloca una máscara filtro sobre un área de la matriz de imagen y se multiplica después el valor de cada elemento de la máscara filtro por el valor de la imagen situada directamente debajo, se obtiene la suma de esos valores y se coloca dicha suma dentro de la imagen de salida en la localización exacta que tenía en la imagen original.

2.2.2.2. Filtrado de paso bajo o suavización

Suaviza o Atenúa las súbitas diferencias de intensidades o densidades entre las diversas estructuras que aparecen en la imagen. En este caso, el valor de cada pixel se sustituye en la imagen de salida por la media simple de él y de los ocho pixeles vecinos.

2.2.2.3. Filtrado de paso de banda

Elimina o atenúa todas las intensidades dentro de la imagen, excepto las comprendidas en un rango preseleccionado. Corresponde al proceso de selección de ventana mencionado anteriormente.

2.2.2.4. Filtrado de paso alto o filtrado de bordes o intensificación de bordes

Se utiliza un filtro de bordes especial con el que se produce un efecto de acentuación de los bordes. Obtenemos una imagen con más contraste que es útil para demostrar estructuras pequeñas. En angiografía con sustracción digital (ASD) se utiliza este tipo de filtración para acentuar los vasos más pequeños llenos de contraste.

2.2.3. Técnicas de sustracción

2.2.3.1. Sustracción temporal

Podemos definir la técnica de sustracción temporal como un proceso de radiología digital basado en intervalos de tiempo. Su aplicación más simple consiste en obtener una máscara y sustraer los valores de los pixeles de la máscara. Entre las dos imágenes no debe haber cambios excepto para los vasos llenos de contraste. Así, la imagen sustraída nos muestra los vasos sanguíneos opacificados, libres de superposiciones.

2.2.3.2. Sustracción de energía doble

En este caso no se necesita tomar imágenes antes de inyectar el agente de contraste. El proceso sería el siguiente:

Tras inyectar un medio de contraste yodado, se realizan una serie de exposiciones rápidas con ajuste de kilovoltaje alto y otra serie con ajuste de kilovoltaje bajo. Con el ajuste alto se disminuye el contraste óseo en la imagen, en cambio con el ajuste bajo se intensifican las estructuras anatómicas menos densas, como los vasos sanguíneos pequeños. Posteriormente se sustraen los dos juegos de imágenes y como resultado obtenemos una imagen en la que se ha aumentado el contraste de los vasos opacificados.

2.2.3.3. Sustracción hibrida

Es una combinación de las dos técnicas anteriores. Ahora obtenemos un juego de mascaras para el ajuste de kilovoltaje alto y otro para el ajuste de kilovoltaje bajo. Por tanto tendremos dos juegos de mascaras y dos juegos de imágenes con contraste yodado. El proceso de sustracción hibrida elimina el hueso de la imagen, dejando solo los vasos llenos de contraste.

2.2.4. Ampliación

La ampliación es un proceso en el que se selecciona un área de interés y se copia cada pixel dentro del área un número entero de veces. Posiblemente, cuando se realiza una aplicación grande se visualiza con aspecto de estar construida por bloques. Para matizar las diferencias de intensidad entre esos bloques, se realiza una operación de suavización o filtro de paso bajo.

2.2.5. Imagen tridimensional

En la actualidad, se obtienen imágenes tridimensionales bien enfocadas y con sombras reales que demuestran los tejidos blandos, gracias al desarrollo de ordenadores con tiempos de procesamiento cada vez más cortos, a los nuevos algoritmos para cálculos matemáticos y a la utilización de transformaciones de Fourier rápidas. Se conoce como técnica de revoque volumétrico a la tecnología que se utiliza para describir la capacidad de demostrar el tejido blando en imágenes tridimensionales. Esta técnica es un programa de ordenador que permite definir el grosor del objeto y visualizar mínimas diferencias de densidad.

3. VENTAJAS

Desde el surgimiento del registro de imágenes por fluoroscopia con exposiciones únicas o secuenciales en tiempo real, las cuales fueron llevadas a un ordenador para su ulterior análisis, se dio paso a lo que a todos hoy denominamos "radiología digital" (RD)

El posterior e imparable avance de las tecnologías de la información, en especial la electrónica y la informática, han dado lugar a que la RD conviva ya con el diagnostico por la imagen (DI) como si de placas de tratase. La introducción de modalidades radiológicas con adquisición digital: Tomografía computada (TC), Angiografía de substracción digital (DSA), medicina nuclear (MN), imagen por resonancia magnética (RM), ultrasonidos (US), y finalmente, con la radiografía computada (RC), ha facilitado obtener un vasto campo de experiencias en la gestión directa de las imágenes en formato digital. La imagen medico diagnostica digital constituye hoy día un paradigma de requerimientos para cualquier sistema informático: Las imágenes radiológicas presentan un volumen muy elevado de información, tanto por sus características de resolución espacial, como por el volumen de datos o números de imágenes por exploración. Trasmitir, almacenar y visualizar imágenes a ritmos acelerados se convirtió en todo un reto al que se ha logrado llegar. El adelanto de las telecomunicaciones ha hecho posible la trasmisión, después de adquirirlas, de las imágenes desde los departamentos de radiología, a diversas áreas de consultas. Esta digitalización de imágenes permite, incluso, su trasmisión a gran distancia.

Ventajas técnicas:

- Reducción de la dosis de radiación.
- Disminución de exploraciones repetidas.
- Posibilidad de postproceso en áreas del diagnóstico.
- Homogeneidad de las técnicas.
- Posibilidad de visualizar una misma imagen en dos modalidades, monitor y película.
- Posibilidad de envío a larga distancia.
- Posibilidad de almacenamiento en poco espacio.

Inconvenientes:

- La adaptación.
- La gran inversión económica necesaria.
- La gran infraestructura que supone su montaje.

Tema 28

Clasificación de los servicios de Radiología según la O.M.S.: básica, general y especializada. Estructura básica: ubicación, instalaciones y disposición de equipos

eRodio ediciones

Índice esquemático

1. CLASIFICACIÓN DE LOS SERVICIOS DE RADIOLOGÍA SEGÚN LA OMS: BÁSICA, GENERAL Y ESPECIALIZADA

La organización Mundial de la Salud (OMS) reconoce esencialmente tres niveles en los servicios de radiodiagnóstico:

- Servicio de Radiología Básica.
- Servicio de Radiología General.
- Servicio de Radiología Especializada.

1.1. Servicio de Radiología Básica (SRB)

En el servicio de radiología más periférico instalado en el primer nivel de asistencia (centros de salud, hospitales pequeños). El equipo radiológico cosiste en un solo aparato radiográfico, sin fluoroscopia.

En el servicio de radiología básica se pueden ejecutar la mayoría de los procedimientos radiográficos convencionales (tórax, abdomen, óseo, etc) y aunque normalmente no se incluyen entre ellos los estudios con medios de contraste, en estos servicios se pueden realizar ciertos exámenes como urografía intravenosa, colecistografía y otros que no necesiten del uso de la fluoroscopia. Las radiografías obtenidas por el SRB son interpretadas por el médico general a cargo del diagnóstico y tratamiento de los pacientes. Dicho generalista debe adquirir una formación complementaria en radiología especialmente dedicada a la interpretación de los exámenes sencillos.

El SRB está conectado al siguiente nivel de servicios radiológicos, el Servicio Radiológico General (SRG), que supervisa cierto número de SRB en su zona de influencia.

1.2. Servicio de Radiología General (SRG)

Representa el segundo nivel de la radiología y funciona en hospitales intermedios y grandes. Generalmente, en este nivel, hay varios aparatos instalados, uno o varios radiólogos y técnicos especialistas. Se efectúan la mayoría de los exámenes radiológicos (incluyendo los estudios mediante fluoroscopia), con excepción de algunas técnicas especializadas (angiografía).

1.3. Servicio de Radiología Especializada (SRE)

Representa el tercer nivel, es decir el más avanzado, de la radiología en un país y está situado generalmente en un hospital universitario o en un centro de especialidades médicas. El SRE es generalmente un SRG con equipo suplementario que le permite efectuar los estudios especializados que no se pueden hacer en el SRG. En el SER se pueden formar radiólogos y técnicos en radiología así como estudiantes de medicina. Es posible realizar cualquier tipo de exploración, incluyendo la angiografía, intervencionismo, TAC, digital, mamografía, etc.

En los países en desarrollo se pueden encontrar distintas alternativas y combinaciones de los dos niveles (general y especializada).

2. ESTRUCTURA BÁSICA: UBICACIÓN, INSTALACIONES Y DISPOSICIÓN DE EQUIPOS

2.1. Estructura básica general

El esquema general de una instalación radiológica debe tener en cuenta los diferentes patrones de tránsito. Aunque el flujo de pacientes puede ser menos importante, hay que considerarlo por su efecto sobre la eficacia global del servicio. Los patrones de tránsito correspondientes a los técnicos en radiología y a los radiólogos tienen una importancia básica.

Los técnicos en radiología pasan el mayor tiempo en la sala de exploración, pero también deben tener un acceso fácil al área de preparación de pacientes, al almacén de productos radiológicos y a la sala de visualización e informes. Los servicios de radiología con más de cuatro salas de examen deben contar con una sala de estar para el personal técnico. Esta sala se integrará en el servicio de rayos X para comodidad del personal.

Respecto a los patrones de tránsito del radiólogo, sabemos que pasan la mayor parte de su tiempo en la sala de examen y en la sala de visualización e informes. El despacho del radiólogo debe estar situado en el área de radiología y tendrá fácil acceso para otros médicos y para los técnicos en radiología.

El patrón de transito creado por la documentación de los pacientes también tiene una importancia considerable. Existen dos tipos principales de documentos de pacientes: las placas radiográficas y el informe del radiólogo. Estos documentos crean el peor problema de tránsito y si no se tienen en cuenta pueden dar lugar a retrasos y a la pérdida de información, lo que causa inconvenientes a los pacientes y a los médicos peticionarios de las pruebas radiológicas. La instalación de un PACS (sistema de archivo y comunicación de imágenes) evitará estas posibles situaciones desventajosas para el servicio radiológico.

Para instalaciones radiológicas grandes, el plan general del servicio suele adoptar una disposición en cuadrado o rectángulo autocontenido.

El plano de corredor único sólo puede considerarse razonable si se diseña de forma que los pacientes entres por un extremo y salgan por el otro. De lo contrario, se originará un tráfico contracorriente entre pacientes, técnicos de radiología y radiólogos.

Suele ser más aconsejable el diseño con un núcleo central en un área aproximadamente cuadrada o rectangular. Este diseño debe ubicar el departamento de rayos X de forma que permita una futura ampliación. Las salas de exploración radiológica se sitúan en el centro, con un área de revelado entre ellas. Otro posible diseño de núcleo central es en el que se sitúan las salas de rayos X a lo largo de la pared exterior y las áreas administrativas en el centro.

Los pasillos utilizados por los pacientes ambulatorios deben medir 2.44 m. de ancho, mientras que los que reciben a pacientes hospitalizados, con sillas de ruedas, camillas o camas, medirán 3.66 m.

2.2. Ubicación

Los hospitales diseñados antes de 1950 solían tener el servicio de radiodiagnóstico en la planta baja. La razón más importante para ello, era el peso de las instalaciones, debido sobre todo a la necesidad de blindaje protector para las radiaciones ionizantes. Hoy día, habitualmente el servicio de diagnóstico por la imagen se sigue ubicando en la planta baja, pero no por la misma razón.

En la actualidad se acepta que el departamento de rayos X debe estar cerca de las consultas externas de pacientes ambulatorios y del área de urgencias, además debe contar con un acceso fácil desde el área de hospitalización del centro. Asimismo, proporcionará unas buenas condiciones de trabajo y protección. Al planificar la estructura del Hospital o centro, se debe prever la posibilidad de crecimiento. En los grandes hospitales se planifican instalaciones radiológicas separadas como parte integral del área de urgencias, del área de quirófanos y del área de servicios médicos especializados.

2.3. Instalaciones

La estructura de las instalaciones debe seguir unos determinados patrones, así, la altura mínima de la sala debe ser de 3.4 m. la distancia entre columnas será de entre 6 y 9 m. la resistencia del suelo será de 1.500 Kg/m2, deben existir canaletas de 20x20 cm. En el suelo para las conducciones eléctricas, habrá aire acondicionado regulable en cada sala y desde el punto de vista de la protección radiológica, todas las instalaciones deben estar perfectamente blindadas contra las radiaciones ionizantes.

La superficie de las instalaciones radiológicas debe ser del 6 al 7 % de la superficie total del edificio. También se puede calcular el espacio de las instalaciones multiplicando el número de camas del hospital por 5 (número de camas x 5= m2). La distribución de la superficie de un servicio de radiodiagnóstico sería el siguiente:

a) **Zona de pacientes: 25 % de la superficie.**
   - ▷ Sala de espera distinta para enfermos ambulatorios y hospitalizados.
   - ▷ Cabinas vestuarios (al menos una por sala).
   - ▷ Aseos.
   - ▷ Salas de preparación de enfermos.
   - ▷ Pasillos.

b) **Zona de exploraciones: 25 % de la superficie.**

c) **Zona central o laboratorio: 25 % de la superficie.**
- Cuartos de procesado.
- Clasificación de exploraciones.
- Sala de informes.
- Si hay docencia: Sala de reuniones y Archivo para docentes.

d) **Zona de personal y servicio: 15 % de la superficie.**
- Despachos.
- Secretaría.
- Almacén.
- Sala de estar.
- Vestuarios.
- Baños.
- Médico de guardia.

e) **Zona de archivo: 10 % de la superficie.**

2.4. Disposición de equipos

La distribución de las salas de radiología puede ser variada y cambiante siempre en función del crecimiento que el servicio haya tenido, es frecuente que servicios que se planificaron con una determinada distribución, en su crecimiento hayan adquirido una muy distinta y poca ajustada a cualquier descripción. Cualquiera que sea su distribución se ha de tener en cuenta que el área de trabajo debe de estar bien definida y relacionada, las salas de exploraciones rápidas deben situarse a la entrada del servicio, el área de pacientes y el área de personal deben estar claramente diferenciadas y separadas.

Respecto al número de salas, siempre se tendrán en cuenta las cargas de trabajo, así se establece 1 sala por cada 5000 exploraciones al año o 1 sala por cada 50 camas hospitalarias.

Según el tipo o características de las exploraciones, las salas radiológicas pueden ser:

2.4.1. Multifuncionales

Unidades básicas de radiología, generalmente compuestas por un generador transformador de alta frecuencia con un estativo de mesa y columna y un bucky mural.

Unidades telemandadas, dotadas de un telemando cada vez más utilizado por su rapidez y versatilidad.

2.4.2. Monográficas o especiales

En ellas por las características del aparataje solo se realiza un tipo de exploración, para el que han sido diseñadas, así tenemos: mamografía, ortopantomografía, ecografía, TAC, RMN y vascular intervencionista.

2.5. Consideraciones

2.5.1. Sala de exploración con rayos X

Una sala de exploración radiológica grande ofrece ciertas ventajas, además de ser más cómoda para los pacientes y el personal de radiología. Las salas grandes se pueden alterar y adaptar con facilidad a posteriores cambios del equipo radiológico una vez ha concluido su vida útil (aproximadamente 10 años) y dan lugar a menor exposición del personal, debido a la disminución de la radiación dispersa.

El cálculo de los blindajes de la sala debe ser realizado por personal experto en la materia.

La ventana de visualización no debe ser menor de 24 X 36 pulgadas (60.96 X 91.44 cm.) para ofrecer unas buenas condiciones de trabajo al personal y una mejor visión del paciente. El área de control debe ser suficientemente espaciosa como para acomodar varias personas.

En la mayoría de las salas radiológicas el generador se encuentra situado en una esquina. En salas pequeñas, parte del espacio útil de la sala.

2.5.2. Cuarto oscuro

Hoy día nos encontramos servicios de radiología en los que no existe cuarto oscuro, esto es debido a la implantación de modernas reveladoras automáticas "luz día" y más recientemente a las nuevas tecnologías de imagen digital con revelado de la imagen en seco (Dry printer) y con luz diurna.

De todas formas, todavía hay algunos centros sanitarios en los que es necesaria la función del cuarto oscuro.

Podemos encontrar dos opciones: Que la cantidad de películas por sala sea reducida en comparación con la capacidad de las máquinas de revelar, y que las salas estén próximas entre sí.

Si la cantidad de película por local de toma de imágenes es elevada, conviene tener servicios de revelado descentralizados. Habrá que diseñar la disposición más adecuada a cada situación, pero teniendo en cuenta los siguientes factores:

Han de reducirse los tiempos transcurridos entre la toma de la imagen y el revelado, y entre éste y la lectura de las placas. De lo contrario no tendrá sentido una máquina de revelar en 90s.

- Colectores de líquidos residuales.
- Evacuación del aire de la máquina.
- Conexión eléctrica de acuerdo con el servicio de la casa proveedora.
- Ventilación del local, teniendo en cuenta el calor irradiado.
- Pasos de chasis doble entre las zonas de radiación y de revelado.
- Pasos a personas de la zona clara a la oscura, el ideal es el laberinto precintado, pintado interiormente de negro, pues permite el transito aunque se esté manipulando la película.

Tema 29

Atención al paciente. Requisitos de preparación. Técnicas de movilización e inmovilización y medios de protección

eRodio ediciones

Índice esquemático

1. ATENCIÓN AL PACIENTE

1.1. Atención al paciente en el servicio de radiología

Los conocimientos que el técnico especialista en radiodiagnóstico debe tener sobre los cuidados y evaluación de los pacientes, deberán ir encaminados a satisfacer las necesidades personales, a establecer prioridades e identificar cambios en las condiciones de los mismos y por último a ayudar al médico radiólogo ofreciéndole la información que necesite sobre el paciente.

1.2. Satisfacer las necesidades personales del paciente

Evidentemente, para poder satisfacer las necesidades personales de un paciente, se deben conocer cuáles son. Se define necesidad física como todo aquello que el paciente necesita que no forme parte del procedimiento al que está sometido. Así, hay que tener en cuenta, que a veces en una sala de radiología el paciente se encuentra en un ambiente extraño, lo que en algunos casos impedirá que éste comunique sus necesidades. También es necesario conocer que un paciente con sus necesidades físicas satisfechas colaborará de forma más eficaz con el personal de la sala para la exploración. Por tanto, será de mucha utilidad establecer una buena comunicación con el mismo. Quizá la forma más fácil de tranquilizar a un paciente, de que se encuentre cómodo y de poder satisfacer sus necesidades, sea hablar con él.

Es necesario explicarle en qué va a consistir la prueba que se le va a realizar y los pasos que se van a seguir. Si tiene que permanecer en la cabina-vestuario hay que hacerle saber que estamos cerca y a su disposición para lo que desee. También se le puede acompañar al baño o al vestuario. Un paciente con necesidad de evacuar, estará nervioso e irritable y con pocas ganas de colaborar. Para un paciente delgado, la mesa radiológica puede parecer extremadamente dura, con lo que se sentirá incómodo y será más difícil obtener su colaboración.

Cuando se traslada a un paciente, con sonda vesical y bolsa de recogida de orina, de la silla de ruedas a la mesa de rayos X, hay que asegurarse de que la bolsa esté siempre por debajo del nivel de la vejiga, de lo contrario la orina del tubo podría refluir hacia la vejiga, con el consiguiente riesgo de infección.

Hay que preguntar al paciente si siente calor o frio y actuar en consecuencia.

Cuando sea necesario quitar al paciente gafas, dentadura postiza, audífono, etc. Conviene decirle donde se han colocado esos objetos para que esté tranquilo.

1.3. Establecer prioridades

Por regla general, las salas de radiología funcionan con una programación previa de los pacientes que van a ser sometidos a una determinada exploración radiográfica. El técnico debe ser flexible en cuanto al orden en que están citados estos pacientes, dependiendo del estado de los mismos, para lo que debe ser capaz de reconocer distintos signos que le ayuden a evaluar el estado del paciente.

1.3.1. Valoración del estado de conciencia del paciente

a) Paciente consciente.
  - ▹ Sabe quién es y donde está.
  - ▹ Responde rápidamente a las preguntas.
  - ▹ Obedece bien las órdenes.
  - ▹ Coopera.
  - ▹ Sabe la hora y en el día que está.

b) Paciente semi-consciente.
  - ▹ Está somnoliento.
  - ▹ Está irritable e inquieto.
  - ▹ Tiene dificultades para hablar.
  - ▹ Contesta a las preguntas de forma confusa.

c) Paciente inconsciente (semicomatoso).
  - ▹ Está aletargado.
  - ▹ Se queda dormido, pero puede ser despertado de viva voz.
  - ▹ Cuenta historias inconexas.
  - ▹ Sigue las órdenes solo con ayuda y mantiene las posiciones solo con inmovilización.

  Este paciente debe ser vigilado de cerca por el personal sanitario. Si pierde el conocimiento y no reacciona a la voz (comatoso) se debe poner en conocimiento del facultativo.

1.3.2. Valoración de los signos físicos

La observación del paciente es muy útil para poder comparar sus acciones y aspecto general con otros pacientes y sobre todo con el estado que presentaba ese mismo paciente en momentos anteriores.

a) Coloración de la piel.
  - ▹ Piel cianótica.

    El término cianosis significa coloración azulada de la piel y de las mucosas e indica falta de oxígeno en los tejidos. Es fácil de observar en los labios y las mucosas del exterior de la boca, así como en las uñas. Cuando un paciente se pone cianótico, necesita oxígeno y atención médica inmediata.
  - ▹ Piel pálida.

    Cuando la piel de un paciente adquiere una palidez cerúlea, debemos recostarlo rápidamente. Si el paciente llega a perder la consciencia y cae al suelo puede sufrir lesiones a causa de la caída, más graves que el propio desmayo.

- ▷ Ictericia.

  La piel y mucosas adquieren una coloración amarillenta, aparece en enfermedades hepáticas.
- ▷ Eritema.

  Es un enrojecimiento difuso o en forma de manchas de la piel. Es debido a una dilatación de los capilares dérmicos, produciendo mayor afluencia de sangre a la piel.

b) Mediante el tacto.

Podremos percibir otros aspectos que también debemos tener en cuenta como son: Si la piel está seca y caliente (puede indicar fiebre), si está pálida, fría y sudorosa (posible desmayo), si la encontramos templada y húmeda (puede indicar que hace calor en la habitación o que el paciente está ansioso), el sudor en las palmas de las manos nos indica que ese paciente es una persona aprensiva y que tiene mayor necesidad de sentirse seguro.

c) Signos físicos indicativos de fractura.

- ▷ Limitación del movimiento, impotencia funcional.
- ▷ Inflamación en el lugar de la lesión.
- ▷ Localización del dolor: cerca o lejos de la lesión.
- ▷ Deformidad y acortamiento de los miembros.
- ▷ Ausencia de pulso distal a la lesión.
- ▷ Falta de sensibilidad en la zona afectada.

1.3.3. Valoración de los signos vitales

Las constantes vitales son los parámetros que se utilizan para valorar el estado general del paciente. La medida de la temperatura, el ritmo respiratorio, el pulso y la presión arterial son las cuatro constantes vitales que se usan para la evaluación de los pacientes.

1.3.3.1. Concepto

Temperatura

La temperatura indica el estado del metabolismo corporal, así, sus modificaciones son un signo de enfermedades. Cuando la temperatura corporal desciende por debajo de 35° C se habla de hipotermia, que puede estar causada por fármacos, tóxicos, alteraciones endocrinas, etc. Si la temperatura es superior a 37.1° C se denomina de forma general hipertermia, fiebre o pirexia, es un indicador del aumento del metabolismo, debido generalmente a un proceso infeccioso. Dependiendo de las cifras alcanzadas en el aumento de temperatura, se distinguen varios tipos:

- Febrícula: de 37.1° C a 37.4° C.
- Subfebril: de 37.5° C a 38° C.
- Fiebre ligera: de 38.1° C a 38.4° C.

- Fiebre moderada: de 38.5° C a 39.4° C.
- Fiebre elevada: de 39.5° C a 40.4° C.
- Fiebre muy elevada: superior a 40.5° C.

Respiración

La respiración es el proceso mediante el cual el aparato respiratorio aporta el oxígeno que necesitan las células del organismo y elimina el dióxido de carbono de desecho.

Cualquier anomalía importante observada en la evaluación de la respiración de un paciente, debe ser puesta en conocimiento del médico. El ritmo respiratorio normal es de 12 a 16 inhalaciones por minuto. Se denomina eupnea a la respiración normal, rítmica. La disnea es un trastorno respiratorio que se caracteriza por modificaciones del ritmo, amplitud y frecuencia de los movimientos de la respiración. Es un signo de la insuficiencia respiratoria y puede ser de origen cardiovascular, pulmonar o por un aumento de las necesidades del organismo. Si existe dificultad para expulsar el aire de los pulmones se denomina disnea espiratoria. Si la dificultad es para ingresar aire en los pulmones se llama disnea inspiratoria. Se denomina taquipnea al estado en el que se han incrementado la frecuencia, la amplitud y la profundidad de los actos respiratorios.

El término apnea se utiliza para hacer referencia al cese transitorio de la respiración, puede estar provocada por una hiperventilación forzada. Hablamos de bradipnea cuando hay lentitud en los movimientos respiratorios. Hiperventilación es el estado producido por la inspiración excesiva de oxigeno debido a una respiración muy fuerte o a respirar un número excesivo de veces, se produce en pacientes ansiosos y tensos. Un paciente con enfisema pulmonar se puede reconocer porque su tórax presenta un aspecto de tonel, que suele ir unido a una elevación del anillo óseo de la cintura escapular y a una retracción de los músculos del cuello. Cuando un paciente padece una enfermedad pulmonar obstructiva crónica (EPOC), no debe ser colocado en decúbito, ya que se vería muy afectada su capacidad respiratoria. Por el contrario, si un paciente padece una hemorragia digestiva alta (HDA), no debe ser colocado en bipedestación. La respiración de Biot es aquella que presenta periodos en los que aumentan la frecuencia y la profundidad, manteniendo la amplitud de los mismos, con pausas de apnea inesperadas entre ellos.

En la respiración de Cheyne-Stokes hay una sucesión de ciclos respiratorios cuya profundidad y frecuencia aumentan gradualmente, hasta alcanzar una amplitud máxima para disminuir progresivamente y terminar en un periodo de apnea. Se produce en traumatismos craneoencefálicos. La respiración de Kussmaúl presenta aumento de la frecuencia y profundidad de forma continua, sin pausas. Se produce en el coma diabético.

Pulso

Se denomina pulso a la expansión y contracción periódicas y sucesivas de una arteria que se pueden percibir con la yema del dedo. La frecuencia del pulso o número de pulsaciones por minuto varía normalmente entre 70 y 75 en el hombre y 75 a 80 en la mujer. Se denomina taquicardia al aumento de la frecuencia cardiaca por encima de 100 latidos por minuto en el adulto y de 150 en el niño. Bradicardia se define como la lentitud anormal del ritmo cardiaco puesta de manifiesto por una disminución de la frecuencia del pulso a 60 latidos por minuto o menos. Si el paciente presenta taquicardia o bradicardia se debe poner en conocimiento del médico.

Presión arterial

La presión o tensión arterial, es la presión que ejerce la sangre sobre las paredes de las arterias, que por ello modifican su tensión. Presión sistólica (máxima) es la presión sanguínea ejercida durante la sístole (contracción cardiaca, que alterna con la diástole, durante la cual se impulsa la sangre en el organismo. El término designa especialmente la contracción de los ventrículos, determina el paso de la sangre hacia la aorta y la arteria pulmonar). El término medio estadístico es de 120 mm de mercurio. Presión diastólica (mínima) es la presión sanguínea ejercida durante la diástole (dilatación o fase de dilatación del corazón, en especial la de los ventrículos). El término medio estadístico es de 75 mm de mercurio.

Un paciente se considera hipertenso cuando su tensión arterial sistólica sea igual o superior a 140 mm. Hg o cuando la diastólica sea igual o superior a 90 mm. Hg. El paciente hipotenso tendrá los valores sistólicos por debajo de 100 mm. Hg y los diastólicos inferiores a 60 mm. Hg.

1.3.3.2. Procedimiento de toma de constantes vitales

Temperatura

Hay tres métodos para tomar la temperatura, en la axila, en la boca y en el recto. Para medir la temperatura axilar se pone el termómetro en la axila en contacto directo sobre la piel, el brazo se sujeta firmemente sobre el pecho durante 5 minutos. Es el método más utilizado. La temperatura oral se mide colocando la cubeta del termómetro bajo la lengua del paciente, durante unos 3 minutos. La temperatura anal se mide con un termómetro rectal (más corto y redondeado), colocando la cubeta del mismo pasando el esfínter anal, durante unos 3 minutos. Después de cada uso es necesario desinfectar el termómetro, además se pueden guardar en recipientes distintos según el método utilizado: axilar, oral o rectal.

Respiración

La frecuencia respiratoria se mide observando el número de inspiraciones realizadas en un minuto. Se toma cogiendo el pulso del paciente y acercando la mano al tórax de este, midiendo el número de inspiraciones en un minuto.

Pulso

El pulso puede captarse en las arterias carótida, temporal, braquial, radial, femoral, poplítea, tibial y pedia. Habitualmente se toma en la arteria radial a nivel de la muñeca, para lo que se colocan los dedos 2º y 3º sobre la arteria radial, quedando el pulgar en la parte dorsal de la muñeca. Cuando se presiona la arteria contra el radio se perciben las pulsaciones, sobre todo si la muñeca del paciente está en pronación.

Cuando se desea tomar el pulso central o apical, se utiliza un fonendoscopio y se ausculta sobre el ápex cardiaco.

Presión arterial

Para medir la presión arterial se necesita un esfigmomagnestoscopio y un fonendoscopio (estetoscopio), el primero está formado por un manguito que se coloca alrededor del brazo, una pera infladora conectada al manguito, una válvula de salida de aire para deshinchar el manguito y un manómetro con escala graduada. El paciente permanecerá sentado o tumbado cómodamente con el brazo ligeramente flexionado, apoyando el antebrazo sobre una superficie a la misma altura del corazón. Debemos tener encuentra que si el brazo se encuentra por encima del nivel del corazón, la presión arterial disminuye, en cambio si está por debajo de dicho nivel, aumenta. Esta variación puede llegar a ser de unos 10 mm. Hg, tanto para la presión sistólica, como para la diastólica.

Para garantizar unos resultados óptimos y precisos, la medición se realizará en un lugar tranquilo, silencioso y a una temperatura agradable. Se debe tener la precaución de utilizar un manguito de presión adecuado al diámetro del brazo del paciente, para evitar lecturas erróneas, ya que si es estrecho, la lectura puede ser alta y por el contrario si es ancho puede ser baja.

Se coloca el fonendoscopio sobre la arteria braquial en la flexura del codo, de forma que toda la circunferencia contacte con la piel. Después se eleva la presión 30 mm Hg por encima del punto donde desaparece el pulso, tras lo que se libera a un promedio de 2-3 Hg por segundo. Se escuchan los sonidos producidos por el movimiento de la sangre y la vibración de los vasos (sonidos de Korotkoff) al ir deshinchando el manguito.

Al disminuir la presión se tratará de escuchar: aparición de sonidos débiles, bien definidos, pulsátiles que aumentan de intensidad de forma gradual (fase I); sonidos más intensos (fase II); aumento de los sonidos que son más vivos (fase III); aparición de sonidos apagados y débiles (fase IV) y desaparición de los sonidos (fase V). Se registrará la presión sistólica cuando percibimos el primer ruido pulsátil y la presión diastólica en el momento que los sonidos desaparecen.

1.3.4. Ayudar al radiólogo ofreciéndole información sobre el paciente

Es importante facilitar al radiólogo la información pertinente relacionada con el diagnóstico y tratamiento del paciente. El técnico debe obtener información médica a través de la observación y la comunicación, para ayudar al radiólogo en el diagnóstico y tratamiento del paciente.

Los puntos a valorar para ayudar al diagnóstico son: estado mental, signos vitales, coloración de la piel, aspecto de las heridas abiertas, intensidad del dolor, movilidad del paciente e integridad musculo-esquelética.

1.3.5. Radiología de urgencias

1.3.5.1. Introducción

La radiología simple sigue siendo actualmente una gran parte de la base del diagnóstico médico. El médico de urgencias hace a veces un uso exhaustivo de los estudios radiológicos. La medicina de urgencia lleva implícito el uso habitual de estudios con rayos X. De hecho el médico de urgencias y el radiólogo los más familiarizados con los pacientes de urgencias, para poder discernir entre un abanico de posibilidades diagnosticas. Debe interpretar todo tipo de radiografías y apreciar desde mínimos cambios que pueden indicar patologías importantes de cuya interpretación puede depender la vida o el futuro funcional del paciente.

1.3.5.2. Cuidados del paciente en estado crítico

Independientemente de la utilidad del estudio radiográfico en cada proceso, siempre será secundario a la estabilización del paciente. Así, mantener sentado a un paciente para una proyección PA de tórax nos puede dar información sobre su patología de tórax, pero a un paciente con disminución del volumen de sangre circulante (hipovolémico) podría provocarle una arritmia fatal.

No se debe hacer ningún estudio radiológico hasta que el paciente se encuentre estabilizado.

Es importante decidir en qué momento está preparado el paciente para poder adoptar la posición idónea para realizar la radiografía, y si el paciente está lo suficientemente estable para ser trasladado a la sala de rayos X.

En el caso de radiología simple, hay que aceptar las limitaciones del aparato portátil, pero hay técnicas en las que no hay más remedio que acudir a la sala de rayos X.

1.3.5.3. La petición de estudios radiográficos

La exploración radiográfica es una parte importante de la evaluación global de un paciente, pero debemos entenderla como complemento y no como sustitución de la exploración física.

Es conveniente conocer proyecciones adicionales a las normales. Siempre que se haga una proyección de un miembro (sobre todo en los traumatismos), hay que obtener una imagen en las que aparezcan las articulaciones distal y proximal. Además, se debe tener presente la posibilidad de que existan lesiones asociadas a otras evidentes, como en una fractura de calcáneo por caída de pie puede tener asociada una posible fractura de raquis.

También es habitual repetir radiografías tras la intervención terapéutica o para seguir los cambios de estado del paciente.

A veces es necesario el uso de técnicas radiográficas complementarias (TAC, ECO, UIV, etc.) cada día se usa más la TAC de urgencia para valorar pacientes con traumatismos craneales y la ecografía para los traumatismos abdominales.

1.3.5.4. La interpretación radiográfica

Aunque la interpretación radiográfica corresponde al médico de urgencias y al radiólogo, el técnico debe tener los conocimientos adecuados para repetir una proyección cuando sea necesario. Por ejemplo, una radiografía de tórax en la que aparecen cortados los senos o las cúpulas, realizará estudios comparativos en caso de duda en algunos tipos de fractura o en niños. Además en la radiología de urgencias, los estudios pueden tener a veces una indicación medicolegal o medicopsicológica.

1.3.6. El paciente politraumatizado. Prioridades de exploración

1.3.6.1. Introducción

En radiología de urgencias, se realizará cualquier estudio radiográfico de los descritos en este temario (siempre que no esté contraindicado). En algunos casos es función del técnico adaptar el estudio a las necesidades y características del paciente.

La respuesta global ante un traumatismo debe estar planificada, delimitada y documentada, y todo el personal debe actuar en consecuencia.

Los tres aspectos principales de la valoración radiográfica del politraumatizado son:

a) Elección y secuenciación de los estudios radiográficos.
b) Responsabilidades físicas, de configuración y de técnica en las evaluaciones individuales del paciente.
c) Papel del radiólogo como consultor.

De todas formas mientras el enfermo no se estabilice, no hay cabida para una valoración radiográfica.

1.3.6.2. Prioridades de la exploración

En general, la valoración inicial completa del paciente se debe haber realizado pocos minutos después de la llegada del mismo. La valoración radiográfica básica se realizará lo antes posible.

Esta valoración debe ser individualizada siendo fundamentales la flexibilidad y la modificación en cada paso a seguir.

ABC de la radiología de los traumatismos:

A) Esqueleto axial (radiografía de la columna cervical).
B) Respiración (radiografía de tórax).
C) Circulación (radiografía de pelvis).
D) Estudios diagnósticos definitivos (TAC, UIV, Angiografía, etc.).
E) Extremidades.

2. REQUISITOS DE PREPARACIÓN

2.1. Criterios generales de preparación

La preparación radiográfica del paciente más común y habitual es la que se realiza con fines de limpieza, para estudios radiográficos abdominales con contraste.

a) Dieta baja en residuos.
b) El ayuno
c) Laxantes
d) Enemas

2.2. Pautas especificas de preparación

a) Tracto digestivo superior.
  - Suspender medicación a base de bismuto, calcio y aluminio unos días antes de la exploración.
  - Estar en ayunas 8 o 9 horas antes de la exploración.
  - No fumar desde la noche anterior al examen.

b) Tránsito intestinal.
  - Dieta pobre en residuos el día anterior.
  - Ayunas desde la medianoche anterior.

c) Enema opaco.
  - Estar en ayunas y no fumar.
  - Tomar una dieta sin residuos desde unos días antes.
  - Administrar un laxante.
  - Administrar enemas de limpieza.
  - Ingesta abundante de líquidos.
  - Administrar una silicona antiespumante para evitar el meteorismo.

d) Colangiografía intravenosa.
  - Dieta de líquidos claros el día anterior a la exploración
  - Administrar un laxante.
  - Ayunas después de la medianoche o 6 horas antes de la exploración.
  - En algunos casos se administra un enema de limpieza.

e) Urografía intravenosa.
  - Dieta pobre en residuos durante los 2 días anteriores al examen.
  - Administrar un laxante que no forme gas.

- ▹ Ayunas tras la medianoche o 6 horas antes de la exploración.
- ▹ No se deben administrar diuréticos durante las 24 horas anteriores al examen.

f) Cistografía.

- ▹ Enema de limpieza por la mañana, antes del examen.

g) Histerosalpingografía

- ▹ En ayunas durante las 4 horas anteriores al examen.
- ▹ Administrar enema de limpieza la mañana de la exploración.

h) Ecografía abdominal

Para los estudios de vesícula y vías biliares, el paciente debe estar en ayunas al menos durante las 6 horas anteriores al estudio. En el caso de ecografía de las vías urinarias bajas o del aparato genital femenino en paciente no grávida y grávida (durante los primeros meses de gestación), la vejiga debe encontrarse llena de orina.

2.3. Cuestiones previas ante cualquier examen radiológico

Antes de realizar una prueba radiológica, es de primordial importancia, tener en cuenta una serie de cuestiones, con objeto de asegurar la buena praxis de la exploración. Solo se requieren unos pocos minutos para ello y se evitan repetición de estudios y radiaciones al paciente.

- Para exploraciones con contraste se debe dar suficiente y clara información de cómo llevar a cabo la preparación así como informarle de fecha, hora y lugar de la exploración.
- Debemos identificarlo con nombre y apellidos, asegurando que es a ese paciente a quien se le ha pedido la prueba.
- En el caso de mujeres en edad de procrear, es necesario preguntar si la paciente se encuentra o puede estar embarazada. Es el médico el encargado.
- Se le debe explicar en qué consiste la prueba que se va a realizar, con lo que, en muchos casos, el paciente perderá el miedo, estará más tranquilo y por tanto más colaborador.

El técnico también debe instruir al paciente sobre la forma de respirar ensayando con él si fuese necesario.

En caso necesario debemos ayudar al paciente a desnudarse y vestirse siempre respetando en lo posible la intimidad.

Tras estas indicaciones se procede al correcto posicionamiento del paciente y si inmovilización si fuese necesaria pasando ya a la elección de parámetros técnicos.

3. TÉCNICAS DE MOVILIZACIÓN E INMOVILIZACIÓN Y MEDIOS DE PROTECCIÓN

3.1. Accesorios de posicionamiento, inmovilización y protección específica

3.1.1. Dispositivos de inmovilización y recogida de pacientes politraumatizados

a) Collarines cervicales.
b) Férulas hinchables o neumáticas.
c) Camilla de cuchara o de tijera.
d) Colchón de vacío.
e) Ferno-Ked o dispositivo de salvamento Kendrick.

3.1.2. Dispositivos de posicionamiento e inmovilización de pacientes en el servicio de radiología

La inmovilización del paciente es necesaria en determinados casos con objeto de evitar caídas y al mismo tiempo poder obtener estudios radiológicos sin tener que repetir la radiografía debido al movimiento indeseado del paciente. Existen diversos utensilios específicos para la inmovilización o sujeción de los pacientes, y otros que se pueden usar ocasionalmente.

a) Almohadillas de espuma.
b) Bandas elásticas.
c) Saquitos de arena.
d) Tejas pediátricas.
e) Pigg-O-stat.
f) Papoose Board.
g) Sábana.
h) Tiras de Velcro.
i) Correas de seguridad.

3.1.3. Medios de protección específica

La protección del paciente en este caso debe ir encaminada a evitarle posibles daños físicos a consecuencia de una caída. Si el paciente se encuentra posicionado sobre la mesa radiológica, se utilizarán correas de seguridad o bandas de compresión. Con pacientes neonatos se pueden colocar a ambos lados del cuerpo unos sacos de arena alargados para evitar que se volteen y con pacientes pediátricos los mismos medios de inmovilización descritos.

3.2. Movilización del enfermo: principales técnicas

3.2.1. Mecánica corporal

Ergonomía y mecánica corporal

La ergonomía consiste en emplear una serie de conocimientos (arquitectónicos, fisiológicos, psicológicos, etc.) para el diseño de lugares, utensilios y formas de trabajo que puedan hacerlo más llevadero y sano.

Se trata de adaptar el ambiente y los utensilios de trabajo a los trabajadores y no a la inversa. Dentro de la ergonomía, existe una parte que se ocupa del conocimiento del cuerpo humano, tanto en su aspecto mecánico como fisiológico, es la biomecánica y estudia la aplicación de fuerzas por el cuerpo. A su vez dentro de la biomecánica existe una parte que estudia las posturas en el ámbito laboral. Los trabajadores sanitarios, al trabajar muchas veces con pacientes con poca movilidad o incapacitados, deben poseer ciertos conocimientos de mecánica corporal para hacer más fácil su trabajo y el trato con el paciente y no padecer lesiones del aparato locomotor.

La mecánica corporal consiste en el uso lo más coordinado y eficaz posible de todas las partes del cuerpo logrando la fatiga mínima, los mejores resultados y menores lesiones. Debemos tener en cuenta que un alto porcentaje del personal que trabaja en un hospital tiene algún tipo de lesión laboral, casi la mitad del porcentaje lo sufre los profesionales de enfermería (enfermeras y auxiliares).

Esto hace que la prevención, por medio de una buena mecánica corporal, de este tipo de lesiones, producidas sobre todo en movilizaciones y traslados, sea prioritaria junto a la prevención de accidentes biológicos.

3.2.2. Normas generales de posición del cuerpo para levantar y transportar cargas.

Levantar y transportar pesos en los centros sanitarios es frecuente: pacientes, cajas de sueros, carros de ropa y cura, etc. Los esfuerzos duraderos cansan más que la suma de pequeños esfuerzos, por tanto es conveniente hacer pausas y cambios de ritmo de trabajo. Se han de seguir las siguientes recomendaciones:

- Separar los pies aproximadamente 30 cm. Y ponerlos lo más cerca posible de la carga, uno a cada lado del objeto. Al levantar un objeto pesado se deben acercar los puntos de gravedad del objeto y del que lo levanta lo más posible, esto se consigue acercando los pies lo más cerca posible del objeto.
- Agacharse, flexionado las rodillas y manteniendo recta la espalda.
- Sujetar el objeto con los brazos flexionados y lo más cerca posible del cuerpo.

- Se utilizarán el mayor número de músculos posible, sobre todo, los más potentes. Levantarse con la fuerza de los músculos de las piernas y muslos y no con los de la espalda. Utilizar el impulso.
- Apoyar la carga contra el cuerpo, mantener la carga cerca del cuerpo con el peso equilibrado sobre los dos pies.
- Mantener la espalda recta y la alineación correcta del cuerpo, buscar apoyos.
- Cuando movilicemos un peso, no se girará el cuerpo, se deben mover los pies.
- Ayudarnos del peso de nuestro cuerpo a favor del movimiento a realizar.
- Es menos peligroso girar, mover o empujar un objeto pesado que intentar levantarlo.
- Nunca se harán movimientos bruscos, ni se darán tirones.

3.2.3. Formas de traslado: en silla, en camilla y en cama

Dependiendo del estado del paciente, el auxiliar y el diplomado en enfermería deberán seguir prestándole la asistencia que necesite, durante el traslado, ofreciéndole seguridad y tranquilidad.

Cuando la situación o el tipo de desplazamiento lo requieran, el transporte del enfermo se ha de realizar mediante la propia cama, camilla o silla de ruedas.

Tanto para el traslado en cama, en camilla o silla de ruedas, deberemos tener en cuenta que:

- El paciente deberá de estar bien sujeto para evitar caídas.
- Evitar situaciones donde existan corrientes de aire o en lugares donde el enfermo pueda sentirse incómodo.
- Cuando se tenga que bajar rampas, debemos situarnos en la parte inferior caminando hacia atrás, de tal forma que el paciente encamado mire hacia nosotros y si va en silla de ruedas en la misma posición que nosotros.
- Para entrar en el ascensor, primero entrará el celador y tirará de la camilla haciendo pasar en primer lugar la cabecera.

3.2.4. tipos de traslados: de cama a camilla y de cama a silla.

El transporte o traslado hospitalario define el desplazamiento del enfermo desde la cama a la camilla, la silla de ruedas o el sillón, o desde su habitación a otro servicio del hospital (para realizar radiografías, etc.) y la deambulación del paciente.

Hay que saber siempre el estado en el que se encuentra el paciente y preparar el equipo necesario para cada situación y buscar la ayuda necesaria.

Siempre se le explicará el procedimiento al paciente que debe colaborar.

Preservar la intimidad del enfermo (biombos, cortinas, etc.)

Frenar la cama o camilla por seguridad.

Vigilar que no se produzcan tirones, enganches, desconexiones o acodamientos.

Al trasladar a un paciente para la realización de pruebas no debemos dejarlo solo en los pasillos ni en corrientes de aire.

Una vez finalizada la actividad, acomodar al paciente en el sillón o cama. Lavarse las manos antes y después del procedimiento y usar guantes.

Según el grado de dependencia se hará con uno o dos profesionales de enfermería o celador. Si la dependencia de la persona es absoluta serán precisas tres personas.

Tema 30

Terminología anatómica. Anatomía general. Posiciones. Planos. Proyecciones.

eRodio ediciones

Índice esquemático

1. INTRODUCCIÓN

Todo técnico debe poseer profundos conocimientos de anatomía, fisiología y osteología para obtener radiografía que demuestren la parte del cuerpo deseada.

Anatomía es la ciencia que estudia la estructura del cuerpo. Fisiología es el estudio de la función de los órganos corporales. La osteología se ocupa del estudio detallado de los huesos.

El técnico debe tener un conocimiento general de todos los sistemas corporales y comprender su función, así como un gran conocimiento del sistema esquelético y de los hitos superficiales utilizados para localizar las diferentes partes del cuerpo. Dado que muchos exámenes radiográficos se refieren al sistema esquelético, es crucial que el técnico pueda visualizar mentalmente las estructuras internas que desea radiografiar. Utilizando hitos externos, el técnico podrá colocar la parte del cuerpo para obtener la mejor radiografía diagnóstica posible.

1.1. Cavidades corporales

Las dos grandes cavidades del cuerpo se conocen como torácica y abdominal. La cavidad torácica está dividida en una porción pericárdica y dos pleurales. Aunque la cavidad abdominal no tiene particiones intermedias, su porción inferior se conoce como cavidad pélvica.

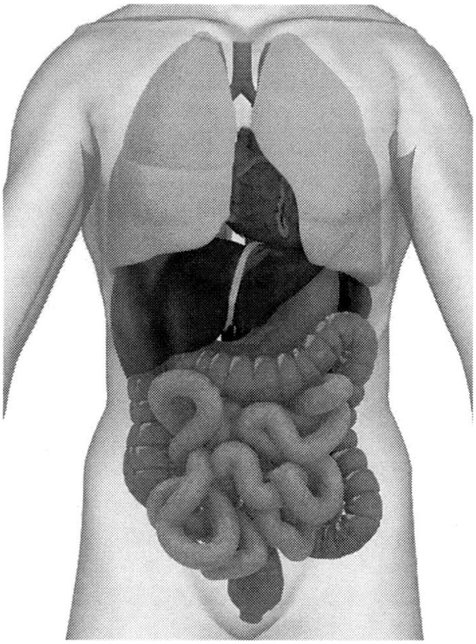

Las principales estructuras localizadas en la cavidad torácica son las membranas pleurales o pleuras, los pulmones, la traquea, el esófago, el pericardio, el corazón, y los grandes vasos.

Las principales estructuras localizadas de la cavidad abdominal son el peritoneo, el hígado, la vesícula biliar, el páncreas, el bazo, el estómago, el intestino, los riñones, los uréteres y los grandes vasos sanguíneos.

La cavidad pélvica contiene el recto, la vejiga urinaria y parte del aparato reproductor.

1.2. Hitos superficiales

Dado que la mayoría de las estructuras anatómicas no se puede visualizar de forma directa, el técnico, el técnico debe emplear diversas protuberancias, marcas u otros indicadores externos para posicionar con exactitud al paciente. Con la localización de estos hitos y el uso de técnicas de posicionamiento aceptadas, es posible colocarcorrectamente a los pacientes, y obtener excelentes radiografías en sujetos con una gran variedad de configuraciones corporales. Si no se usan los hitos superficiales para el posicionamiento radiográfico, o si emplean de modo incorrecto, se incrementa en gran medida la probabilidad de tener que repetir la radiografía.

Hay que señalar, sin embargo, que esos hitos son medidas aceptadas para la mayoría de los pacientes, y que solo se deben emplear como guías generales. Las variaciones en la constitución anatómica y la presencia de determinadas patologías pueden hacer necesario modificar el posicionamiento. Esas modificaciones deben introducirse en base individual y exigen experiencia por parte del técnico.

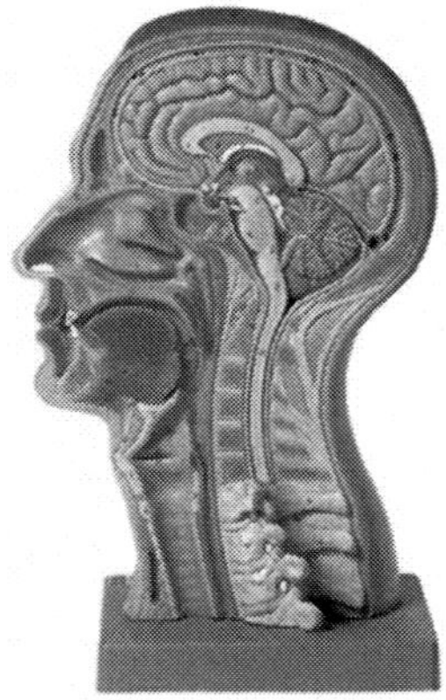

1.2.1. Hitos externos

1.2.1.1. Área cervical

C1: Punta de la mastoides.

C2 y C3: Gonion. Punta de la mastoides.

C3: Cartílago tiroides.

C4: Apófisis espinosa de C7.

1.2.1.2. Área torácica

D1: Aprox. 5 cm. por encima del nivel de la muesca esternal.

D2, D3: Nivel del manubrio esternal y nivel superior de las escápulas.

D4, D5: Angulo externo de las escápulas.

D7: Angulo inferior de las escápulas.

D10: Nivel de la punta xifoidea.

1.2.1.3. Área lumbar

L3: Margen costal.

L4: Nivel del ombligo.

L5: Parte superior de la cresta ilíaca.

1.2.1.4. Sacro y área pélvica

S1: Espina ilíaca anterosuperior.

Coxis: Sínfisis púbica y trocánteres mayores.

1.2.2. Hábito corporal

La forma general del cuerpo influye en el tamaño, la forma, la posición, el tono y la movilidad de los órganos internos. Se pueden clasificar en cuatro tipos:

- Hiperesténicos.
- Esténicos.
- Hipoesténicos.
- Asténicos.

1.2.2.1. Hiperesténicos

Constitución corporal maciza. El tórax es ancho y profundo, las costillas asumen una posición casi horizontal y la cavidad torácica es poco profunda. Los pulmones son cortos, estrechos por arriba y anchos en sus bases. El corazón es corto y ancho, con eje longitudinal casi transversal.

El diafragma ocupa una posición alta, lo que da lugar a un abdomen largo. La parte superior del abdomen es ancha mientras que la parte inferior es pequeña. El estómago y la vesícula biliar ocupan posiciones altas casi horizontales, y la vesícula está bastante alejada de la línea media. El colon también se sitúa alto y se extiende alrededor de la periferia de la cavidad abdominal.

1.2.2.2. Esténico

Es una modificación de la categoría hiperesténicos, es el tipo predominante, ya que pertenecen al mismo aproximadamente el 50 % de las personas.

1.2.2.3. Hipoesténicos

Es una modificación del asténico más extremo, intermedio entre éste y el esténico. Alrededor del 35 % de los individuos encajan en esta clasificación.

1.2.2.4. Asténico

Se caracteriza por una constitución muy fina. El tórax asténico es estrecho y superficial, las costillas están muy inclinadas hacia abajo y la cavidad torácica es larga. Los pulmones son largos, se extiende bastante por encima de las clavículas y son más anchos en la parte superior que en la base. El corazón es largo y estrecho. El diafragma ocupa una posición baja y la cavidad abdominal es corta, con mayor capacidad en la porción inferior que en la superior. El estómago y la vesícula biliar se sitúan bajos, verticales y próximos a la línea media. El colon se pliega sobre sí mismo y ocupa una posición medial y baja.

1.2.3. Términos anatómicos

Para describir los salientes y las depresiones, se emplean los siguientes términos anatómicos. Las prominencias o proyecciones que se extienden más allá o fuera del cuerpo principal de una estructura se designan con los siguientes términos:

1.2.3.1. Salientes

a) Cabeza: Extremo expandido de un hueso largo.
b) Carilla: Pequeña proyección de superficie lisa para articulación.
c) Cóndilo: Proyección redondeada en una extremidad articular.
d) Coracoides o coronoides: Proyección en forma de pico.
e) Cresta: Proyección en forma de reborde.
f) Epicóndilo: Proyección por encima del cóndilo.
g) Espina: Proyección afilada.
h) Estiloides: Proyección larga y afilada.
i) Maleolo: Apófisis en forma de maza.
j) Protuberancia o apófisis: Términos generales para designar una proyección.
k) Trocánter: Cualquiera de las dos apófisis grandes y redondeadas situadas en la unión del cuello y el cuerpo del fémur.
l) Tubérculo: Pequeña apófisis redondeada.
m) Tuberosidad: Apófisis grande redondeada.

1.2.3.2. Depresiones

Las depresiones son áreas huecas o deprimidas y se describen con los términos siguientes:

a) Agujero: Orificio en el hueso para la transmisión de vasos sanguíneos y nervios.

b) Cisura: Pliegue, trinchera o depresión en forma de fisura.

c) Seno: Receso, cavidad o espacio hueco. Receso o surco sería un canal de paso. Cavidad se emplea para designar un espacio hueco dentro de un hueso y fistula o canal de supuración de los tejidos blandos.

d) Surco: Depresión lineal superficial.

2. ANATOMÍA GENERAL

2.1. Generalidades sobre el esqueleto

El esqueleto está constituido por un conjunto de huesos unidos entre sí. En el ser vivo es frecuente su exploración clínica mediante radiografías o palpación de referencias óseas de interés.

El esqueleto del hombre es osteocartilaginoso. Durante la vida fetal el esqueleto osteocartilaginoso persiste en forma limitada: cartílagos costales, articulares, tabique nasal, etc.

Los huesos son piezas duras, resistentes, que sirven de sostén a los músculos que lo rodean. Pueden presentarse como:

- Elementos protectores: un conjunto de huesos se conectan entre sí y forman cavidades que alojan sistemas y sentidos (cráneo, orbitas, etc.)
- Elementos articulares: en las articulaciones móviles los huesos están unidos entre sí por cápsulas, ligamentos y músculos. Estos últimos forman los ligamentos activos y los cartílagos participan como piezas pasivas.

El esqueleto está constituido por la superposición de una serie de piezas óseas cuyo conjunto forma la columna vertebral, que se halla situada en la línea media posterior y constituye el eje vertical del esqueleto. Su parte superior sostiene el cráneo, delante del cual se encuentra un conjunto óseo completo con distintas cavidades; el macizo facial. En su extremo inferior las vertebras se sueldan y adelgazan, formando dos huesos, el sacro y el coxis.

El entramado óseo del cuerpo se divide en dos partes principales:

- Esqueleto apendicular que consiste en las extremidades superiores e inferiores y las cinturas escapular y pélvica.
- Esqueleto axial que incluye el cráneo, la columna vertebral, el esternón y las costillas.

El conjunto craneovertebral o esqueleto axial presenta en su interior una cavidad donde se aloja el sistema nervioso central, con las raíces raquídeas y sus envolturas.

De la parte media de la columna vertebral se separan a ambos lados una serie regular de arcos óseos, las costillas, en número de 12 para cada lado. Estas se articulan por delante con el esternón por intermedio de los cartílagos costales, excepto las dos últimas que quedan libres: "costillas flotantes".

El conjunto de la columna dorsal, costillas, cartílagos, esternón y espacios intercostales se integran en una caja de constitución especial: el tórax.

Existe un único hueso, situado en el cuello, que no presenta conexiones directas con el esqueleto, se trata del hueso hioides.

En el adulto se cuentan 206 huesos (excluyendo los pequeños sesamoideos y los frecuentes huesos accesorios o supernumerarios del cráneo). El número de piezas óseas varía según la edad. En el niño el hueso frontal comprende dos piezas: derecha e izquierda, que luego se fusionan, el hueso iliaco está formado por tres huesos diferentes: isquion, ilion y pubis, que posteriormente se sueldan entre sí. En la vejez los huesos pueden soldarse, especialmente los del cráneo, disminuyendo su número.

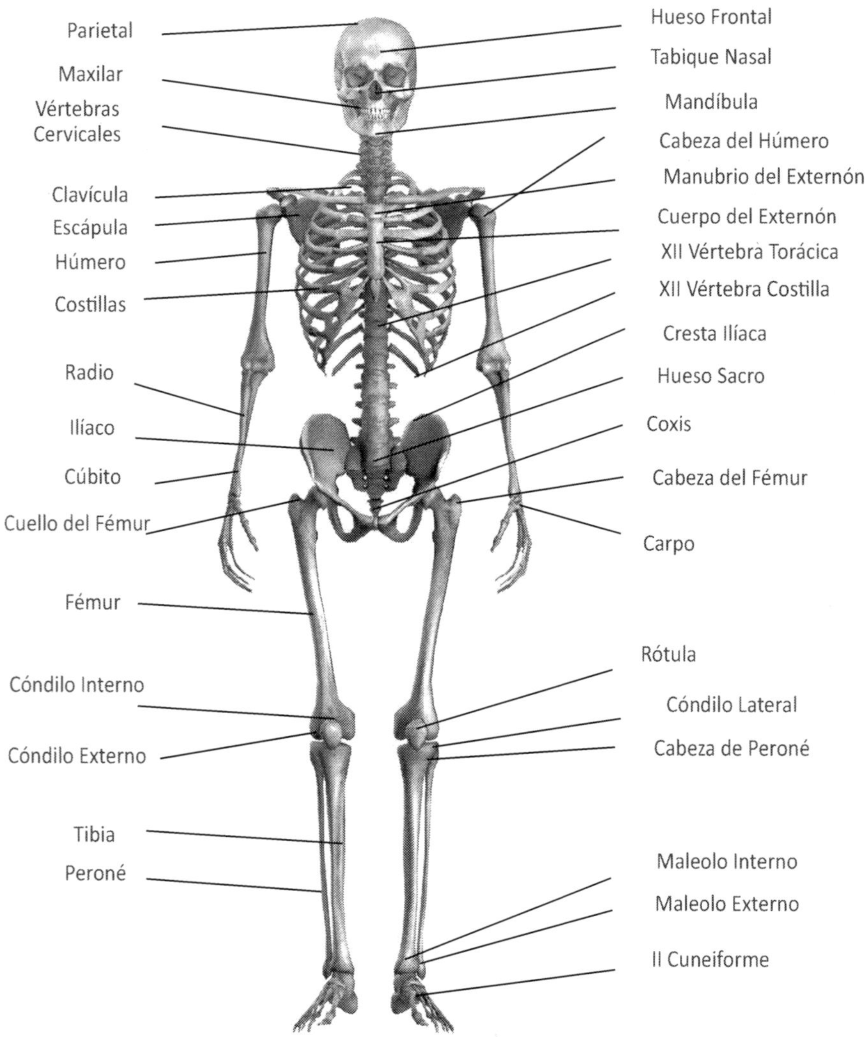

2.1.1. Configuración externa de los huesos

Los huesos se presentan en tres formas principales: Huesos largos, huesos cortos y huesos planos.

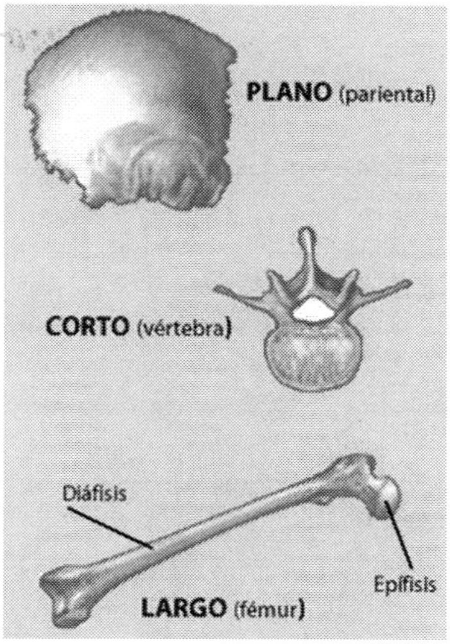

El hueso según su forma

2.1.1.1. Huesos largos

Predomina la longitud sobre el espesor y el ancho. Constan de un cuerpo o diáfisis y de dos extremos o epífisis. La unión de las diáfisis con la epífisis se llama metáfisis. A este grupo corresponden los huesos de los dos primeros segmentos de los miembros.

2.1.1.2. Huesos cortos

De volumen restringido, sus tres ejes son semejantes. De forma variable, generalmente cuboidea, se los encuentra en el carpo, el tarso, etc.

2.1.1.3. Huesos planos

El espesor es reducido con predominio de la longitud y el ancho. Constituyen las paredes de las cavidades craneana, nasales, orbitarias y pelviana. Pueden formar amplias superficies de inserción muscular: escapular, coxal, occipital.

Pueden distinguirse además:

- Huesos alargados: clavículas, metacarpianos, metatarsianos y falanges.
- Huesos arqueados: se presentan incurvados sobre su eje en arco de círculo, como ocurre en las costillas, el maxilar inferior o el hueso palatino.
- Huesos radiados: poseen prolongaciones óseas radiadas que emergen en direcciones opuestas y que en general son simétricas, como en las vertebras y esfenoides.
- Huesos papiráceos: formados por laminillas óseas de tejido compacto, delgadas, como el unguis, lámina papirácea del etmoides, etc.
- Huesos con cavidades neumáticas: algunos huesos de la cara y del cráneo presentan cavidades más voluminosas que las que existen en el tejido esponjoso, el tipo es el maxilar superior. Pueden tener dimensiones más reducidas y se las designan celdas o células: etmoidales, mastoideas, etc. Cuando adquieren un tamaño mayor se les denominan senos, como se observan en huesos del cráneo y de la cara. Todas esas cavidades modifican la forma del hueso.
- Huesos sesamoideos: inconstantes deben su nombre a sus reducidas dimensiones. Se los encuentran en la articulación metacarpofalángica del pulgar y metatarsofalángica del primer dedo del pie, en los gemelos de la rodilla y en el tendón del peroneo lateral largo.

Anexos a un tendón o ligamento se articulan con un hueso de la vecindad, hueso de sostén o de soporte, al que generalmente no se sueldan. Esto lo diferencia de los huesos supernumerarios.

La rótula, situada en el tendón del cuádriceps, se diferencia de los huesos sesamoideos porque siempre se osifica. Por su ubicación puede considerársela un hueso de tipo sesamoideo.

En la superficie de los huesos existen irregularidades, como salientes, entrantes y superficies ásperas. Las eminencias y los salientes adoptan formas variables.

- Articulares, como la cabeza del húmero, los cóndilos del fémur.
- Extraarticulares, muy variables y rugosas, generalmente destinadas a inserciones musculares o ligamentosas. Su desarrollo varía según la potencia que ejerce el músculo que se inserta en ellas. Se las denomina relieves, protuberancia, tuberosidades, espinas, crestas, etc.

Los huesos suelen presentar cavidades que se dividen en:

- Cavidades articulares, son depresiones esferoidales, elipsoidales o cupuliformes que encajan en un saliente del hueso articular, como las cavidades cotiloideas, glenoideas, platillos tíbiales, etc.
- Cavidades no articulares, de forma variable se distinguen:
- Cavidades de inserción, se fijan determinados músculos.
- Cavidades de recepción, por ellas pasan tendones, arterias, venas y nervios. Se presentan en forma de canales, surcos, escotaduras, conductos.
- Cavidades de ampliación, son divertículos, celdas o senos intraóseos, situados por lo general en la vecindad de las cavidades de la cara (seno maxilar, frontal, etc.) o en el hueso temporal (aparato de la audición, celdas mastoideas).

Todos los huesos están perforados por orificios que se denominan agujeros o conductos de transmisión, que comunica una de las caras del hueso con la cara opuesta, permitiendo el pasaje de órganos muy diversos (agujero occipital, el cual aloja el bulbo raquídeo que pasa del cráneo al conducto vertebral).

2.1.2. Configuración interna de los huesos

En el hueso del adulto, al corte se reconocen dos porciones: el hueso compacto y el hueso esponjoso. El tejido compacto forma una capa periférica y continua. El tejido esponjoso está constituido por una serie de laminillas o trabéculas que delimitan aréolas comunicadas entre sí, que albergan médula ósea. El tejido compacto le forma al esponjoso un estuche de contención. Las trabéculas del tejido esponjoso tienen una orientación que permite al hueso una mayor resistencia a las presiones o a las tracciones que debe soportar, utilizando el mínimo de material.

En los huesos largos la diáfisis está constituida por tejido compacto por fuera del conducto medular y la epífisis por tejido esponjoso y rodeado por una delgada lámina de tejido compacto.

En los huesos planos el tejido esponjoso se dispone entre dos láminas de tejido compacto. En los huesos de la bóveda del cráneo se denomina diploe al tejido esponjoso y tablas interna y externa a las láminas de tejido compacto.

Los huesos cortos están formados por tejido esponjoso rodeado por una lámina de tejido compacto, a semejanza de lo que ocurre en las epífisis de los huesos largos.

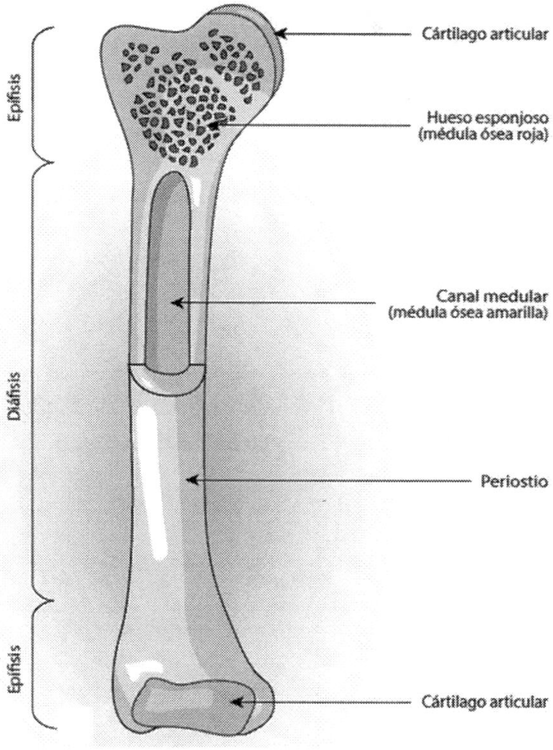

2.1.2.1. Médula ósea

Se encuentra en el conducto medular de los huesos largos y en las cavidades del tejido esponjoso. La médula participa en la renovación de las células de la sangre y, al parecer, no interviene en la vida del hueso normal. Es así como la médula constituye un tejido por sí misma y puede considerársela un órgano aparte. El hueso seco carece de médula ósea.

2.1.2.2. Periostio

Es una membrana fibroelástica que rodea la superficie externa de los huesos, con exclusión de las partes revestidas por cartílago articular y los lugares en los que se insertan tendones y ligamentos. Ricamente vascularizado e inervado, se adhiere de modo variable al hueso que reviste. Se lo libera más fácilmente de las diáfisis que de las crestas e irregularidades. Participa en forma activa en el crecimiento del hueso y en su vascularización.

2.1.2.3. Cartílagos de conjunción

Existen en los huesos largos de los jóvenes. Visibles en las radiografías, no deben ser confundibles con trazos de fracturas. Los cartílagos de conjunción permiten el crecimiento en longitud del hueso. También se los encuentra en la implantación de ciertas apófisis y tiene importancia patológica.

2.1.3. Vascularización de los huesos

Su estudio permite comprender la estructura ósea e interpretar la consolidación de las fracturas, sus retardos y sus defectos.

La superficie del hueso presenta numerosos orificios: los agujeros nutricios, que se profundizan como conductos vasculares, según sus dimensiones se los divide en tres órdenes:

- Agujeros de primer orden: pertenecen a la diáfisis de los huesos largos y a las caras de los huesos planos. Por ellos transitan los vasos principales del hueso que se dirigen al conducto medular, donde terminan.
- Agujeros de segundo orden: se encuentran en la epífisis de los huesos largos, en los bordes de los ángulos de los huesos planos, así como en las superficies no articulares de los huesos cortos.
- Agujeros de tercer orden: son los más pequeños. Se hallan en todas las superficies no articulares del hueso. Se pueden contar hasta 50 por mm^2.

Todos estos orificios y conductos denotan la riqueza vascular del hueso.

2.1.3.1. Arterias

Son numerosas y varían según el tipo de hueso considerado.

Huesos largos, sus arterias pueden clasificarse en tres sistemas:

Diafisario: la arteria principal del hueso penetra por el agujero nutricio de mayor calibre. En el miembro superior se dirige hacia el codo. En el miembro inferior, en cambio, se alejan de la rodilla. La explicación se hallaría en relación con el crecimiento en longitud del hueso, la orientación del conducto parece huir de la extremidad fértil.

Periostio: el periostio que recubre la diáfisis se encuentra ricamente vascularizado por arterias de la proximidad (músculos, ligamentos, etc.) que dan origen a una abundante red vascular arterial. Esto explica porqué, cuando se separa el periostio, se produce una abundante hemorragia en su superficie.

Epifisisometafisario: se origina en las arterias articulares, las musculotendinosas vecinas y algunas propias para la epífisis y metáfisis. Estas arterias atraviesan la cortical, llega a la esponjosa y se reparte en dos grupos: epifisario, que forma una arcada de la que parten arteriolas para la placa subcondral y diafisario, de donde se originan colaterales que se anastomosan con el sistema de la arteria nutricia.

Las arterias de la médula ósea proceden de la arteria nutricia diafisaria. Estas arterias se capilarizan, para continuarse en los sinusoides, que las conectan con el seno venoso central. Las arterias metafisarias estarían encargadas de irrigar a la médula osteogénica, y la arteria nutricia principal a la médula metafisaria.

- Huesos planos. Se irriga por dos tipos de arterias, periosticas que irrigan la cortical ósea y parte de la esponjosa y orificiales, se distribuyen anastomosándose entre sí y con las arterias periósticas, para terminar en la lámina esponjosa central.
- Huesos cortos. Su irrigación procede de dos fuentes, una son las arterias periósticas que atraviesa la cortical, y las arterias orificiales que pueden originarse en arterias musculotendinosas y ligamentos.

2.1.3.2. Venas

La circulación venosa de un hueso se inicia en un centro cavitario único o ramificado y ensanchado. En los huesos largos, las venas se originan en el seno venoso medular o central y gradualmente, se ordenan y llegan al periostio. Esta circulación de retorno se encuentra muy desarrollada en la epífisis donde existen verdaderos conductos o lagos. En los huesos planos se las denominan venas diploicas. En los huesos cortos se originan a partir de lagos centrales o sinusoides dilatados que confluyen hacia una o dos venas que emergen en el periostio.

La circulación sanguínea de los huesos es abundante. Ello explica que en una fractura la sangre proceda de la cavidad medular y de la médula dilacerada, del tejido compacto y del periostio. Esta profusa vascularización arterial y venosa en el hueso demuestra la importancia que reviste para la vida de este tejido y los profundos cambios químicos y citológicos que durante la vida se producen en su interior y la relevancia de su integridad.

2.1.4. Inervación de los huesos

Los nervios que llegan al hueso penetran en su interior acompañando a las arterias (nervios perivasculares), fundamentalmente a la arteria nutricia principal. Son fibras sensitivas responsables del dolor óseo. Las fibras nerviosas del hueso y del periostio proceden de los nervios musculares. Forman en el periostio un plexo denso que se ramifica para finalizar en glomérulos terminales. Se trata de fibras que proceden de los nervios craneanos o raquídeos. Desde este plexo nervioso se originan fibras que llegan a la cortical del hueso, independientemente, sin acompañar a los vasos sanguíneos. En la médula, las fibras nerviosas vegetativas se disponen alrededor de los vasos formando plexos perivasculares vasomotores que terminan en las capas musculares lisas de los vasos.

La irrigación y la inervación son de fundamental importancia en el crecimiento y en la osificación. El hueso vivo posee una extraordinaria sensibilidad, tal como lo atestiguan los dolores que acompañan a las fracturas así como a los procesos inflamatorios o a algunos tumores.

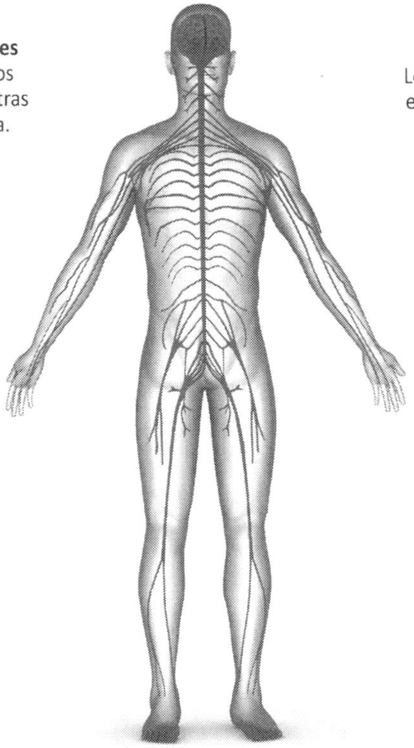

2.2. Generalidades sobre las articulaciones

Las articulaciones están constituidas por un conjunto de formaciones anatómicas que unen dos o más huesos.

La parte de la anatomía que estudia las articulaciones se llama artrología o sindesmología. Todas las articulaciones no poseen el mismo valor ni la misma importancia. Existen las que poseen gran amplitud de movimientos (hombro, coxofemoral); otras que son de movimiento restringido, semi-móviles (sínfisis pubiana), y por último las que carecen de movimiento (cráneo adulto).

2.2.1. Clasificación

Según su grado de movimiento se distinguen:

- Articulaciones semimóviles o anfiartrosis.
- Articulaciones móviles o diartrosis
- Articulaciones inmóviles o sinartrosis.

2.2.1.1. Sinartrosis

Este tipo de articulación se encuentra entre los huesos del cráneo y los de la cara. Los huesos desarrollados por osificación encondral se hallan reunidos por cartílagos (sincondrosis). Los que proceden directamente de un esbozo membranoso están unidos por tejido fibroso (sinfibrosis).

Según la configuración de las superficies articulares, las sinfibrosis se dividen en cuatro categorías:

- Suturas dentadas: presentan engranamientos o dentelladuras.
- Suturas escamosas: las superficies en contacto están talladas a bisel.
- Suturas armónicas: en ellas se ponen en contacto superficies plana y rugosa.
- Esquindilesis: una superficie en forma de cresta se articula con una ranura, como sucede en la articulación del vómer con el cuerpo del esfenoides.

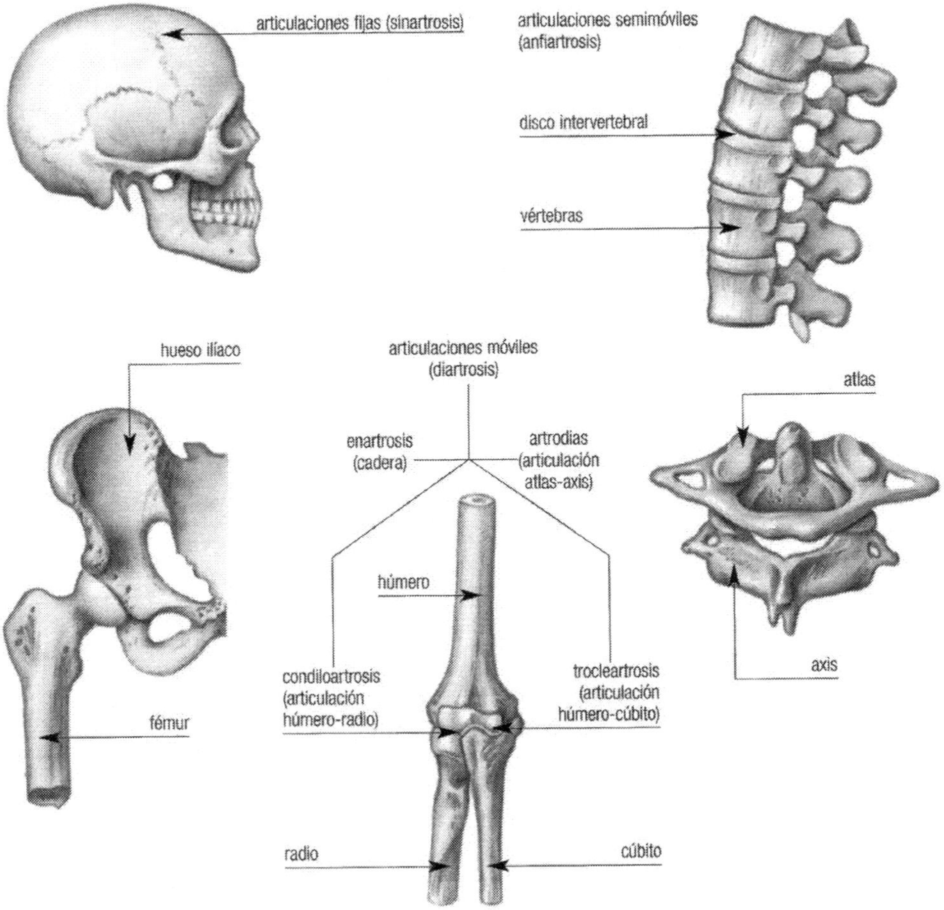

2.2.1.2. Anfiartrosis

En este tipo de articulación, los movimientos son limitados y de poca amplitud. Se caracterizan por:

- Carecen de cavidad sinovial.
- Las superficies articulares, que están recubiertas por un cartílago articular, poseen formaciones fibrosas o fibrocartilaginosas que se interponen entre ambos huesos.
- Presentan ligamentos periféricos que rodean la articulación. La articulación entre dos cuerpos vertebrales y la sínfisis pubiana son ejemplos de anfiartrosis. Cuando en el espesor de la formación interósea existe una hendidura, la articulación pertenece al tipo de las diartroanfiartrosis, por ejemplo, la articulación sacroilíaca.

2.2.1.3. Diartrosis

Son articulaciones muy móviles, particularmente interesantes por su complejidad anatómica y su diversidad funcional. Tiene en común las formaciones anatómicas de base que las constituye: las superficies óseas están revestidas de cartílago. Los huesos están unidos por una capsula articular y ligamentos. La capsula presenta un revestimiento sinovial en su cara interna.

Superficies articulares

Forma: es variable según la articulación considerada. Cuando las superficies en contacto no son planas, la convexidad de una pieza ósea se corresponde con una superficie configurada en sentido inverso.

Clasificación: según la forma de las superficies articulares se clasifican las diartrosis en:

Enartrosis, superficies esféricas o casi esféricas.

Condíleas, las superficies articulares están representadas por dos segmentos elipsoidales dispuestos en sentido inverso.

Encaje recíproco o condílea invertidas o configurada en silla de montar, cada una de las superficies articulares es cóncava en un sentido y convexa en otro.

Troclear o trocleoartrosis, una de las superficies tiene forma de polea, en cuya garganta se aloja la saliente de la superficie articular opuesta.

Trocoides, las superficies articulares son segmentos de cilindro, uno convexo y otro cóncavo.

Artrodias, presentan superficies articulares más o menos planas que se deslizan una sobre otra.

Sinsartrosis, se da esta denominación a espacios celulosos de deslizamiento y no a articulaciones verdaderas.

Cartílago articular, de revestimiento o de incrustación.

Cada superficie articular está revestida por un cartílago articular, que se adhiere íntimamente al hueso. Su superficie libre es pulida y de coloración blanquecina. Maleable, extensible y comprensible, se deforma bajo la influencia de presiones, para retornar a su espesor original cuando estas cesan. La extensión del revestimiento cartilaginoso es directamente proporcional a los movimientos de la articulación siendo más extenso en las articulaciones muy móviles.

Su espesor varía entre 0.2 y 2 mm. Es más espeso en los puntos de presión y de deslizamiento de la articulación. Así es más espeso en el vértice de las cabezas humeral y femoral y más delgado hacia el fondo o centro de la cavidad glenoidea y del cotílo. En los miembros inferiores es más o menos elástico a la presión, comportándose como un elemento de amortiguación frente a los choques. Su desaparición acarrea el desgaste rápido del hueso por presión y frotamiento reciproco.

El cartílago articular no posee vasos sanguíneos, se nutre por imbilación a expensas del liquido sinovial.

Rodetes marginales, meniscos y discos.

Son dispositivos de aspecto fibrocartilaginoso formados por tejido fibroso denso.

Rodetes marginales: se disponen generalmente en forma de anilla alrededor de ciertas cavidades articulares a las que aumentan su superficie articular. Vistos en un corte son triangulares, su base descansa sobre el contorno de la superficie articular y se confunde, por dentro, con el cartílago de incrustación y, por fuera, con el periostio; su cara interna mira a la cavidad articular, y la externa confina con los medios de unión periférico: rodete articular del hombro y de la cadera. En un traumatismo la inserción ósea puede desgarrarse.

Meniscos, interpuestos entre superficies articulares, mejoran su concordancia. Al corte, dos de sus caras miran a cada superficie articular y su base periférica se adhiere a la cápsula. Pueden presentar inserción ósea en sus extremidades como ocurre en la rodilla.

Discos, su presencia divide a la articulación en dos pisos. Pueden presentar una perforación en su centro. Por su cara periférica se fijan a la cápsula articular. Sus otras caras se moldean siempre a las superficies articulares, a menudo irregulares.

Cápsula y ligamentos

Constituyen un dispositivo que asegura el contacto entre las superficies articulares. Su espesor es variable y depende de la fisiología articular, presenta engrosamiento en los lugares donde se ejercen fuerzas de tracción, que constituye los ligamentos. En la articulación del codo y del cuello del pie, los ligamentos son bien diferenciados y espesor en sus partes laterales, mientras que la cápsula es delgada por los amplios movimientos de flexión y extensión. Los ligamentos poseen formas variables: cintilla o cinta, cordón diferenciado, espesamiento adherente a la cápsula, etc. De resistencia considerable, le confieren a las articulaciones gran firmeza, como en el caso de la rodilla, que es capaz de resistir una fuerza de 415 kg. Sin desgarrarse.

Sólidos y flexibles, los ligamentos presentan una elasticidad variable.

Ligamentos fibrosos; prácticamente inextensibles, su tensión limita el movimiento.

Ligamentos elásticos; son algo más extensibles, como por ejemplo los ligamentos amarillos de las articulaciones vertebrales.

Con la edad los ligamentos pierden su elasticidad y flexibilidad, el ejercicio físico tiende a mantener la flexibilidad aun en individuos de edad avanzada.

Sinovial; Es una membrana delgada que tapiza la cápsula articular por su cara interna. Se inserta por sus extremos en el contorno del revestimiento cartilaginoso de las superficies articulares, con el que comparte el origen embriológico. Cuando la cápsula se inserta a distancia de la superficie articular, la sinovial tapiza toda la superficie ósea interpuesta, reflejándose a partir de la cápsula (fondo de saco sinovial).

La sinovial presenta, a veces, prolongaciones de volumen variable en el interior de la articulación. Se las denomina franjas sinoviales y se encuentran frente a las interlíneas articulares, rellenando los espacios libres.

La sinovial es la parte más ricamente vascularizada de la articulación.

2.2.2. Vascularización

Las articulaciones reciben su irrigación y drenan hacia los vasos de la vecindad. Las arterias son numerosas a nivel de las grandes articulaciones de los miembros; proceden de loa grandes troncos supra, látero y subyacentes a la articulación, los que se ramifican y anastomosan formando círculos periarticulares.

2.2.3. Inervación

Proporcionada por los nervios periarteriales, las articulaciones poseen nervios propios; articulares o autónomos. Profusamente distribuidos, se reparten en la cápsula, los ligamentos y la sinovial formando una amplia red; en sus terminación presentan corpúsculos sensitivos. Esta rica distribución de nervios confiere a las articulaciones una extrema sensibilidad.

2.2.4. Anatomía funcional

2.2.4.1. Movimientos de las articulaciones

Se refieren al estudio de los desplazamientos de las superficies articulares entre sí. Estos movimientos se designan:

- Flexión: es el movimiento que acerca dos huesos largos entre sí.
- Extensión: es el movimiento que se practica en sentido inverso al precedente.
- Abducción: es el movimiento que separa, por ejemplo, los miembros superior o inferior por relación al tronco o al eje medio del cuerpo.

- Aducción: es el movimiento inverso al precedente.
- Elevación: es el movimiento que aleja un segmento o un miembro entero del plano horizontal del suelo.
- Descenso: es el movimiento inverso al precedente.
- Rotación externa (supinación): es el movimiento que orienta hacia fuera la cara anterior del hueso.
- Rotación interna (pronación): es el movimiento inverso al anterior.
- Circunducción: este movimiento resulta de la sucesión de los movimientos precedentes. Pueden efectuarse hacia delante o hacia atrás.

Existen movimientos simples o complejos. Los simples se refieren a la flexión- extensión y a la abducción-aducción, a la rotación externa o a la rotación interna. Los complejos surgen de la combinación de varios movimientos simples de base.

2.2.4.2. Flexibilidad articular

La posibilidad de una articulación de cumplir con los movimientos para los que está estructuralmente conformada, denota su flexibilidad. Alteraciones de elementos vecinos repercuten disminuyendo la función articular a causa de las molestias mecánicas y el dolor que provocan.

En el niño la cápsula articular es más elástica y los ligamentos más extensibles. Existen diferencias individuales y de sexo en la elasticidad articular. Una gimnasia técnicamente dirigida permite a las articulaciones mantenerse por largo tiempo elásticas y flexibles.

2.3. Generalidades sobre los músculos

Los músculos son formaciones anatómicas que gozan de la facultad de contraerse, es decir, de disminuir la longitud bajo el influjo de una excitación.

Existen dos tipos de músculos: estriados y lisos.

En realidad, esta distinción sufre algunas excepciones, como el miocardio (músculo del corazón).También los músculos motores de los huesecillos del oído.

De acuerdo con su situación, pueden distinguirse músculos superficiales y músculos profundos. Los primeros también son llamados cutáneos pues se encuentran situados inmediatamente por debajo de la piel. Son poco desarrollados en el hombre y se les encuentra a nivel de la cara, de la cabeza y del cuello. Los músculos profundos se encuentran situados por debajo de la aponeurosis superficial que constituye su cubierta. La mayoría de ellos se inserta sobre el esqueleto pero existe un pequeño número de músculos profundos que se encuentran anexados a órganos privados del esqueleto como los músculos motores del ojo, de la lengua, de la faringe, del ano.

El músculo vivo es de color rojo. Esta coloración denota la existencia de pigmentos y de una gran cantidad de sangre en las fibras musculares.

En general, la mayoría de los músculos son rectilíneos, más o menos paralelos al eje mayor del cuerpo o al de los miembros. Aquellos que se inclinan sobre estos ejes son llamados oblicuos o transversos. Otros músculos, para dirigirse de un punto a otro, no siempre siguen una línea recta. Cambian su dirección durante el trayecto, en general apoyándose en una superficie ósea; son los músculos reflejos.

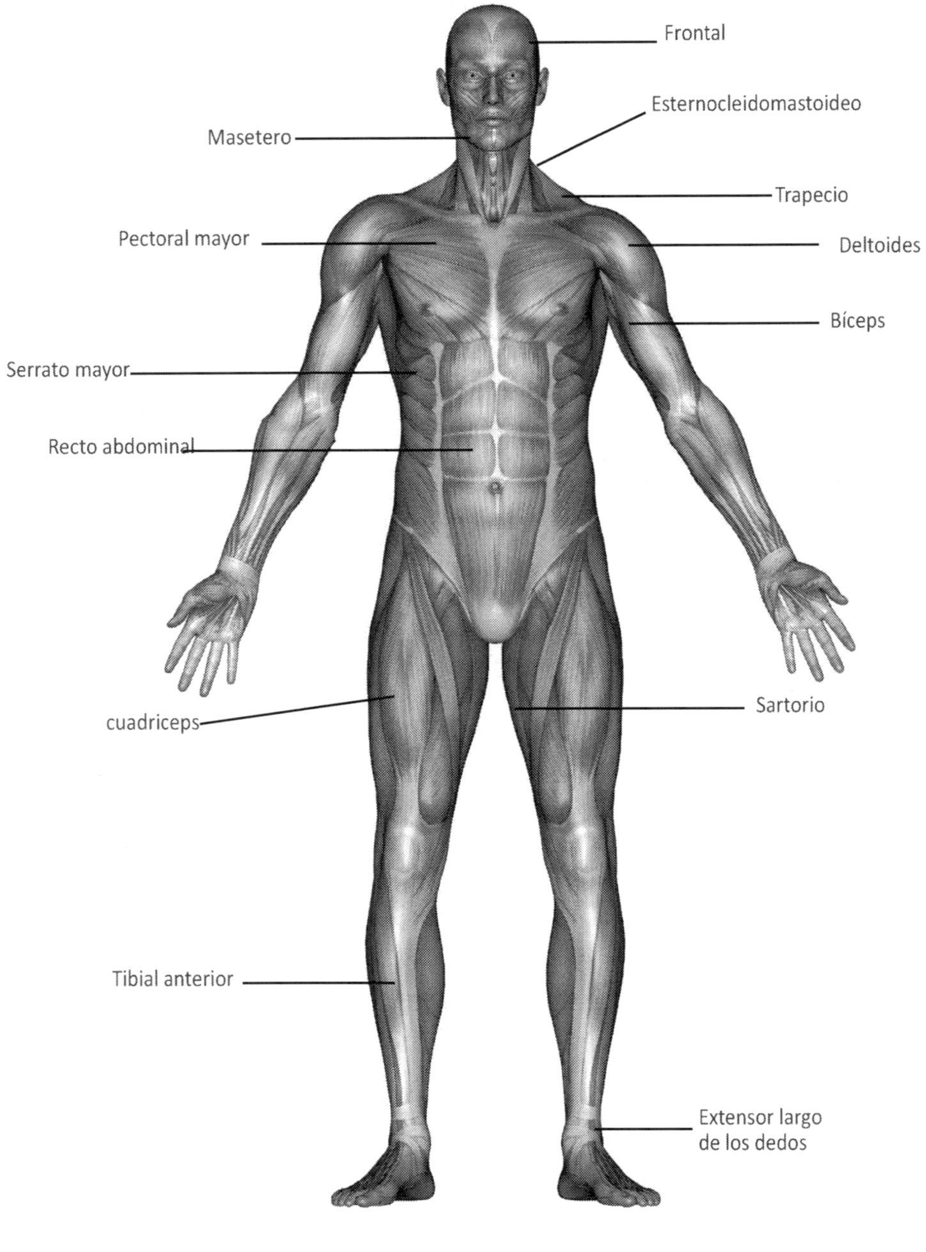

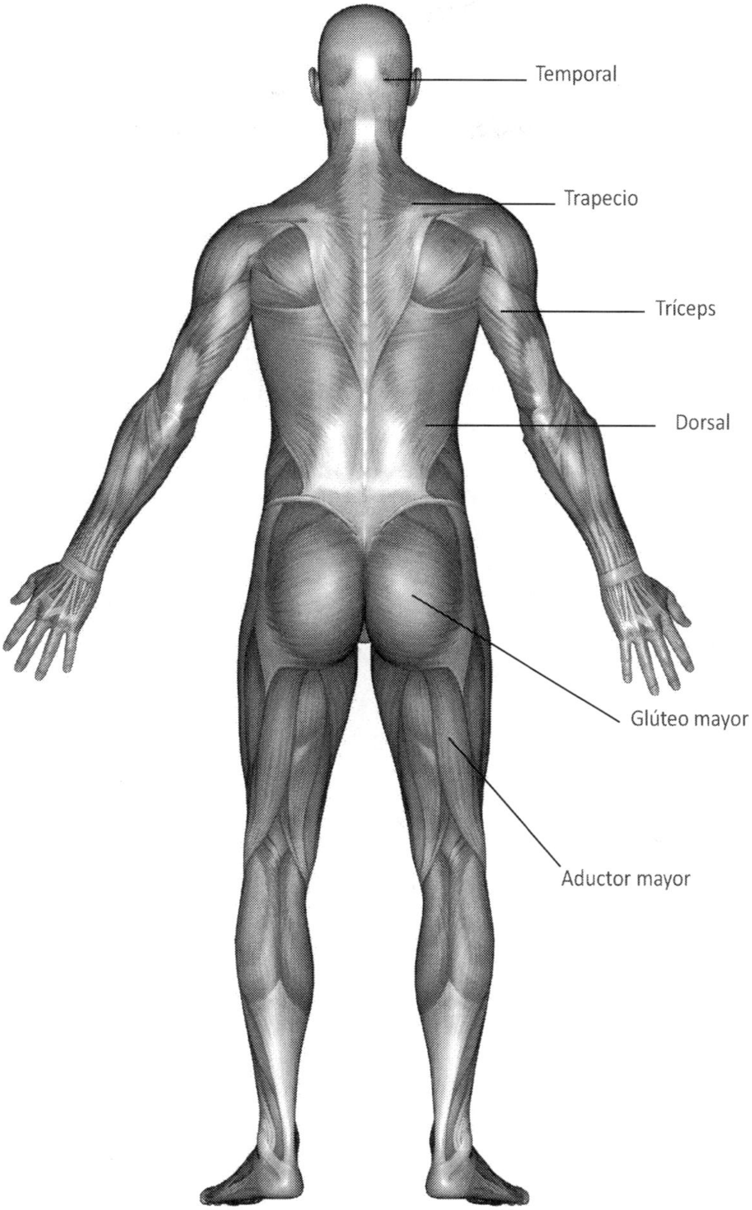

2.3.1. Configuración externa

Según la forma que adoptan, se distinguen músculos largos, anchos, cortos y anulares.

a) Músculos largos. Se encuentran en especial en los miembros. Los más superficiales son los más largos.

b) Músculos anchos. Se caracterizan por ser aplanados, se les encuentra en las paredes de las grandes cavidades como el tórax y el abdomen.

c) Músculos cortos. Se encuentran en aquellas articulaciones donde los movimientos son poco extensos, lo que no excluye su fuerza ni su especialización (pulgar).

d) Músculos anulares. Están dispuestos alrededor de un orificio al cual circunscriben y aseguran el cierre. Se les llama orbiculares o esfínteres. Son de espesor y fuerza variable.

2.3.2. Inserciones de los músculos

Los músculos se fijan por sus extremos a superficies llamadas puntos de inserción. Casi todos ellos se sitúan sobre el esqueleto pero existen músculos que se insertan en la piel, en las mucosas o en un órgano blando.

Es muy raro que un músculo se inserte directamente, por lo general, lo hace por intermedio de un tendón. De estructura fibrosa éste prolonga el músculo hasta su punto de inserción. La forma de los tendones es variable, unos son cilíndricos, otros aplanados, algunos son muy largos o muy cortos y por último los que se extienden en amplias membranas.

Los tendones son siempre de color blanquecino, brillante, nacarado. Son muy resistentes y prácticamente inextensibles.

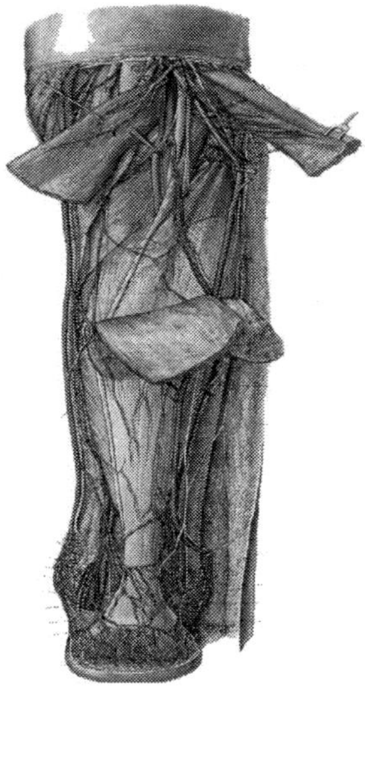

Se distinguen ordinariamente dos inserciones en el músculo, la inserción de origen y la inserción terminal.

Las inserciones de origen pueden ser: Carnosas, tendinosas, tendino-musculares, arcadas fibrosas.

Las inserciones de terminación pueden hacerse las más frecuentes, por medio de tendones, que prolongan el cuerpo muscular bajo formas variables: largos, breves, cilíndricos o aplanados.

Cada músculo posee un punto fijo y un punto móvil. La contracción muscular acerca el punto móvil al punto fijo.

2.3.3. Vascularización de los músculos

2.3.3.1. Arterias

Cada músculo recibe una o varias arterias propias, de las cuales algunas pueden ser muy voluminosas, como ocurre con la arteria del cuádriceps, menos frecuentemente recibe una arteria única. La arteria de mayor calibre y constancia es la arteria principal, que está acompañada por dos venas y por el nervio correspondiente.

2.3.3.2. Venas

La red venosa se desarrolla de acuerdo con las necesidades energéticas del órgano.

Las venas nacen de las redes interfasciculares y se reúnen para formar venas más voluminosas que emergen del músculo por los lugares de penetración de las arterias y terminan en los troncos venosos profundos de la vecindad.

2.3.3.3. Vascularización de los tendones

Los tendones se encuentran pobremente vascularizados. Sus fuentes de origen son ramas provenientes de los vasos musculares, o bien arteriolas procedentes de la irrigación del periostio, de la vecindad de la inserción, de la vaina conjuntiva peritendinosa o de los vasos que existen en el tejido ambiental.

PLEXO SACRO

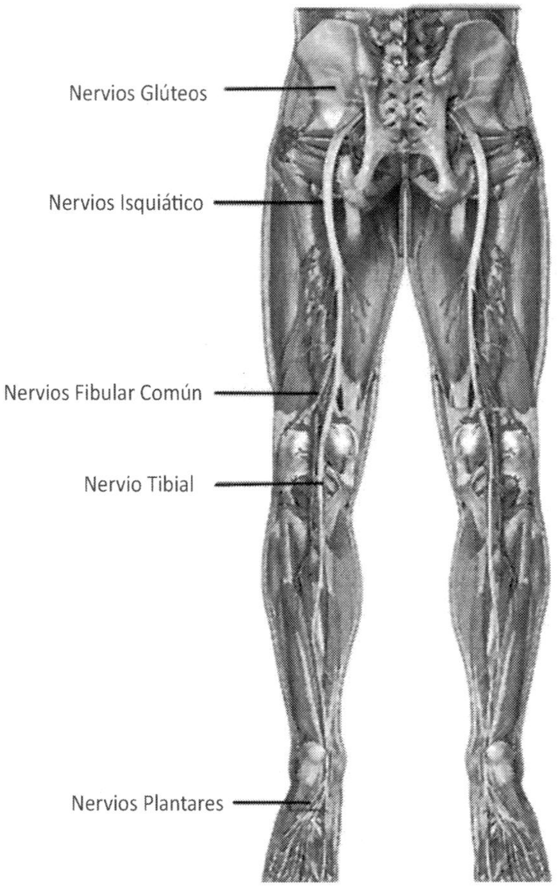

2.3.4. Inervación de los músculos

El músculo puede ser abordado en uno o varios puntos por filetes nerviosos múltiples, estos filetes nerviosos pueden ser integrantes del pedículo vasculonervioso principal o pueden llegar al músculo como elementos independientes. Contiene fascículos neuromusculares, que son los elementos receptores de su sensibilidad.

El músculo recibe una triple inervación:

- Fibras motoras procedentes del eje cerebroespinal.
- Fibras simpáticas que siguen el recorrido del plexo nervioso periarterial o el del nervio motor, que toma así el significado de un nervio mixto.

El músculo estriado es gobernado por órdenes provenientes de los centros nerviosos, los que pueden asentar en la médula y conferirle al movimiento causado por las contracciones musculares el carácter de automático o reflejo.

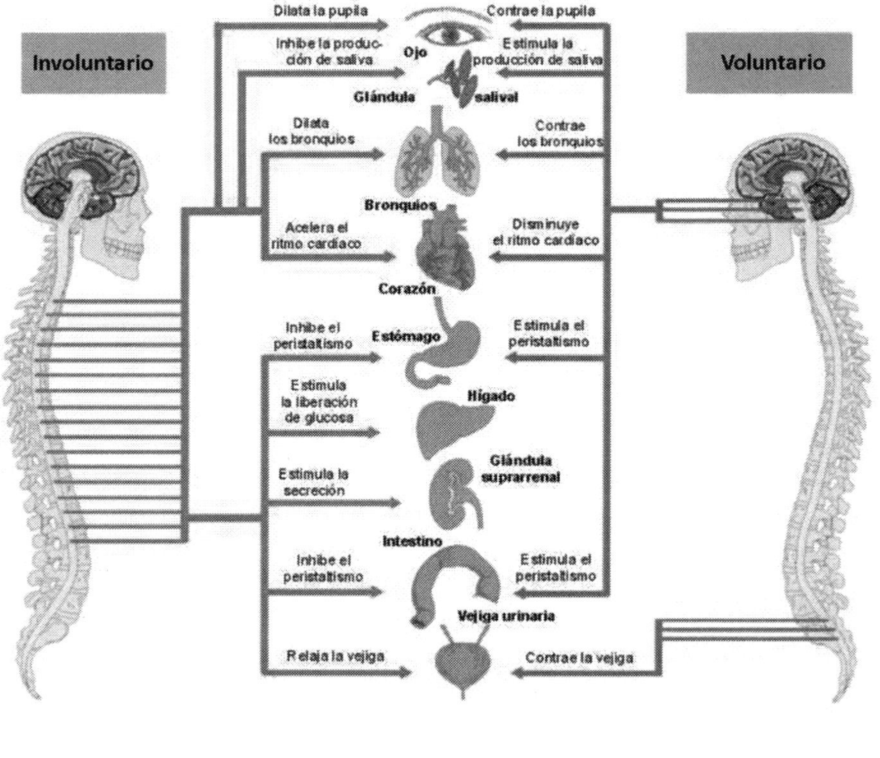

2.3.5. Aponeurosis

Se da el nombre de aponeurosis o fascia a las membranas fibrosas que envuelven a los músculos; su misión es la de contención durante la contracción muscular. No debe confundírselas con los tendones o aponeurosis de inserción de los músculos anchos del abdomen a los que por extensión se le designa a veces aponeurosis de inserción o de terminación.

En los miembros las aponeurosis adoptan la forma de cilindros huecos o manguitos.

En el tronco, la cabeza y el cuello, als aponeurosis son en general más delgadas pero, como los mismos músculos, más complejas en la disposición que adoptan.

La resistencia de las aponeurosis se ejerce frente a la presión que experimentan durante la contracción de los músculos subyacentes y frente a la tracción cuando dan inserción a fibras musculares.

2.3.6. Vainas fibrosas y vainas sinoviales de los tendones

Son formaciones desarrolladas a modo de puente o túnel entre las superficies óseas sobre las cuales se deslizan los tendones. Su función es contener el tendón permitiendo un deslizamiento fácil o actuar como polea de reflexión. Se las encuentra en especial en los extremos de los miembros en los que los tendones deben permanecer en contacto con el esqueleto, cualquiera que sea la posición del segmento de miembro que se considere.

Las vainas fibrosas están insertadas en el hueso. Rodea a uno o varios tendones.

Las vainas sinoviales son envolturas serosas que tapizan el interior de estos túneles osteofibrosos. Favorecen el deslizamiento de los tendones. Cada vaina sinovial está formada por una hoja visceral, que rodea y se aplica al tendón, y una hoja parietal que tapiza el interior de la vaina osteofibrosa. Estas dos hojas se continúan una con otra en los extremos de la vaina, formando así fondos de saco sinoviales que hacen de la sinovial una cavidad cerrada.

2.3.6. Bolsas serosas anexas a los músculos

Es frecuente observar entre dos músculos o entre un músculo y un hueso pequeñas bolsas tapizadas por una membrana serosa; son las bolsas serosas, que favorecen el deslizamiento muscular. Algunas de estas bolsas serosas se comunican con la sinovial de una articulación vecina.

3. POSICIONES

3.1. Introducción

La bien conocida posición anatómica del cuerpo es la de bipedestación, con los pies juntos, los brazos a los lados del cuerpo y las palmas de las manos dirigidas hacia delante. Muchos de los términos que se emplean para describir la localización o posición de las partes se basan en esta postura corporal. Además las radiografías se suelen visualizar como si el paciente estuviese de pie delante de nosotros. La descripción de posiciones radiográficas se realiza teniendo en cuenta la posición del cuerpo humano con respecto a la mesa de exploración o del chasis. Es necesario partir de las posiciones básicas del cuerpo.

3.2. Términos

3.2.1. Generalidades

Para describir la localización de una parte con respecto al resto del cuerpo, se utilizan los siguientes términos estándar:

a) Anterior o ventral: Se refiere a la parte delantera o frontal del cuerpo y a la parte delantera de un órgano, la superficie superior del pie se designa como dorso.
b) Caudal o inferior: Se refiere a las partes alejadas de la cabeza.
c) Central: Se refiere al área media o parte principal de un órgano.
d) Craneal, cefálica o superior: Se refiere a las partes próximas a la cabeza.
e) Distal: Se refiere a las partes más alejadas del centro, la línea media o el tronco.
f) Lateral: Se refiere a las partes alejadas del plano medio del cuerpo o de la línea media de una estructura situada a la derecha o a la izquierda del cuerpo.
g) Medial: Se refiere a las partes próximas al plano medio del cuerpo o hacia el centro de una parte, término opuesto a lateral.
h) Posterior: Se refiere al dorso de una parte u órgano.
i) Proximal: Se refiere a la parte más próxima al centro, la línea media o el tronco.

3.2.2. Posiciones corporales

Las posiciones corporales son las posturas en las que se coloca al paciente con respecto al espacio adyacente.

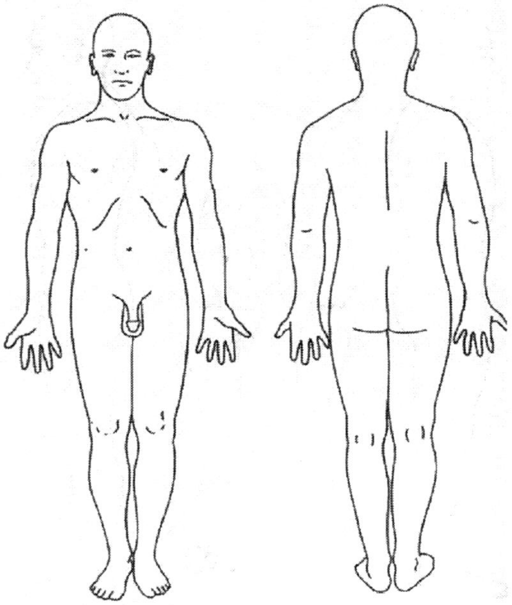

3.2.2.1. Distintas posiciones corporales

- Decúbito supino: Tendido de espalda.
- Decúbito prono: Tendido boca abajo.
- Decúbito lateral derecho: Tendido sobre el lado derecho.
- Decúbito lateral izquierdo: Tendido sobre el lado izquierdo.
- Bipedestación: El paciente se encuentra de pie.
- Sentado.
- Trendelemburg: En decúbito supino con los pies más elevados que la cabeza.

3.2.2.2. Terminología de las posiciones

El término posición se usa cuando no se especifican por completo los puntos de entrada y salida del rayo central.

Así podemos describir las siguientes posiciones radiográficas:

a) Laterales.

   Las posiciones laterales se denominan siempre por el lado del paciente más próximo al chasis. El lado seleccionado variará en función de la enfermedad del sujeto, la estructura anatómica que interese y el objetivo del examen.

b) Oblicuas.

   El término oblicuo se refiere a una posición en una que la parte del cuerpo se rota de forma que la imagen obtenida no sea frontal. El plano sagital forma un ángulo de 45º con la mesa o con el chasis. Así hablamos de posición oblicua anterior derecha (OAD) cuando la parte del cuerpo más próxima al chasis es anterior y derecha.

c) Decúbitos.

   Cuando el paciente se encuentra acostado sobre la mesa. Se llama decúbito lateral derecho si el lado apoyado es el derecho, o decúbito lateral izquierdo si es el izquierdo.

d) Tangenciales.

   Es aquella en la que el rayo central roza la parte del cuerpo para perfilar una estructura ósea y proyectarla sin superposición.

e) Axiales.

   En una posición axial existe angulación longitudinal del rayo central con el eje largo de la parte corporal.

4. PLANOS

4.1. Ejes y planos

Los principales ejes que pueden usarse para dividir el cuerpo humano son:

a) Eje longitudinal: Es aquel que recorre el cuerpo en toda su longitud.
b) Eje transversal: Tiene una dirección de derecha a izquierda y es perpendicular al anterior.
c) Eje sagital: Posee una orientación de adelante hacia atrás.

4.2. Respecto a ejes

Existe una correspondencia entre cada uno de estos ejes básicos y una serie de planos principales, que se emplean como referencias para situar y describir posiciones en el espacio. Estos planos son los siguientes:

a) Plano sagital o plano medio: Es el que está situado en la línea media del cuerpo. Divide el cuerpo en dos mitades especulares derecha e izquierda.
b) Plano transversal u horizontal: Se trata de un plano que divide al cuerpo en una zona superior y una zona inferior. Es perpendicular al plano sagital.
c) Plano coronal medio o frontal: Es el plano que, situado a la altura de la sutura coronal, divide al cuerpo en una parte anterior y una parte posterior.
d) Plano oblicuo: Presenta una angulación de 45° respecto al plano sagital y al plano frontal.

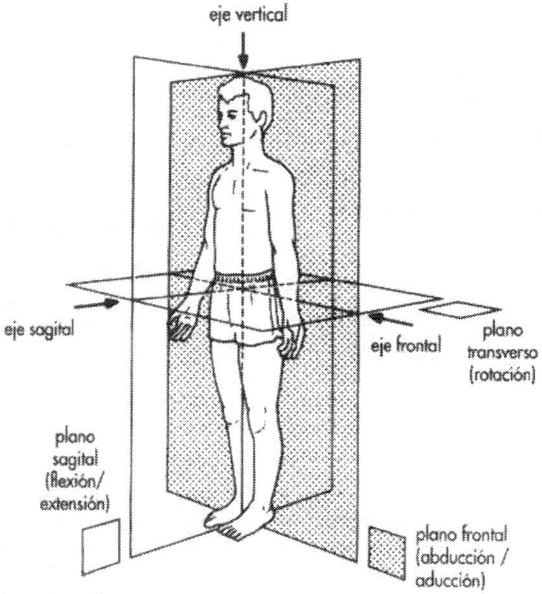

4.3. Divisiones del abdomen

El abdomen es la porción del tronco que está bordeada en su parte superior por el diafragme y en la inferior por la embocadura pélvica. Para describir la localización de los órganos o de determinada zona, se puede dividir el abdomen en cuatro cuadrantes o en nueve regiones.

Cuadrantes: Se dividen por un plano transversal y otro medio sagital que se cortan en el ombligo y se denominan, cuadrante superior derecho (CSD), inferior derecho (CID), Superior izquierdo (CSI) e inferior izquierdo (CII).

Regiones:

- Superiores:
  a) Hipocondrio derecho
  b) Epigastrio
  c) Hipocondrio izquierdo
- Medias:
  a) Vacio derecho
  b) Región umbilical
  c) Vacio izquierdo
- Inferiores:
  a) Fosa ilíaca derecha
  b) Hipogastrio
  c) Fosa ilíaca izquierda

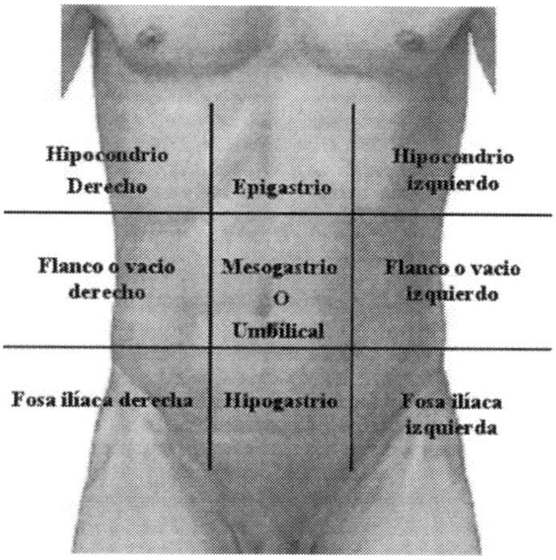

5. PROYECCIONES

5.1. Introducción

Proyección es el proceso de registrar una parte del cuerpo en un receptor de imagen. Proyección tiene un uso limitado y describe el paso de radiación desde el tubo de rayos X a través del paciente hasta el receptor de imagen. Tenemos un ejemplo en la proyección PA (posteroanterior). En este caso, el rayo central entra por la superficie corporal posterior del paciente y sale por la anterior.

5.1.1. Método

Algunos procedimientos radiológicos se denominaron como los creadores (por ejemplo, Waters o Law) del método para demostrar una parte anatómica específica. El método describe la posición del cuerpo en referencia con hitos anatómicos establecidos. Describe además las posiciones del film y el rayo central en relación con la posición corporal. En este texto, el método se describe también usando terminología de la proyección anatómica estándar; por ejemplo, el método de Caldwell para demostrar los senos frontales y etmoidales se denomina posición axial PA cuando el rayo central está angulado 23° en sentido caudal con respecto a la línea glabelomeatal.

5.1.2. Proyecciones frontales

a) El paciente se coloca en decúbito supino o dorsal. El haz de rayos X entra por la superficie corporal frontal (anterior) y sale por la superficie dorsal (posterior). Esta posición prepara correctamente al paciente para una proyección AP (anteroposterior).
b) El paciente se coloca en posición vertical o recta; el rayo central entra por la superficie posterior del cuerpo. Esta paciente está correctamente colocado para una proyección PA (posteroanterior).

5.1.3. Lateral

El haz central de rayos pasa de un lado a otro del cuerpo a lo largo de un plano coronal y de otro transversal. La proyección se denomina lateral derecha si el rayo pasa por el lado izquierdo al derecho, y lateral izquierdo si pasa del lado derecho al izquierdo.

En el caso de un miembro, el haz de rayos puede incidir sobre la cara lateral y salir por el medial (lateromedial) o bien, incidir sobre la cara medial y salir por el lateral (mediolateral). Se emplean estos términos cuando sea necesario diferenciar estas dos proyecciones.

5.1.4. Proyecciones oblicuas

Es aquella proyección en la que el rayo central incide formando un ángulo de 45ª respecto al plano sagital del cuerpo. Esto se logra manteniendo el rayo central perpendicular al chasis y girando al paciente hacia un lado u otro, o bien, angulando la trayectoria del rayo central hasta que forme un ángulo de 45° mientras que el paciente permanece con la espalda o el abdomen apoyado en el chasis. Son proyecciones AP o Pa según entre el rayo por la parte anterior o posterior.

Una proyección oblicua anterior derecha incide de adelante hacia atrás yel paciente apoya en el chasis el lado derecho.

5.1.5. Proyecciones axiales

Es toda aquella proyección en la que el rayo central, con una trayectoria AP o PA, incide con una angulación de al menos 10° respecto al eje longitudinal del cuerpo o de la estructura radiológica.

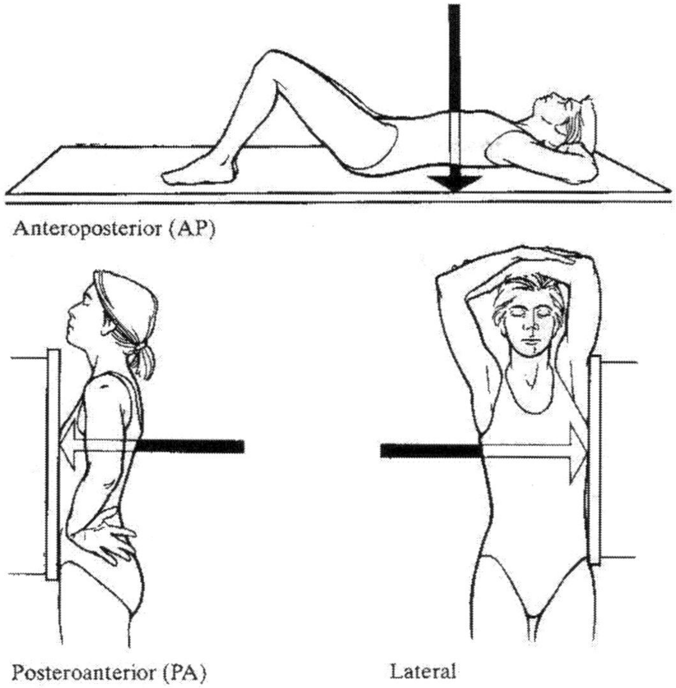

5.1.6. Otras proyecciones

Existen diversas proyecciones, más o menos específicas, en las que es preciso modificar la angulación del rayo, con la consiguiente aclaración de dicha modificación: dorsoplantar, cráneo-caudal, submentovertical, plantodorsal, transorbitaria, etc.

5.2. Terminología de los movimientos corporales

Los siguientes términos se emplean para describir movimientos relacionados con las extremidades. Suelen utilizarse para la descripción de posiciones.

a) Abducción: Movimiento de una parte que la separa del eje central del cuerpo.
b) Aducción: Movimiento de una parte hacia el eje central del cuerpo.
c) Eversión: Movimiento del pie cuando gira hacia fuera por la articulación del tobillo.
d) Extensión: Enderezamiento de una articulación o de una parte, también, movimiento de curvatura hacia atrás, opuesta a flexión.
e) Flexión: Movimiento de curvatura de una articulación con disminución del ángulo formado por los huesos contiguos; también movimiento de curvatura hacia adelante, opuesta a extensión.

f) Hiperextensión: Extensión extrema o excesiva de un miembro o de una parte.

g) Hiperflexión: Flexión forzada o excesiva de un miembro o una parte.

h) Inversión: Movimiento del pie cuando gira hacia adentro por la articulación del tobillo.

i) Pronar: Girar el antebrazo de forma que la palma de la mano quede orientada hacia atrás.

j) Rotación: Medial: rotación del brazo hacia la línea media. Lateral: rotación del brazo en dirección contraria a la línea media.

k) Supinar: Girar el antebrazo de forma que la palma de la mano quede orientada hacia delante.

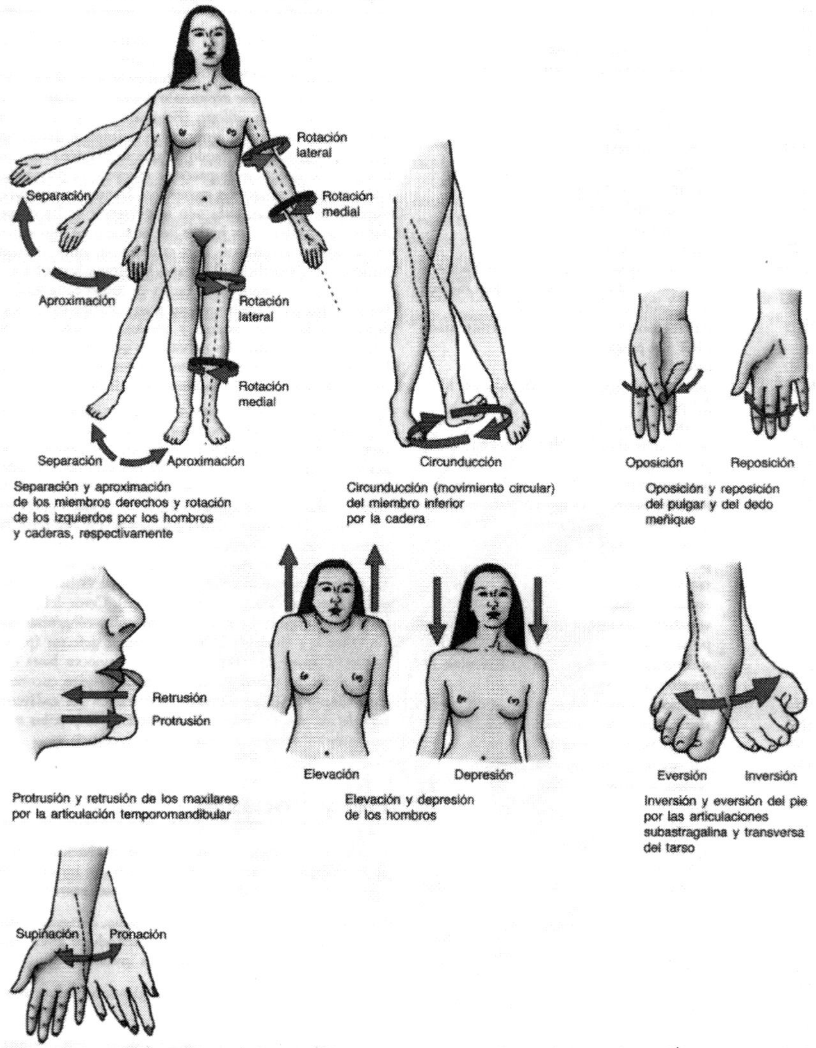

Made in United States
Orlando, FL
05 November 2026

90229673R00181